Natürliche Gesundheit bei

MORBUS CROHN – COLITIS ULCEROSA

und anderen chronischen Darm- und Autoimmunerkrankungen

D1800083

DANKSAGUNG:

Ich danke meiner Mutter und meiner Lebensgefährtin,
meinem Trainer, vielen Kollegen, die mich inspiriert haben,
sowie den Arzneimittelfirmen HEEL und ARDEYPHARM.

Andreas Ulmicher

Natürliche Gesundheit bei

MORBUS CROHN –
COLITIS ULCEROSA

und anderen chronischen Darm- und
Autoimmunerkrankungen

© Juni 2005 – Andreas Ulmicher
Covergestaltung: Sislak Design, Bad Soden-Salmünster
Herstellung und Verlag: Books on Demand GmbH, Norderstedt
Printed in Germany
Dieses Buch wurde im On-Demand-Verfahren hergestellt
ISBN: 3-8334- 3531-3

Inhalt

I. Einleitung:

„Gesundheit gibt es nicht im Handel, sie wird erkämpft durch Lebenswandel!"
(H. Ford)

Morbus Crohn und Colitis ulcerosa, die chronisch-entzündlichen Darmerkrankungen, sind ebenso wie andere Erkrankungen des Autoimmunbereiches vielschichtig in ihrer Entstehung und schwierig zu behandeln. Wie kann also jemand daherkommen mit einem Buch und die Behauptung aufstellen, mit natürlichen (Heil-)Methoden könne man bei so schweren Erkrankungen gute, ja sogar sehr gute Gesundheit erzielen? Nun, es ist einfach, aber nicht leicht: Wer von einer schweren Krankheit heraus eine einigermaßen normale Gesundheit erreichen will, muss mehr „Aufwand" betreiben als derjenige, der bereits mit einer guten Gesundheit gesegnet ist und sich diese nur erhalten möchte.

Sich eine gute Gesundheit zu erhalten ist an sich relativ leicht: Man muss nichts weiter tun, als richtig zu essen, richtig zu trinken, sich richtig zu bewegen, richtig zu atmen und richtig zu denken. Eigentlich kein Problem, sollte man meinen, und doch: Die wenigsten Menschen bringen es zustande, ihr Leben nach diesen absoluten Grundvoraussetzungen für gute Gesundheit auszurichten. Was aber, wenn das sprichwörtliche Kind erst einmal in den Brunnen gefallen ist? Kein Mensch, der mit gesundem Menschenverstand gesegnet ist, wird um die Feststellung umhinkommen, dass man, um gesund zu **werden**, erheblich mehr Aufwand treiben muss, als um gesund zu **bleiben**. Das gilt auch und gerade bei Morbus Crohn und Colitis ulcerosa. Denn diese Krankheiten bleiben auch mit einer noch so ausgeklügelten, noch so durchdachten Therapie – von welcher Seite sie auch immer kommen mag – **äußerst schwierig zu behandelnde Krankheiten**, die sich ganz sicher nicht beim ersten Versuch, „gesund zu leben", gleich in Wohlgefallen auflösen werden.

Ich gehe davon aus, dass Sie, der Betroffene, schon so einiges an Heilmethoden aus Schulmedizin und alternativen Therapien ausprobiert haben. Wenn Sie dieses Buch hier lesen, werden Sie während der Lektüre feststellen, dass es nicht ums „Ausprobieren" geht, sondern um eine Therapie, die bei **konse-**

quentem **Durchhalten** über wahrscheinlich einige Jahre hinweg zunehmende Linderung und – in von mir nachgeprüften gut 70 % aller Fälle – auch Beschwerdefreiheit zu bringen vermag. Doch diese Therapie will nicht als etwas „Neues", „das ultimative Rezept" oder „die Antwort" auf die Frage nach der Therapie chronisch-entzündlicher Darmerkrankungen missverstanden werden, sondern sie will viel mehr sagen: **„Ändere dein Leben – und dein Leben wird sich verändern!"**

Wunder werden oft herbeigesehnt, aber auch in der heutigen so aufgeklärten Zeit leider allzu häufig propagiert, und der Verzweifelte, Betroffene klammert sich an jeden Strohhalm. Doch von derlei Illusionen gilt es Abstand zu nehmen, will man sich den Weg zu dauerhafter Gesundheit nicht von vornherein verbauen. Denn wer an Wunderheilungen und Wunderheilern festhält, ist nur zu sehr geneigt, auch die „neueste" Methode mal wieder „auszuprobieren", um dann, nach spätestens vier Wochen, festzustellen, dass sie wohl anderen, einem selbst jedoch überhaupt nicht hilft.

Wenn ich eine „Wunderpille" zur Heilung von Crohn oder Colitis gefunden hätte, ich würde sie Ihnen mit diesem Buch vorstellen. Doch diese Wunderpille gibt es nicht und wird es höchstwahrscheinlich auch nie geben. Übrigens trifft das auf **jede** Krankheit zu. Was Sie hier in der Hand halten, ist vielmehr das Ergebnis mühevoller, jahrelanger Suche nach dem, was ich nach **gegenwärtigem Kenntnisstand für das Beste halte,** was ein Patient einer chronisch-entzündlichen Darmerkrankung zur Verbesserung seiner Lebensqualität, eventuell auch Heilung, tun kann. Und da ich selbst beinahe ein Jahrzehnt lang von Morbus Crohn betroffen war und mittlerweile annähernd genauso lange medikamenten- und beschwerdefrei bin, denke ich, kann ich mir ein Urteil erlauben.

Es ist allerdings auch wahr, dass diese beiden Krankheiten auch mit diesem Buch schwierig zu therapieren bleiben. Zwar sieht man durchaus zu Beginn schnelle „Anfangserfolge", doch dann beginnt meist die eigentliche Arbeit, die für den Therapeuten zum Teil auch darin besteht, den Patienten auf dem rechten Wege, dem „Pfad der Gesundheit", zu halten, denn der muss auf viele lieb gewonnene Gewohnheiten verzichten. Und wer tut das schon gerne, vor allem dann, wenn es um ihn herum niemand anderes tut und sich dennoch (offenbar?) bester Gesundheit erfreut?

Es kann sicherlich sein, dass Sie dieses Buch im Laufe der Lektüre einige Male frustriert in die Ecke feuern werden, denn alleine die Ernährungsempfehlungen machen die Vorgehensweise, wie sie hier dargelegt ist, nicht leicht. Leichter wird es indes, wenn Sie sich vergegenwärtigen, dass Sie mit allem Unzuträglichen, das Sie meiden, vielleicht auf Medikamente verzichten können, die Ihnen vielleicht **jetzt** unter den gegebenen Umständen auch so zu mehr Wohlbefinden verhelfen, aber Ihnen in einigen Jahren sicherlich Spätschäden beibringen werden, die kaum in Ihrem Interesse sein können. Die Maxime des Buches lautet daher: **mit natürlichen Mitteln weg von der Abhängigkeit von chemischen Pharmaka, vom Krankenhaus, von Ärzten.** Damit will ich keineswegs etwas gegen diese Dinge sagen, worauf wir später noch einmal zurückkommen werden, sondern ich will darauf hinaus, dass man das **Vermeidbare vermeiden sollte,** aber das **Unvermeidbare auch nutzen,** wenn einmal „Not am Mann" (bzw. der Frau) ist.

Ich fand beim Testen am eigenen Leib bald heraus, dass es völlig zwecklos ist, **einen therapeutischen Ansatz** alleine verfolgen zu wollen. „Nur" Homöopathie, „nur" Ernährung, „nur" Pflanzenheilkunde, „nur" Sport, „nur" Darmsanierung etc. einsetzen zu wollen, das verurteilt die Therapie von vornherein zum Scheitern, dafür sind die chronischen Darmerkrankungen zu vielschichtig. Wir benutzen eine **sinnvolle** Diätetik zusammen mit einer **Optimierung der Darmökologie,** um das Wohlbefinden und die verfügbaren Kräfte des Patienten zu steigern, wir **leiten Gifte** mit uns zur Verfügung stehenden Mitteln wie der Homöopathie, Entschlackung und so weiter ab, wir **bedienen uns der Bewegung,** um einerseits den Körper und das **Körpergefühl neu (wieder) zu entdecken,** andererseits, um den **Bewegungsapparat zu kräftigen und Degeneration von Muskeln, Knochen, Sehnen und Knorpeln zu verhindern.** Und getreu der Maxime „**Mens sana in corpore sano**", die wir in diesem Falle auch umgekehrt anwenden, führen wir Körpersymptome auf die seelische, auf die Ebene des Bewusstseins zurück, wo sie bearbeitet und damit aufgelöst werden können.

Unsere Nahrung wirkt auf die Psyche genauso wie auf Stoffwechselvorgänge, denken wir an den Spruch **„Schokolade macht glücklich"**, wobei im Falle der chronischen Darmerkrankungen allerdings einschränkend hinzuzufügen ist: **„Für den Augenblick!"** Es ist nicht leicht.

Bei einer **„multifaktoriellen"** Erkrankung, d.h. einer Erkrankung, die nicht **eine** Ursache, sondern einen ganzen **Ursachenkomplex** aufweist, ist es sicherlich sinnvoll, auch vielseitig zu Therapieren, anstatt sich nur auf das Wirken einiger Kügelchen oder „nur" einer Diät etc. zu verlassen. Dem Kapitel „Morbus Crohn – Colitis ulcerosa" habe ich ein sehr einfaches Schema beigefügt, das einen solchen „Ursachenkomplex" zeigt, wie er sehr typisch ist und mit Sicherheit auch häufig auftritt. Es ist sicherlich auch in leicht abgewandelter Form auf viele andere Krankheiten anzuwenden.

Die hier vorgestellten Prinzipien lassen sich nicht nur auf den Morbus Crohn sowie die Colitis ulcerosa anwenden, sondern auf viele chronische Darmerkrankungen und sogar Autoimmunerkrankungen an anderen Organen, denn die Stabilisierung des Immunsystems steht mit an vorderster Stelle, daher folgerichtig der Titel: **„ … und anderen chronischen Darm- und Autoimmunerkrankungen"**. So kann der Patient mit Weichteilrheuma und primärchronischer Polyarthritis durchaus auch Nutzen aus den Therapie- und Ernährungsvorschlägen ziehen, und ich ermutige trotz zugegebenermaßen noch nicht besonders vieler Erfahrungen dazu. Jedenfalls deuten die wenigen Erfahrungen, die ich z.B. mit der „Anti-Crohn-Colitis-Diät" bei Rheumapatienten habe, in die Richtung, sogar kleinere Fisteln (von Steißbein und Darm) haben meine Patienten mit ihrer Hilfe schon schließen können.
Ich habe von vornherein versucht, bei allem, was ich beschrieben habe, keinerlei Unklarheit über das „Warum" zu lassen. Daher ließ es sich nicht vermeiden, ein wenig naturheilkundliches Grundlagenwissen in dieses Buch mit einfließen zu lassen. Sollte es deswegen an der ein oder anderen Stelle ein wenig langatmig erscheinen, so bitte ich den geneigten Leser, dies zu entschuldigen. Doch sagt Ihnen ein Therapeut, dass Sie sich künftig glutenfrei ernähren sollten, so bringt Ihnen das in erster Linie Frustration. Sagt er Ihnen aber, **warum** Sie dies tun müssen, so werden Sie viel leichter „einsichtig" werden, und Sie werden weniger Probleme mit der Durchführung einer solchen (nicht ganz

leichten) Diät haben. Das **Verständnis** ist es, was viele Dinge in unserem Leben leichter macht.

Ich gehe davon aus, insofern Sie der sind, der selbst von der Darmerkrankung betroffen ist, dass sich Ihr momentanes Befinden in einem vertretbar stabilen Zustand befindet, wenn Sie mit der Therapie beginnen. Es gelten die üblichen Vorsichtsmaßregeln, mit einem guten Heilpraktiker oder Naturheilarzt über die in diesem Buch vorgestellten Therapie- und Ernährungsweisen zu sprechen, bevor Sie starten. Ein Beginn aus dem akuten Schub heraus ist absolut unverantwortlich, da es gerade in der ersten Zeit zu so genannten **„Erstverschlimmerungsreaktionen"** kommen kann: Dies ist ein Zeichen dafür, dass krankheitsverursachende Schadstoffe mobilisiert und zur Ausscheidung gebracht werden. Darüber hinaus rate ich auch nicht, vom Arzt verschriebene Medikamente abrupt abzusetzen. Es gibt – z.B. in der Homotoxikologie – genügend Möglichkeiten, Ablagerungen von Medikamenten aus dem Körpergewebe zu entfernen. Also nichts überstürzen. Und beim Einsatz der Homöopathie und Homotoxikologie gilt unbedingt: **Ihre Möglichkeiten gehören in Therapeutenhände!**

Ihnen sollte klar sein, dass Sie einen langen, weiten und beschwerlichen Weg vor sich haben, der Rückfälle (in Krankheitssymptome ebenso wie in alte Gewohnheiten) beinhaltet. Lassen Sie sich dadurch nicht entmutigen, sondern bleiben Sie bei der Sache. Und noch eines: **Vergleichen Sie!** Dies gilt insbesondere für den Bereich der Diäten. Ich habe und hatte mit der von mir entwickelten Diät bei den meisten Darm- und Autoimmunpatienten die größten Erfolge, was aber nicht bedeuten soll, dass **im Einzelfall** nicht auch eine ganz andere Diät hilfreich sein kann. Deswegen habe ich auch Alternativen aufgezeigt. Ich werde im Kapitel „Ernährung" noch detaillierter darauf zurückkommen. In diesem Bereich bleiben Sie bei dem, was Ihnen am besten hilft und bekommt. Übrigens können Sie auch dies an einigen Ihrer Eigenschaften selbst bestimmen, wie die von mir beigefügte kleine Tabelle zur Feststellung des Stoffwechseltypus zeigt. Wenn Sie sich danach richten, werden Sie mit ziemlicher Sicherheit die optimale Ernährung für sich finden.

Bedenken Sie aber Folgendes: Es ist leicht, krank zu werden, aber schwer, wieder gesund zu werden. Sie sollten sich immer wieder vor Augen halten, dass ein einziger Rückfall unter Umständen etliche Wochen Zeit kosten kann. Diese Erkenntnis hilft Ihnen dabei, „bei der Stange zu bleiben".

Gesundheit ist unser höchstes Gut. Was man an ihr hat, lernt man erst zu schätzen, wenn sie fehlt. Daher sollten wir jeden Tag an unserer Gesundheitspflege arbeiten, unabhängig davon, ob wir im Moment selbst gesund oder krank sind! Das ist die wahre Gesundheitsreform, die Reform, die vom Inneren jedes Einzelnen von uns ausgeht!

Herzlichst
Ihr Autor

2. Schulmedizin oder Naturheilkunde? Wieso oder?

In diesem Buch geht es neben Diätetik und Psychosomatik der chronischen Darmerkrankungen um Therapieansätze aus der so genannten „komplementären Medizin". Die komplementäre Medizin bildet den **funktionalen Gegenpol** zu dem, was die meisten als „Schulmedizin" kennen gelernt haben. Ich bin selbst kein Freund der Schulmedizin, doch dies ist kein Buch „gegen" die Schulmedizin, sondern es soll vielmehr gezeigt werden, die Bedeutung der Schulmedizin oder „orthodoxen" Medizin in der Therapie zu relativieren oder, noch besser, ihre Kompetenzen zu klären, denn es gibt **nichts in unserem Leben, das nicht doch für irgendetwas gut wäre.**

Mir selbst hat einmal vor etlichen Jahren ein befreundeter Arzt Folgendes gesagt: „Ich weiß nicht, was das Ganze soll? Schulmedizin **ist** Naturheilkunde. Oder ist die Wirkung dieses Schimmelpilzes Penicillium auf Bakterien etwa keine Natur? Kommt Kortison etwa nicht im menschlichen Körper vor?" Recht hat er zweifellos. Da wir alle aus der Natur kommen und da wir alles von ihr erhalten haben – selbst die künstlichsten Chemikalien lassen sich nicht ohne Rohstoffe, die zwangsläufig aus der Natur kommen, herstellen –, versucht jeder auf seine Weise, **„mit der Natur zu heilen".** Es geht hier nicht um die Frage, was ist dem Menschen abträglich, was bekömmlich, was ist giftig und was nicht, sondern es geht hier um eine Unterscheidung in der Vorgehensweise.

Der große Unterschied der Schulmedizin im Vergleich zur Naturheilkunde liegt nicht in Faktoren wie „Giftigkeit", „Künstlichkeit" oder Konzentration begründet, sondern in der **Linearität.** In der Praxis bringt lineares Denken einen großen Vorteil und einen ebenso großen Nachteil mit sich: Der Vorteil der **Linearität der Schulmedizin** liegt in ihrer **ungeheuren Genauigkeit,** die wohl noch weiter zunehmen wird. Es kann **organspezifisch** therapiert werden, Wirkstoffe und Pharmaka können zielgenau gelenkt und dosiert werden, dass sie „an Ort und Stelle" (am betroffenen Organ) wirklich einen positiven therapeutischen Effekt erzielen. Für eine symptomatische Behandlung gibt es in der Tat nichts Besseres. Die Operationstechniken der Schulmedizin haben eine filigrane Genauigkeit erzielt, über die der Laie nur staunen kann, und trotz heftiger Symptomatik lassen sich in aller Regel auch heute noch, trotz der zunehmenden Therapieresistenz bestimmter Bakterienstämme im Bereich der Antibiose, die lebensbedrohlichen Spitzen nehmen. Der Nachteil dieser „punktgenauen" Ausrichtung liegt auf der Hand: **Der Blick für Zusammenhänge** geht verloren, die isolierte Betrachtung des Organs lässt den ganzen Menschen außer Acht, was die vielen unerwünschten Nebenwirkungen der meisten Pharmaka erklärt. Denn **jede** Substanz wirkt am **ganzen Menschen** – ob gewollt oder nicht. Dies ist übrigens kein Widerspruch zum oben Gesagten!

Hier setzt die Naturheilkunde an: **Ist ein Organ krank, ist es auch der ganze Körper.** Alles wirkt im Körper auf alles, und Ursache für eine Krankheit und Symptom können an zwei völlig verschiedenen Stellen im Körper liegen. So etwas wie eine **„gezielte Therapie" gibt es in der Naturheilkunde nicht,** und wenn, dann verdient sie nicht diesen Namen. Sicherlich gibt es Mittel, die insbesondere auf ein bestimmtes Organ oder einen Organkomplex (wie z.B. den Verdauungstrakt) wirken. Doch man kann nicht eine Sache tun und dabei alles andere ausschließen. So haben auch Darmtherapeutika wie etwa lebende Mikroorganismen („Probiotika") eine Wirkung auf den **ganzen** Menschen. Diese Tatsache hat heute schon durch die Werbung für probiotische Nahrungsmittel (denken Sie an dieser Stelle etwa an das berühmte „Actimel" oder „LC casei"!) zum Verständnis einer breiteren Öffentlichkeit für diese Zusammenhänge geführt.

Diese unterschiedlichen Vorgehensweisen erklären die Kompetenzbereiche der beiden unterschiedlichen medizinischen Richtungen: Die **Schulmedizin ist eine Akutmedizin** und für diesen Ernstfall in fast allen Fällen bestens gerüstet. Ist irgendwo ein Abszess, so muss man diesen spalten, d.h. chirurgisch eröffnen („ubi pus, ibi evacua"). Bei einem Darmverschluss führt kein Weg am Chirurgen vorbei. Hier noch homöopathisch behandeln zu wollen **wäre ein unverzeihlicher Kunstfehler,** wenn natürlich auch die **begleitende homöopathische Behandlung** niemals ein Fehler sein kann. Ist eine Darmentzündung so stark, dass die resultierenden Durchfälle zur totalen Austrocknung des Patienten führen, so muss man den Durchfall „symptomatisch" bekämpfen und Elektrolyte und Flüssigkeit substituieren, andernfalls stirbt der Patient. Auf der anderen Seite ist es eine bekannte Tatsache, dass die Dauertherapie mittels stark wirkender und mit ebenso starken Nebenwirkungen behafteter Medikamente bei der chronischen, leichten bis mittelschweren Entzündung mittel- und langfristig schwere, gelegentlich auch nicht wieder gutzumachende Schäden anrichtet. Hier benötigen wir, aus gesundheitlichen Aspekten (des Einzelnen und der Gemeinschaft) wie auch aus wirtschaftlichen (der Gemeinschaft) heraus, verstärkt und wieder die Naturheilweisen, die Diät, die Homöopathie und so weiter.

Es gilt, **hat man einmal der akuten Symptomatik ihre Schärfe genommen,** naturheilkundliche Aspekte in die Therapie einfließen zu lassen und schließlich auf chemisch definierte Pharmaka zu verzichten, wenn dies möglich ist. Eine schonende Darmdiät ist die Basis, auf der sich alles Weitere aufbauen lässt, um den Darm zu entlasten, das Säure-Base-Gleichgewicht wiederherzustellen und damit eine „Basis" im wahrsten Wortsinne für eine tiefgehende Therapie zu schaffen, in der das mikrobiologische Milieu des Verdauungskanals gestärkt wird, der Zellstoffwechsel optimiert wird, Krankheitsherde beseitigt werden (z.B. alte Amalgamplomben), dass der Organismus optimale Entgiftungsarbeit leisten kann. Ist man erst einmal an diesem Punkt angekommen, ist die Wahrscheinlichkeit neuer Schübe erfahrungsgemäß bereits deutlich reduziert und – wenn es doch noch zu einem Schub kommen sollte – wird dieser wesentlich milder als zuvor ausfallen und mit Probiotika, Homöopathika und anderen naturheilkundlichen Mitteln relativ sicher und schnell in den Griff zu bekommen sein.

Ein solcherart gestärkter Patient vermag in vollem Umfange am normalen Leben teilzunehmen, Sport zu treiben und zu arbeiten, so die Krankheit oder – in einigen Fällen – die konservative Therapie noch keine allzu großen Nebenschäden angerichtet haben. **Es ist daher unbedingt erforderlich, früh mit einer Therapie zu beginnen,** möglichst schon nach der Erstdiagnose bzw. nach der erfolgreichen Kompensierung des ersten Schubes, um ein normales Weiterleben zu ermöglichen. Leider ist dies in der Praxis **selten der Fall.**

Man muss sich leider die Frage stellen, warum es immer noch keine Annäherung zwischen dem Schul- und dem Komplementärmedizinischen gibt und beide sich immer noch wie Todfeinde gegenüberstehen. Es gibt genügend Fehler auf beiden Seiten in der Therapie. Wenn eine Medizin, die (richtigerweise) davon ausgeht, dass ein Krankheitsbild **„multifaktoriell" (s.o.)** bedingt ist, also viele Ursachen hat, immer noch versucht, **die eine Ursache** zu finden, so sagt dies aus, **dass sie sogar auf ihrem eigenen Revier die Übersicht verliert – eine Folge des hohen Spezialisierungsgrades.** Wenn ein Heilpraktiker sich heute erdreistet, ein ärztlicherseits verordnetes Medikament einfach abzusetzen mit der Begründung, es sei schädlich, zeigt dies andererseits, dass er sich keinerlei Gedanken über die Wirkmechanismen der Verordnung gemacht hat, denn schließlich gibt es zumindest **eine** angestrebte Wirkung, deren Fehlen vielleicht den Zustand des Patienten dramatisch verschlechtern würde. **Die tatsächliche Notwendigkeit eines Medikamentes ist dennoch immer zu hinterfragen, übrigens auch vom Patienten.**

Ein **mündiger Patient** wird immer hinterfragen – er wird ebenso durchaus nicht alles von Seiten der Naturheilkunde **„schlucken".** Es geht, wie gesagt, nicht um eine alte Streitfrage, die sowieso überflüssig ist. Sture Vertreter beider Therapierichtungen gibt es zur Genüge auf beiden Seiten. Sollten Sie auf einen solchen Treffen, ist es am besten, das sprichwörtliche Weite zu suchen.

Es ist durchaus so, dass sich Naturheilkunde – oder Homöopathie – und chemische Pharmazie „vertragen", natürlich nicht immer. Chemisch definierte Pharmaka wirken meist stärker und subjektiv – zumindest zu Beginn – mehr in Richtung des „Wohlbefindens". Sie kann oft bewirken, dass eine kranke Person mit drastischem Beschwerdebild sich nach recht kurzer Zeit wesentlich besser fühlt. Die **Ursache der Krankheit** ist damit allerdings nicht geklärt. Man kann sie jedoch **gleichzeitig behandeln.** Darin liegt übrigens einer der großen Vorteile des auch für die Hochschulmedizin offenen Naturheilpraktikers oder Arztes: Er **weiß, dass beides zusammen durchaus möglich ist.**

Daher gilt bei den meist recht labilen Zuständen eines leichten bis mittelschweren chronischen Krankheitsgeschehens immer, dass Chemotherapeutika und Naturmedizin/Homöopathie zumindest eine gewisse Zeit lang Hand in Hand gehen sollten, bis sich der Zustand des Patienten so weit stabilisiert hat, dass er auf die u.U. jahrelang gewohnten Medikamente ganz verzichten kann.

Das von klassischen Homöopathen oft vorgebrachte Argument, dass Homöopathie z.B. unter Einsatz von Kortison nicht wirken würde, hat sich nach jahrelanger Erfahrung und Beobachtung meinerseits als haltlos erwiesen. Allopathika und Chemotherapeutika schwächen die Wirkung von Homöopathika ganz erheblich, und es macht wenig Sinn, ein Darmsanierungsprogramm noch **während** einer Therapie mit Antibiotika verfolgen zu wollen, das ist richtig. Dennoch konnte ich persönlich in der Praxis, wie auch viele meiner Kollegen bestätigten, oft die Erfahrung machen, dass ein gut gewähltes Simile (= homöopathisches Mittel) das sprichwörtliche „Ruder" auch dann noch „herumzureißen" vermochte, wenn der Patient im schulmedizinischen Sinne „austherapiert" war. Leider gibt es, hier wie überall im Leben, keine Garantien.

Jede Erkrankung erfährt bei jedem Betroffenen eine individuelle Ausprägung, d.h., es gibt nicht **„den Crohn"** oder **„die Colitis"**, sondern die Symptome mögen sich wohl ähneln, jedoch können die Ursachenkomplexe völlig unterschiedlicher Herkunft sein. Dieser Aspekt fließt **immer** in die komplementärmedizinische Therapie mit ein, und so kann es sein, dass der eine besonders positiv auf die Ernährungsumstellung reagiert, der andere wiederum auf die Darmsanierung, der dritte auf eine homöopathische Behandlung und der vierte auf eine Psychotherapie. Ich selbst habe in meiner Praxis Patienten kennen gelernt, die auf eine einfache Ernährungsumstellung verblüffend schnell und gut reagiert haben, andere wiederum, bei denen eine Diät höchstens 10 % Verbesserung brachte (was allerdings niemanden davon abhalten sollte, eine Darmdiät aufzunehmen; auch wenn sie keine unmittelbar und subjektiv wahrnehmbaren Erfolge bringt, wirkt sie sich doch langfristig positiv auf die Darmgesundheit aus!). Die **Summe aller Einzelkomponenten einer Therapie** ist es letztendlich, die den Erfolg ausmacht, auch wenn die Schwerpunkte individuell immer verschieden gesetzt werden müssen.

Zusammenfassend ist zu sagen, dass beide Seiten, Schul- und Komplementärmedizin, sich tolerant füreinander öffnen sollten und Hand in Hand arbeiten sollten, statt gegeneinander anzugehen. Offenheit, für den Heilpraktiker, zu erkennen, dass hier **seine** Grenze erreicht ist, wenn ein schwerer Akutfall eintreten sollte, ist letzten Endes genauso wichtig wie für den allgemeinen Arzt oder – in diesem Falle – für den Gastroenterologen, zu erkennen, dass es Alternativen gibt, die langfristig der Gesundheit nicht schaden bzw. diese im Idealfalle vollständig wiederherstellen.

Würde man die Naturheilkunde und Homöopathie von staatlicher Seite her **ernsthaft** fördern, würde man bald erkennen, dass Gesundheit doch bezahlbar ist, denn zur Naturheilkunde gehört auch die Gesundheitsvorsorge durch den Einzelnen (z.B. Diät und Bewegung). Je eher der **Einzelne** bereit ist, die ausgetretenen Pfade zu verlassen, desto schneller werden wir wieder ein Gesundheitswesen erhalten, das diesen Namen auch verdient. Die Hochschulmedizin wird dadurch keineswegs überflüssig, sondern diese und die Naturheilkunde ergänzen sich dadurch so effizient, dass für das maximale Wohlbefinden des Einzelnen gesorgt ist – und das zu für die Allgemeinheit tragbaren Kosten.

Hochschulmedizin	Naturheilkunde
– Arbeitet linear, symptomspezifisch	– Arbeitet ursachenbezogen
– Kann auch ohne das Zutun des Patienten oft relativ schnell Linderung verschaffen	– Bindet den Patienten durch aktive Mitarbeit in den Genesungsprozess mit ein, wirkt oft verzögert (Latenzphase)
– Greift direkt am Ort des Geschehens an	– Wirkt oft regulativ und daher meist indirekt
– Wirkt unbeabsichtigt auf den kompletten Organismus	– Wirkt beabsichtigt über den kompletten Organismus auf den Ort des Geschehens
– Hat auch unbeabsichtigte Effekte („Nebenwirkungen")	– „Nebenwirkungen" sind meist positiver Natur
– Arbeitet nach dem Dosis-Wirkungs-Gesetz	– Arbeitet oft nach dem Prinzip „Weniger ist mehr" (Arndt-Schulzsche Regel)
– Kann dem Patienten trotz objektiv desolater Lage subjektiv großes Wohlbefinden bringen und kann im Akutfall Leben retten	– Ist im Akutfall oftmals unzureichend ausgestattet
	– Behebt die objektiv desolate Lage des Körpers, benötigt dazu aber Zeit

Abb. 1: Vor- und Nachteile der Hochschulmedizin und Naturheilkunde auf einen Blick

3. Morbus Crohn und Colitis ulcerosa – eine Kurzbeschreibung:

Morbus Crohn und Colitis ulcerosa sind auch als **chronisch-entzündliche Darmerkrankungen** bekannt. **Chronisch** deshalb, weil sie meist schleichend beginnen und oft – nicht immer – in akuten Schüben kommen und gehen. Nur selten kommt es zum Dauerschub oder zur akut-fulminanten Erkrankung, welche bei der Colitis zum Beispiel zum so genannten toxischen Megakolon führt und die lebensbedrohlich ist. **Die Ausheilungstendenz ist sehr gering, wenn keine kausale Therapie angesetzt wird.** Es kommen sehr vereinzelt Fälle vor, vor allen Dingen mit zunehmendem Alter, oft ist es aber auch so, dass sich der gesamte Ursachenkomplex der Erkrankung vom Darm auf eine andere Ebene verlagert, so z.B. Rheuma oder Bechterew als Folgeerkrankungen auftreten. **Entzündlich** heißen die Erkrankungen deshalb, weil die Entzündung des Darmgewebes alle anderen Krankheitserscheinungen nach sich zieht. Und **Darmerkrankungen,** weil sich hier die Erkrankung in aller Regel zuerst manifestiert. In aller Regel heißt: meistens, aber nicht immer. Alle so genannten „extraintestinalen" (= außerhalb des Darmes manifestierten) Krankheitserscheinungen treten in Begleitung oder in Folge der ursprünglichen Darmerkrankung auf. Der Weg bis zur endgültigen Diagnosestellung ist nur allzu häufig ein langer Leidensweg. Doch die Gewissheit, an Morbus Crohn bzw. Colitis ulcerosa zu leiden, nimmt nichts vom Leidensdruck weg, im Gegenteil, verschärft ihn in aller Regel noch, da die meisten Ärzte diesen Leiden meist genauso hilflos gegenüberstehen wie die Betroffenen und deren Angehörige. Da der Schwerpunkt des Auftretens im zweiten (bei Morbus Crohn) bzw. dritten (bei der Colitis ulcerosa) Lebensjahrzehnt liegt, fühlt sich der Patient „mitten aus dem Leben gerissen". Der Abnabelungsprozess vom Elternhaus und der Einstieg ins eigentliche Leben mit Beruf, Karriere und Partnerschaft werden rigoros unterbrochen. Was die Erstdiagnose noch verkompliziert, ist die Tatsache, dass die Darmsymptome gar nicht mal im Vordergrund stehen müssen: Unklare Müdigkeit, subfebrile Temperaturen, Veränderungen des Blutbildes, Gelenkschmerzen, Gallengangsentzündungen, Augenentzündungen können sich einstellen, ohne dass dabei direkt Darmsymptome auftreten.

Allein daran kann man erkennen, dass es sich bei dem Morbus Crohn und der Colitis ulcerosa nicht um reine **Darm-**, sondern um **Allgemeinerkrankungen** handelt. Entsprechend sind andere Körperpartien auch nach der endgültigen Diagnosestellung häufig mit belastet, nicht selten haben Menschen mit CEDs den so genannten **Rheumafaktor** (HLA-B27) im Blut und im weiteren Verlauf der Erkrankung stellen sich entzündliche Formen von Rheuma ein wie etwa der gefürchtete Morbus Bechterew, der noch schlimmer ist als die chronisch-entzündliche Darmerkrankung selbst.

Die Teilnahme am Leben der meist jungen Menschen ist erheblich eingeschränkt: Unverträglichkeiten bestimmter Nahrungsmittel, Durchfälle, Bauchkrämpfe, Fisteln, Fieber und Abgeschlagenheit, die gefürchteten Schübe, die zumeist einen stationären Aufenthalt notwendig machen. Bald dreht sich alles nur noch um das Thema Krankheit. Neben den objektiven Symptomatiken stellt sich das Gefühl ein, „etwas zu verpassen", die kostbare unbeschwerte Jugendzeit zu verlieren, was lange Phasen des Grolles oder der Verbitterung nach sich zieht. Wie auch die Hochschulmedizin vor längerem bereits (richtig) erkannt hat, ist das seelische Befinden von nicht untergeordneter Bedeutung für den Krankheitsverlauf. Oder man hat das Gefühl, irgendwie „minderwertig" oder unzulänglich zu sein, Schuldgefühle stellen sich ein, weil man Erwartungshaltungen von verschiedener Seite nicht gerecht wird. Ich bin mir sicher, jeder von einer chronisch-entzündlichen Darmerkrankung Betroffener kennt diese Gefühle.

Die Vielfalt und die Komplexität der Ursachen für die Erkrankung verleihen dem Krankheitsgeschehen die unberechenbare Eigendynamik, die Therapeuten hilflos und Betroffene verzweifelt macht: Es gab bisher eigentlich keine wirklich nützliche Diätrichtlinie, und die „lineare" Therapie ist beinahe zwangsläufig zum Scheitern verurteilt, selbst wenn sie kausal sein sollte. Warum bei dem einen eine Darmsanierung Abhilfe oder zumindest eine leichte Linderung verschafft und bei dem anderen nur zu Übelkeit und Blähungen führt, darauf kann man sich bis heute keinen Reim machen, ebenso wenig, warum bei einigen das Fasten zu einer objektiven Verbesserung der Symptome führt und für andere wiederum rein gar nichts bringt. Wer genau beobachtet, bei welchen Lebenssituationen die akuten Schübe auftreten, wird für sich genommen zu völlig unterschiedlichen Schlüssen kommen.

Und um dem Ganzen noch die Krone aufzusetzen, bleibt meist unklar, ob nun eine psychische Stresssituation oder „körperliche" Ursachen (etwa ein Diätfehler) einem Schub vorausgingen.

Morbus Crohn und Colitis sind echte Chamäleons unter den Krankheiten, sie sind unberechenbar. Man kann sie kaum anhand der Symptome untereinander abgrenzen. Dazu nur so viel: Colitis ulcerosa befällt **ausschließlich** den Dickdarm (Colon) und das Rektum („Proktitis") und beschränkt sich immer auf die Schleimhaut (Mukosa), Morbus Crohn befällt hingegen den **gesamten** Verdauungstrakt und **alle** Schichten der Darmwand. In den meisten Fällen befällt die Entzündung das letzte Viertel des Dünndarms, kann aber auch ausschließlich den Dickdarm befallen (Colitis granulomatosa). Während Morbus Crohn als chronische Erkrankung tiefer geht und auch mit kausalen Therapieansätzen schwieriger zu behandeln scheint, ist Colitis ulcerosa im akuten Schub die dramatischere und auch lebensgefährlichere Erkrankung, vor allem wenn sie in den toxisch-fulminanten Verlauf übergeht (Toxischer Megakolon, massivster Gewebeabbau mit starken Blutverlusten und Austrocknung). Aufgrund der Tatsache, dass der Morbus Crohn **alle** Darmschichten befällt, kommt es häufig zur Ausbildung von Fisteln. Dazu muss allerdings auch gesagt werden, dass **nicht jede Darmfistel automatisch auf einen Morbus Crohn schließen lässt,** wie von vielen Schulmedizinern irrtümlich angenommen wird! Zu Allgemeinsymptomen kommt es bei beiden Erkrankungen reichlich, wobei Gelenkentzündungen in der Peripherie häufiger auftreten als am Stammskelett (Wirbelsäule, Hüft- und Schultergelenksbereich). Die Letztgenannten sind selten, außer, wenn sich, wie es leider gelegentlich geschieht, der Morbus Bechterew manifestiert, der im Laufe der Jahre zu einer Versteifung der Wirbelsäule führt, wobei das Endstadium **dieser** Erkrankung mittlerweile – Gott sei Dank – seltener wird.

Wird man all dessen gewahr, wird einem zugleich bewusst, dass die Darmsymptome nicht einmal das Schlimmste an einer chronisch-entzündlichen Darmerkrankung sind: Die Folgen für den Körper (und die Psyche), die sich meist bald einstellenden Begleit- und Folgeerkrankungen sind in ihrer Konsequenz meist noch wesentlich schwerwiegender als Bauchschmerzen und chronische Durchfälle. Vor allem aber ist es notwendig, zu erkennen, dass die chronischen Darmerkrankungen in ihrer Tief- und Vielschichtigkeit auch einen wesentlich tiefer gehenden Therapieansatz benötigen als die schulmedizinische Vorgehensweise mit Entzündungshemmung, Hemmung der Autoimmunreaktionen und Resektion befallener Darmabschnitte (Operationen). Der Körper ist aufgrund eines gewaltigen Ursachenkomplexes so sehr in Mitleidenschaft gezogen, dass es utopisch ist, zu glauben, man könne die Erkrankung mit einer simplen Operation des befallenen Darmabschnittes aus der Welt schaffen. Themenkomplexe, die sowohl die Physis (den Körper) als auch die Psyche (Seele) angehen, müssen hier aufgearbeitet werden, und das möglichst parallel nebeneinander.

Versucht man die Entzündung chemisch-medikamentös zu unterdrücken, verschiebt man sie lediglich, denn da sie ein Hinweis auf körperliche Fehlfunktionen sind, lässt sie sich nicht so einfach aus der Welt schaffen. Auch die aufmunternden Worte eines Arztes nach der Operation („Die Krankheit ist jetzt aus Ihnen draußen") können höchstens in einem psychologischen Sinne zu einer Besserung des Allgemeinbefindens beitragen („die Droge Arzt"), **was aber nichts an der Tatsache ändert, dass die Krankheitsursache nach wie vor vorhanden ist. Warum wohl, könnte man meinen, müsste man sonst gelegentlich an ein und derselben Stelle wieder operieren?** Wenn es so einfach wäre, hätte auch die Schulmedizin die chronisch-entzündlichen Darmerkrankungen längst für heilbar erklärt.

Der Weg hin zu einer chronisch-entzündlichen Darmerkrankung ist häufig bereits durch viel Leid gekennzeichnet, gelegentlich tritt auch vor den ersten Symptomen eine lange Latenzzeit ein, die kaum durch Krankheitserscheinungen gekennzeichnet ist. Eine gewisse „Grundbelastung" ist heutzutage bereits bei der Geburt eines Kindes vorhanden (Belastung der Eltern mit Umweltgiften und künstlich verarbeitete Nahrungsmittel, dadurch angegriffene Darmflora, insbesondere der Mutter, und unzureichende Nährstoffaufnahme. Das bereits geschwächte Immunsystem des jungen Lebens ist dann physikalischen, biologischen und chemischen Attacken durch Fremdeiweiße und künstliche Zusätze der Nahrung, Impfungen und Medikamente, Schadstoffe in der unmittelbaren Umgebung, Strahlen und, in deren Folge, Viren, Bakterien, Pilzen und Parasiten ausgesetzt).

Vorzeitiges Abstillen beispielsweise führt über die zu früh zugeführten Fremdeiweiße (Kuhmilch und später Gluten) zu einer ersten Fehlbesiedelung des Darmtraktes und damit zu erhöhter Infektanfälligkeit, die wiederum durch Medikamente behandelt werden, die das Immunsystem noch weiter schwächen oder zu einer so genannten „Vikariation" führen, ein Umstand, der im Kapitel Entgiftung noch weiter besprochen werden wird. Übertriebene Hygiene im Haushalt, Rauchen der Eltern, frühzeitige Zahnerkrankungen, die durch Metallimplantate behandelt werden (Amalgam!) und eventuell Herde setzen, sowie Belastungen eventuell durch Ausdünstungen oder Strahlungen (Mikrowelle, Funk, Fernsehen, Elektrosmog und sogar Geopathie) kommen noch hinzu, das Kind vorzeitig kränklich und infektanfällig werden zu lassen.

Dergestalt benachteiligt, wird versucht, die Teilnahme am normalen Leben (früher Kindergarten, später Schule) durch mehr Medikamente auszugleichen, ein Umstand, der immer weiter in die gesundheitliche Krise führt. Natürlich kann ein einmal gesetzter Schaden (etwa durch wiederholte frühkindliche Gabe von Antibiotika) jahrelang „latent" bleiben und sich früher oder später in einem Morbus Crohn, einer Asthmaerkrankung, Gelenks- oder Hauterkrankungen bemerkbar machen, doch der Zusammenhang ist dem Naturheilkundler klar. Deswegen ist die Crohn- und die Colitis-Inzidenz bei den Kindern der 70er auch relativ am häufigsten, da seinerzeit der Glaube an die Unbesiegbarkeit der chemischen Pharmazie doch am verbreitetsten war. Da diese Schäden häufig sehr lange vor dem eigentlichen Ausbruch der Erkrankung gesetzt wurden, sind die chronischen Darmentzündungen nach ihrem Ausbruch auch so schwierig und langwierig zu behandeln. Eine akute Infektion wie etwa eine Salmonellose erfordert da einen sehr viel geringeren Behandlungsaufwand. Aufmerksam sollten vor allen Dingen junge Eltern werden, auch wenn ihr Kind nicht an Psoriasis, Neurodermitis, Asthma oder Allergien leidet, wenn es sich unnatürlich wenig bewegt, sehr still ist, infektanfällig oder auffallend müde ist.

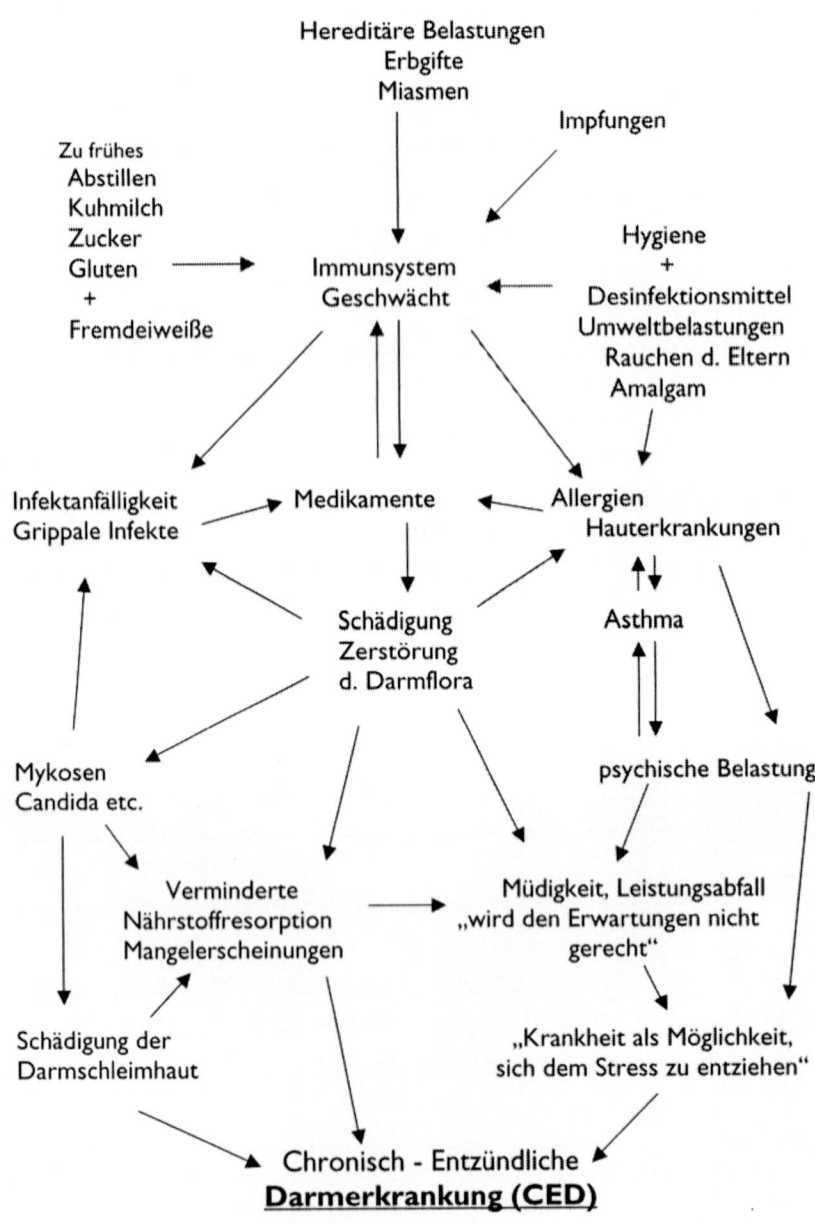

Abb. 2: der Weg zur chronisch-entzündlichen Darmerkrankung

Betrachtet man obige, bereits sehr stark vereinfachte Grafik, wird klar, warum ein linearer Behandlungsansatz niemals ein **kausaler** Behandlungsansatz sein kann. Bei einer Entzündung ein entzündungshemmendes Mittel zu geben bringt zwar kurz- bis mittelfristig eine Erleichterung, berührt aber die Krankheit an sich nicht. Da, wie auch die Hochschulmedizin richtig erkannt hat, es sich bei den chronisch-entzündlichen Darmerkrankungen um ein **multifaktorielles** Geschehen handelt (die Abb. 2 schöpft die vielen Wege und Möglichkeiten, die zu Crohn oder Colitis führen können, keineswegs aus!), kommt man nicht umhin, sie auch von verschiedenen Seiten zu behandeln, alle die Erkrankung begünstigenden Faktoren **auszuschalten** und dem Organismus eine **Regeneration** zu ermöglichen. Diese letzte Phase, die Phase der Erholung, kann viele Jahre in Anspruch nehmen, bevor der ehemalige Patient wieder ein annähernd normales Leben (im Hinblick auf Ernährung etc.) führen kann.

Hieraus folgt auch, dass man auf eine – womöglich noch medikamentöse – „Patentlösung" vergeblich wartet. Heilung kann **nur von innen heraus** kommen. Die Schulmedizin schafft es mittlerweile immerhin, vielen Darmkranken relativ lange Phasen der Remissionserhaltung und damit der Problemlosigkeit zu ermöglichen, und darin liegt ihre vornehmste Pflicht. Wirklich **heilen** kann sie indes nicht. Wenn man medikamentös einen größeren Schaden verhindern kann, wie z.B. eine Totalresektion, Anlage eines Pouches oder einer Stoma, ist auch schon viel gewonnen. Denn diese irreversiblen Schäden sind auch mit keiner noch so guten kausalen Therapie wieder gutzumachen.

Gefragt ist ein Weg, der leicht und fließend zu gehen ist, den der Patient ohne allzu großen Verlust an Lebensqualität auf sich nehmen kann, um dann, mit wachsender Kraft und Regeneration, die Aufgaben und Herausforderungen zu erhöhen, die Eigenverantwortlichkeit des Kranken mit einzubeziehen und ihn schließlich medizinisch weitestgehend autark werden zu lassen, sodass er schließlich den Therapeuten nur noch zu gelegentlichen Kontrollen aufsucht (etwa halb- bis ganzjährlich oder nach eigenem Ermessen). Auch viele Jahre nach der erfolgreichen Heilung ist auf eine moderate Lebensweise zu achten, die Ernährungsexzesse weitestgehend ausschließt, auch wenn die Diät inzwischen aufgrund der anhaltenden Beschwerdefreiheit deutlich gelockert werden konnte, mit einer funktionierenden Stressbewältigung („Coping"), die für regelmäßigen Schlaf, Urlaub und Erholung sorgt und vor allen Dingen Sport und Bewegung nicht vergisst.

Wenn auch Morbus Crohn und Colitis ulcerosa auf diesem Wege langfristig heilbar erscheinen, kann man auch mit einer kausalen Therapie und einer fundamentalen Lebensumstellung eine Sache nicht abstellen: die relative Schwäche des Verdauungstraktes. Der Darm wird immer eine Schwachstelle bleiben, und so werden sich auch Jahre nach der Beschwerdefreiheit und Heilung z.B. Infektionskrankheiten mit ihren Symptomen vorzugsweise im Darmbereich zeigen. Der Darm ist und bleibt der „Locus minoris resistentiae". Eisbein-mit-Sauerkraut- und Sahne-Orgien werden auch nach einem schub-freien Jahrzehnt den Darm mit einigen Tagen Unwohlseins in Mitleidenschaft ziehen, auch wenn Fisteln und Krankenhausaufenthalte in Vergessenheit gera-ten sind. Man sollte diese Dinge prinzipiell vermeiden, auch als Gesunder, im Dienste des eigenen Wohlbefindens, als ehemalig Darmkranker erst recht. Nur allzu unangenehm stoßen auch noch nach vielen Jahren die Erinnerungen an die schwere, durchgemachte Zeit wieder auf, nach groben Diätfehlern, außergewöhnlichem Stress oder anderen Belastungen.

Das ist vielleicht sogar ganz gut so, denn wenn man immer wieder daran erinnert wird, wie schlimm diese durchlittene Zeit war, fällt es von vornher-ein leichter, eine gewisse Vorsicht walten zu lassen. Grobe, länger dauernde Schnitzer in der Lebensführung münden freilich in eine Neuerkrankung. Ich betone bewusst das Wort **„Neuerkrankung"**, denn ob eine Krankheit un-heilbar ist und in Schüben immer wiederkehrt oder aber heilbar und nach einigen Jahren wieder auftreten kann, ist eine Einstellungssache. Die Schul-medizin trägt diesem Umstand Rechnung, indem sie z.B. eine austherapierte Krebserkrankung, die sich fünf Jahre nicht mehr bemerkbar macht, als **geheilt** bezeichnet. Warum sollte das mit Morbus Crohn und Colitis ulcerosa nicht möglich sein? Der gewissenhafte Therapeut wird einen Patienten, der an Crohn oder Colitis leidet, in jedem Falle darüber aufklären, dass die The-rapie alles andere als leicht sein wird, dass gewisse Opfer verlangt werden und dass er sich in einigen Wochen wahrscheinlich besser fühlen wird, aber noch lange nicht geheilt ist, wobei hier natürlich die Gefahr des Abrutschens in alte Gewohnheiten besteht. Wer hier nicht in der Lage ist, durchzuhalten und weiterzumachen, hat den Kampf bereits verloren. Wer jedoch durchhält, wird sich bald nicht nur wohler fühlen, sondern auch kräftiger und gesünder werden, eine erhebliche Leistungssteigerung in Körper und Geist erfahren und mit erheblich mehr Reserven die nächsten Schritte seiner Therapie in Angriff nehmen können.

Dieser Prozess kann über Jahre gehen, die Regel sind je nach Länge der Vorgeschichte etwa zwei bis vier Jahre, in denen dem subjektiven und vor allen Dingen **objektiven** Wohlbefinden immer wieder auf die Sprünge geholfen werden muss. Das subjektive Wohlbefinden ab einem gewissen Stadium stabil zu halten ist übrigens leicht, wenn man seinen Körper kennt und weiß, welche Maßnahmen die Verdauung unterstützen. So führt der Weg der Gesundung durch eine Besserung binnen Wochen, durch gutes Wohlbefinden binnen Monaten bis hin zur **Heilung** binnen Jahren. Bleibt man dann auf dem „Pfad der Tugend", werden auch Folgeerkrankungen weitestgehend vermieden.

<u>Krankheit (Morbus Crohn, Colitis, unspez. Darmentzündungen etc.)</u>

Bestimmung und Beseitigung der Schäden im Körper
(Stoffwechselblockaden, chron. Vergiftungen,
Darmdysbiosen, Störfelder etc.) – Zeitraum: WOCHEN

+

Einleitung einer geeigneten Diät, Vermeidung von Neu-
Belastungen, Darmsymbioselenkung – Zeitraum: MONATE

=

<u>Beschwerdefreiheit</u>

+

Beginn von Maßnahmen zur körperlichen Ertüchtigung sowie
verbesserten Stressbewältigung („Coping"), Aufarbeiten seelischer
Konflikte – Zeitraum: JAHRE (1 bis 2)

<u>Leistungssteigerung, mehr Kraft,
mehr Wohlbefinden</u>

+

Regelmäßigkeit, Optimismus, Entspannung und Beibehalten
eines moderaten Gesundheits-, Diät- und Fitnessprogramms
Zeitraum: FÜR DEN REST DES LEBENS!

=

<u>Dauerhafte Gesundheit!</u>

Abb. 3: Von der chronischen Krankheit wieder zurück zu optimaler Gesundheit

Akute Krankheiten verlangen auch nach einer **akuten** Therapie, wie im Kapitel „Schulmedizin oder Naturheilkunde?" bereits abgeklärt wurde. Man kann Fieber bei Kindern, wenn es nicht allzu dramatisch in gefährliche Bereiche abdriftet (also deutlich unter 40° C verbleibt), mit den althergebrachten Wadenwickeln in den allermeisten Fällen recht schnell in den Griff bekommen. Eine **chronische Erkrankung** hingegen verlangt nach einer „chronischen", komplexen Therapie. Unter Naturheilärzten und Heilpraktikern ist es ein offenes Geheimnis, dass eine chronische Erkrankung unter **konsequenter** Therapie etwa **ein Zehntel der Zeit zur Heilung benötigt,** die sie bereits anhält, was nicht heißt, dass es nicht auch noch erheblich länger dauern kann.

Erfahrungsgemäß kann man sagen: Ist man etwa zehn Jahre lang erkrankt (die anfängliche Latenzzeit vor der Bekanntwerdung der Krankheit mit eingerechnet), dauert es unter konsequenter Therapie etwa sechs bis zwölf Wochen, bis sich erste Zeichen einer Verbesserung der Gesundheit einstellen, etwa 18 Wochen bis neun Monate, bis es zu einer Kräftigung und Zunahme der Leistungsfähigkeit kommt und etwa ein bis drei Jahre, bis sich die Gesundheit stabilisiert hat.

Diese Zahlen zeigen es bereits: Die Therapie der chronisch-entzündlichen Darmerkrankung fordert vor allem eins: **Geduld.** Vielleicht mag es in der heutigen Zeit unpopulär erscheinen, diese Tugend zu verlangen und nicht auf ein großartiges Wundermittel oder irgendeine medizinische Neuentdeckung zu verweisen, die man „nur zu schlucken braucht", doch gerade auf diesem Wege kommt eine weitere Eigenschaft ans Tageslicht, die für den schon so früh vom Schicksal Gebeutelten sehr wertvoll werden kann: **Eigenverantwortlichkeit.** Insofern bietet jede Art von chronischer Erkrankung, vor allem in der Jugend, auch ein gewisses **geistiges und seelisches Wachstumspotential.**

Das Gefühl, es mit eigener Kraft, mit Disziplin und mit Liebe zu sich selbst und seinem Körper aus dem Sumpf der Krankheit geschafft zu haben, verleiht wesentlich mehr Energie und Lebensfreude als das Gefühl, von jemandem nur mit einem Medikament abgespeist worden zu sein. Die Seele schöpft Freude und Kraft aus solchen Dingen, und da jede Krankheit die Seele mit einbindet – und umgekehrt, Probleme der Seele zu Krankheiten des Körpers führen –, wird die derart gestärkte und motivierte Gesamtpersönlichkeit nicht ohne Auswirkungen auf die körperliche Gesundheit bleiben, und zwar nicht nur in Bezug auf eine chronische Darmentzündung, sondern für den Rest des Lebens und bezogen auf **alle** Krankheiten. Denn aus einem **gesunden Selbstvertrauen,** das aus Erfolg erwächst, entsteht **Gesundheit** auf geistiger, seelischer und körperlicher Ebene!

4. Der erste Schritt zur Gesundheit – die Ernährung:

Die Voraussetzungen für Ihre Gesundheit …

Fragt man 100 verschiedene Personen, was sie sich eigentlich unter gesunder Ernährung vorstellen, bekommt man ebenso viele unterschiedliche Antworten. Die Frage nach der „Optimalernährung" scheint heute immer noch ungeklärt zu sein, auch wenn sich heutzutage etliche selbst ernannte Ernährungsexperten damit brüsten, die ultimative Ernährung für optimale Gesundheit, Wohlbefinden und lange Lebensdauer bereits gefunden zu haben. Es scheint sogar, dass gerade die so genannte „alternative" Ernährungsszene das Thema eher emotional als sachlich-wissenschaftlich behandelt und dass sich aufgrund dieser Tatsache unterschiedliche Lager bilden, die sich oftmals auf das Heftigste bekämpfen. Tatsache ist dennoch immer noch: Man kann das Thema Ernährung nicht pauschalisieren, denn wir sind alle verschieden, wir haben alle unterschiedliches Erbgut mitbekommen und unterscheiden uns z.B. durch die Größe der Verdauungsorgane, die Enzymproduktion, die Hormonproduktion, die Vorgänge im vegetativen Nervensystem, den Zellstoffwechsel und so weiter.

Gerade, wenn man von einer chronischen Krankheit im Verdauungtrakt betroffen ist, stellt sich die Frage nach gesunder Ernährung. Auf physischer Ebene ist sie die Basis für alles andere. Erfahrungsgemäß ist es so, dass, wenn man sich an den alten Ernährungstrott hält, ohne sich nach einer bestimmten Diät zu richten, auch mit den übrigen Therapien nicht den nachhaltigen Heilerfolg erzielt, der möglich wäre. Auf der anderen Seite ist es allerdings so, dass alleine die Darmdiät noch keinen Heilungserfolg garantiert. Eine Darmdysbiose – aus der Balance geratene Darmflora – lässt sich mittels einer bestimmten Diät nur sehr langfristig beeinflussen, weswegen man hier weitere Maßnahmen einleiten muss, erst recht nicht eine chronische Vergiftung, die gelegentlich sogar mit Fasten nicht mehr zu beheben ist, insbesondere wenn bestimmte Mechanismen des intrazellulären Stoffwechsels blockiert (was sehr häufig der Fall ist) bzw. nachhaltig geschädigt (Gott sei Dank noch selten) sind. Es ist also nicht ganz so einfach. Nehmen wir beispielsweise eine Krankheit wie die Zöliakie (Gluten-Unverträglichkeit), stellen wir fest, dass diese Erkrankung im

Alltag zwar äußerst unangenehm ist, aber hier wenigstens klare Verhältnisse herrschen. Dies ist bei den chronisch-entzündlichen Darmerkrankungen leider nicht der Fall.

Die Diät ist der Aspekt unter der Darmtherapie, die den höchsten Grad der Eigenverantwortlichkeit enthält. Es ist ein Leichtes, bestimmte Arzneimittel einzunehmen, und es ist auch nicht sonderlich schwer, einige Wochen oder Monate Akupunktur, Spritzen, Behandlungen etc. über sich ergehen zu lassen – vom Kostenfaktor einmal abgesehen. Es ist allerdings bedeutend schwerer, wochen- oder gar monatelang bestimmte (lieb gewonnene) Nahrungsmittel aus der Ernährung zu verbannen – und manche sogar für immer. Viele Personen scheitern mit einer Therapie durch ihre Ungeduld. Gleich an zweiter Stelle der Gründe für das Scheitern einer Therapie steht allerdings der Unwille des Patienten, eine bestimmte – oftmals doch recht restriktive – Diät monate- oder gar jahrelang durchzuhalten. Die Freiheit des Patienten endet hier bei der Bestimmung dessen, was für ihn nötig ist, z.B. durch den Stoffwechseltyp, vor allen Dingen aber durch die Erkrankung selbst mit allen logisch an der Ernährung festzumachenden und nachvollziehbaren Kriterien.

Hier scheiden sich die Geister. Der Vergleich mit einer Sportart erscheint mir hier angebracht: Sie sehen, beispielsweise auf einer Vorführung, eine Darbietung in Kampfkunst und sind fasziniert von der artistischen Geschmeidigkeit und der unglaublichen Geschwindigkeit und Koordination der Bewegungen ihrer Darbieter. Vielleicht denken Sie sich, dass Sie es auch erlernen möchten, und suchen einen Verein auf. Sie werden bei Ihrer ersten Stunde **nicht** mit Ihrer Beweglichkeit und Ihrer Geschmeidigkeit, sondern mit Ihrer Steifheit, Ihrem Unvermögen und Ihrer Schwäche konfrontiert. Was Sie wirklich spüren, ist Schmerz, und das ist nichts, was sich nach ein paar Übungsstunden abstellen wird, sondern dieser Schmerz wird sie über Monate und unter Umständen Jahre begleiten. Doch in diesem Schmerz, in dieser „Ohnmacht" steckt auch ein tröstlicher Aspekt: Man sieht, dass der Gesinnungsgenosse mit dem gleichen Problem konfrontiert ist. Hier erkennen wir einen gewissen „gruppendynamischen" Reiz zum inneren Wachstum durch Übung und Disziplin, was sicherlich auch so mancher Selbsthilfegruppe gut anstünde.
Ebenso ist es mit der Ernährung und allgemein mit der Therapie. Sie wer-

den mit Ihren Süchten, Gewohnheiten und den Giften konfrontiert, die sich jahrelang in Ihrem Körper angesammelt haben und schließlich zu der Erkrankung geführt haben. Und die werden Sie nicht über Nacht los. Es ist ein schmerzhafter Prozess, durch den Sie gehen müssen, sich behandeln zu lassen und – meist über lange Zeit hinweg – eine bestimmte Diät einzuhalten, eventuell ohne an Ihrem Zustand große Veränderungen zu bemerken.

Die Befreiung von den (körperlichen) Ursachen einer chronisch-entzündlichen Darmerkrankung ist oft – wie bei vielen Autoimmunerkrankungen – ein unmerklicher Prozess. Es ist geschickt und nützlich, die oftmals lange Phase der Latenzzeit bis zum Eintreten einer merklichen Besserung als „Umbauarbeiten im Körper" anzusehen, eine Zeit, die ganz einfach notwendig ist, überhaupt erst einmal die Voraussetzungen für eine dauerhafte Gesundung zu schaffen. Eine Diät ist mehr als alles andere auch eine Charakterschule. Sie können angesichts der wochen- bis monatelangen „Latenzzeit" bis zum Eintreten einer definitiven Besserung resignieren oder sie aber als Herausforderung ansehen. Der obige Aspekt, die Latenzzeit bis zum subjektiven Eintreten der Verbesserung als „Umbauarbeiten im Körper" zu bezeichnen, ist sicherlich auch für Therapeuten geschickt und nützlich. Die Gefahr besteht, dass der Patient bei sich nicht sofort einstellender Verbesserung dazu geneigt ist, den Therapeuten als „unfähig" abzustempeln, doch die oben erwähnte „Latenzzeit" spiegelt sich auch in meinen Erfahrungen, sowohl mit mir selbst wie auch mit etlichen meiner Patienten.

Wunder geschehen, doch die sind selten. Warten Sie daher nicht auf ein Wunder(mittel), sondern nehmen Sie Ihr Schicksal selbst in die Hand. Vertrauen und Geduld führen letztendlich zum Erfolg! Es ist weder gut für den Therapeuten noch für den Patienten, die sprichwörtliche „Flinte" vor der Zeit „ins Korn zu werfen" … denn das bringt keine Ergebnisse!

Zurück zu den Wurzeln gesunder Ernährung

„Zurück zu den Wurzeln" meint jetzt nicht, dass Sie Wurzeln verzehren müssen, obwohl dies in manchen Fällen wirklich entscheidende Vorteile für den Organismus brächte, jedenfalls im Vergleich zu so manchen kulinarischen

„Segnungen" der Zivilisation. Das „Back-to-the-roots"-Modell ergibt sich aus der Entwicklung unserer Ernährung und der Entwicklung chronischer Krankheiten insbesondere der letzten Jahrzehnte. Das „Zurück-zu-den-Wurzeln"-Programm, zurück zu einer einfachen, nahrhaften, vollwertigen Ernährung ohne große Schnörkel ist nicht nur für chronisch Darmkranke, sondern für alle Menschen, die an (chronischen) Zivilisationskrankheiten leiden, von Bedeutung. Mit einer einfachen, vitalstoffreichen und vollwertigen Ernährung – die von Typ zu Typ allerdings etwas variieren kann – kann man die Gesundheit oft auf lange Zeit erhalten und in vielen Fällen wiedergewinnen.

Betrachtet man die heutige Ernährung, so fallen zwei Trends besonders ins Auge:
der Trend zur Vereinfachung:

Schneller und rationeller lauten die Stichworte. Der Trend zur Vereinfachung bezieht sich **nicht** auf die Auswahl der Lebensmittel, was begrüßenswert wäre, sondern vielmehr auf die Zubereitung und den Verzehr. Mikrowelle und Fertigmenüs verkürzten die Zubereitungszeit dramatisch, das Schlagwort „Fast-Food" („Schnell-Essen") dehnt den Geschwindigkeitsrausch auf die eigentliche Nahrungsaufnahme aus, und zu dieser verkommt schlussendlich das Essen. In einer Zeit, in der quasi alles beschleunigt, muss auch das Essen fix über die Bühne gehen und wird so zur reinen Energiespende degradiert, und selbst diesen Zweck verfehlt die Nahrungsaufnahme heutzutage deutlich, raubt sie doch eher die Energie, als dass sie welche liefert. In der Leistungsgesellschaft, deren logische Folge die „Abfütterung" ist, bleibt der Genuss auf der Strecke. Der Genuss im wahrsten Wortsinne: denn wir erkaufen die Geschmackserlebnisse des heute so weit verbreiteten Fertigessens aus der Tüte mit einem Zusatz mannigfaltiger „Geschmacksverstärker". Motto: **„Keine Zeit verlieren (mit der Zubereitung), aber schmecken soll's schon!"** Allerdings findet der solcherart „geschmacksbedingte" Genuss nur mehr auf der Liste der in dem Nahrungsmittel vorhandenen Zusätze statt: Anstatt wirklich zu genießen, schlingen wir unser Essen hinab. Die so vehement verweigerte Langsamkeit holt den „Leistungsträger" allerdings meist „hintenherum" – im wahrsten Sinne des Wortes – wieder ein: durch oftmals auftretende hartnäckige Verstopfung. **Genuss ist nicht gleich Genuss:** Wer einmal einige

Tage – ob freiwillig oder zwangsweise – gefastet hat, wird feststellen, wie wundervoll Speisen, die nur aus zwei oder drei Zutaten bestehen, schmecken können.

Der Versuch, die Nahrungsmittel mit gesundheitsfördernden Stoffen anzureichern:

Die findige Nahrungsmittelindustrie, wohl wissend, worauf es in eben dieser leistungsorientierten Zeit ankommt, nämlich Wohlbefinden und Fitness, lässt kaum etwas aus, um uns mit einer Extraportion Vitaminen, Mineralstoffen und sonstigen „Gesundheitsförderern" (man denke da an die probiotischen Joghurts!) zu beglücken, und reichert auch ansonsten eher vitaminarme Nahrungsmittel mit den lebenswichtigen Bausteinen an, die als angenehmen Nebeneffekt noch zu längerer Haltbarkeit beitragen. Mehr als fraglich allerdings, ob uns die „Extra-Vitaminspende", die Probiotika oder die Mineralstoffe auf die Dauer glücklich machen. Neue Untersuchungen weisen darauf hin, **dass der Körper die Vitalstoffe nur im organischen Verbund aufnehmen und verwerten kann** – und davon kann bei zugesetzten Vitaminen etc. nicht die Rede sein. Selbst wenn Nahrungsergänzungen tatsächlich verwertbare Spurenelemente liefern, so müssen sie dennoch auf den **Zellstoffwechsel des Einzelnen** abgestimmt sein. Rundumschläge nach Art der „All-inclusive-Nahrungsergänzungen" richten in manchen Fällen mehr Schaden an, als sie Nutzen bringen, denn sie lassen den tatsächlichen Nährstoffbedarf des Einzelnen unberücksichtigt.

Betrachtet man die Zahlen inzwischen chronisch Kranker, häufig bereits im Jugendalter, so scheint die Rechnung mit dem „functional food" jedenfalls nicht aufzugehen. Würden wertvolle Joghurtkulturen, die Extraportion Milch und die vielen Vitamine und Mineralstoffe wirklich das bewirken, was sie soll(t)en, so wäre die Anzahl chronisch Erkrankter mit Sicherheit rückläufig. Natürlich kann man ein ganzes Heer chronisch Therapieresistenter nicht alleine auf die Ernährung schieben, doch kommt mittlerweile auch noch die Tatsache hinzu, dass sich der Glaube an die Unbesiegbarkeit der Schulmedizin, wie er in den Siebzigern und Achtzigern vorherrschend war, mittlerweile auch etwas relativiert hat. Alte Sünden machen sich hier oftmals bemerkbar, wie man die Folgen einer Vernachlässigung des Körpers ja auch nicht sofort bemerkt, sondern oftmals erst nach Jahren.

Genauso ist es mit dem Essen. **Ein** Fehltritt, ein Diätfehler wird mit Sicherheit nicht zu einer spontanen Reaktion in einem normalerweise gesunden Körper führen, jedoch summieren sich Gewohnheit und der Faktor Zeit zu einem brisanten Cocktail, der Krankheiten ausbrechen lässt, die **sofort** auf einen Diätfehler reagieren wie etwa Morbus Crohn oder auch Diabetes oder Gicht. Daher ist es mit sechs Wochen Diät beileibe nicht getan. Zusätzliche Vitamine, Mineralstoffe oder auch die in neuer Zeit aufgekommenen probiotischen Joghurtkulturen müssten eigentlich unser Ernährungsdilemma – zu viel, zu schnell, zu spät und vor allen Dingen das Falsche – zumindest zu einem Teil ausgleichen können bzw. das Schlimmste verhindern. In der Praxis ist das leider selten der Fall, was den Wert von Nahrungsmittelzusätzen relativiert. Das Gleiche gilt auch für Nahrungsergänzungspräparate, die berühmten Nährstoffpillen. Es ist nichts grundsätzlich gegen diese Dinge zu sagen, jedoch sollte vorher der tatsächliche Bedarf abgeklärt werden. Bei einer Erkrankung wie Morbus Crohn oder Colitis ulcerosa kann durch die Malabsorption schon einmal eine Mangelerscheinung an dem ein oder anderen vorliegen, in diesem Falle sind es meist B-Vitamine und Folsäure. Darüber hinaus ist der Mineralstoffbedarf abzuklären, wobei die sich bei den üblichen Untersuchungen entdeckten **absoluten Mängel,** etwa an Kalium, als weniger wichtig im Stoffwechsel erweisen als die **relativen Mängel,** z.B. das Verhältnis verschiedener Mineralstoffe in der Zelle zueinander. Jemand kann einen **absolut betrachtet** völlig ausreichenden Kaliumspiegel in seinen Zellen haben, jedoch kann **relativ** zum Kalziumvorkommen gesehen ein Mangel herrschen. Die Strategie, nach dem Motto „Sicher ist sicher" mit Nahrungsergänzungspräparaten „möglichst viel von allem" zuführen zu wollen, um ja jede potentielle Mangelerscheinung abzudecken, ist mittel- bis langfristig eher kontraproduktiv. Ganz zu schweigen von der Gefahr der Übervitaminisierung mit teilweise drastischen Symptomen, die auch nicht immer umkehrbar sind. Letztere ist bei den arglos zugesetzten Vitaminen und Spurenelementen durchaus gegeben, schon gibt es Schlagzeilen von Überdosierung an Vitaminen.

Daher sollte man wieder darauf zurückgreifen, Spurenelemente aus den Quellen zu beziehen, die der Mensch seit Jahrhunderttausenden kennt und nutzt: Pflanzen, Gemüse, Früchte, Getreide und Salate. Biologische Qualität sichert heute keineswegs mehr den Status von Obst und Gemüse als Träger wichtiger Lebensbausteine, wie dies noch vor 50 oder gar 100 Jahren der

Fall war, dennoch ist die Mineralstoff- und Vitaminzufuhr bei einer gesunden, einfachen, vollwertigen Kost immer noch mehr als ausreichend und erfordert extrem selten die Einnahme zusätzlicher Nahrungsergänzungsmittel. In diesem Zusammenhang sei auch auf das Säure-Base-Gleichgewicht hingewiesen: Es gilt mittlerweile als wissenschaftlich erwiesen, dass jemand, dessen Säure-Base-Haushalt sich im Optimum befindet, Nährstoffe und Vitamine wesentlich besser verwerten kann als jemand, der an chronischer Azidose oder – seltener – auch Alkalose leidet.

Grundlagen für die Darmdiät:

In chronisch-entzündlichen Darmerkrankungen fließen viele verschiedene Komponenten zusammen, mit denen man – von der Ernährung her – den Verlauf günstig oder eben auch ungünstig beeinflussen kann. Viele Nahrungsmittel haben einen kulminativen Effekt auf die Darmgesundheit, man wird mit den Folgen ihres (wiederholten) „Genusses" erst nach einigen Wochen bzw. Monaten, manchmal sogar nach Jahren konfrontiert. Wichtig sind folgende Grundaspekte:

– Da ein latent übersäuerter Körper höhere Bereitschaft für Entzündungs- und Autoimmunreaktionen (auch durch „Kompensationsreaktionen" des Verdauungstraktes auf die Übersäuerung mit entsprechender Wirkung auf die Bakterienflora) zeigt, **muss der Schwerpunkt der Ernährung auf die Wiederherstellung des Säure-Base-Gleichgewichtes gelegt werden, im Klartext: Basisch sollte die Ernährung sein,** beim Gesunden basisch zu sauer im Verhältnis 80 zu 20, beim Kranken noch etwas „basischer". **Dieses Verhältnis gilt übrigens auch dann,** wenn das Milieu im Verdauungstrakt „zu basisch" sein sollte, da diese Entgleisung in fast allen Fällen nur der Ausdruck einer Kompensationsreaktion auf übersäuertes Körpergewebe und Blut ist. In diesem Falle schaffen besonders enzymreiche Lebensmittel (Bitterstoffe!) Abhilfe.

– Bestimmte Nahrungsmittel, **vor allem solche mit großen Eiweißmolekülen, aber auch bestimmte Saccharide,** lösen Abwehr-, Unverträglichkeits- und Entzündungsreaktionen (Antigen-Antikörper-Reaktionen, systemische Autoimmunreaktionen) aus. Sie sind daher gänzlich aus der Ernährung zu verbannen.

- Putride (fäulniserzeugende) Nahrungsmittel sollten drastisch reduziert oder ganz aus der Ernährung verbannt werden, dies trifft insbesondere auf tierische Eiweiße zu, es sei denn, man ist ein so genannter „Eiweißtypus" (selten). In diesem Falle sind es eher die Kohlenhydrate mit einem hohen glykämischen Index, die nicht gegessen werden sollten. Mehr hierzu unten.
- Die Lebensmittel sollten so naturbelassen wie möglich sein, möglichst schonend oder strukturerhaltend zubereitet werden, auch künstliche Zusatzstoffe, Farb- und Konservierungsstoffe sind aus der Ernährung zu streichen oder, wo das nicht möglich ist, zumindest dramatisch zu reduzieren, ebenso wie denaturierte Nahrungsmittel, Zerkochen, scharfes Braten und der Einsatz der Mikrowelle sind tabu!
- Die Ernährung sollte milieustabilisierend sein, das Gedeihen physiologischer („guter") Darmbakterien fördern und pathologische („schlechte") Keime auf ein physiologisches Maß begrenzen.
- Der Ballaststoffgehalt der Nahrung ist auf die Aktivität der Erkrankung abzustimmen, d.h. ballaststoffreduziert bei Entzündungserscheinungen des Darms, jedoch vollwertig in stabilem Gesundheitszustand, da Ballaststoffe zur Nährstoffversorgung der Dickdarmflora essentiell sind.
- Nicht zuletzt: Das Kauen ist das A und O! „Gut gekaut ist halb verdaut" heißt es nicht zu Unrecht im Volksmund!

Dies ist ein enormer „Lastenkatalog", und seine Bedeutung liegt darin begründet, dass Sie Ihre Ernährung – wenn Sie wirklich gesund werden wollen – wahrscheinlich dramatisch umstellen müssen. Darüber hinaus müssen auch noch individuelle Unverträglichkeiten beachtet werden, was die Angelegenheit sicherlich nicht leichter macht. Denn es ist nicht nur die augenblickliche Beschwerdefreiheit, die Anliegen dieser Ernährungsform darstellt, sondern langfristige Gesundheit und Wohlbefinden über die Darmkrankheit hinaus. Ja, hier wird nicht nur die Krankheitssituation von Morbus Crohn und Colitis ulcerosa verbessert, sondern es wird auch eine in die Zukunft gedachte Gesundheitsvorsorge betrieben. Insofern wird eine solche Ernährung nicht nur dazu beitragen, Sie von Ihrer chronischen Darmentzündung zu befreien, sondern Ihnen – wenn auch andere Belastungen moderat ausfallen – zu einem langen, gesunden Leben verhelfen.

Im Klartext: Sehen Sie diese Diät nicht nur als eine der notwendigen Maßnahmen, Ihre chronische Darmerkrankung zu heilen oder wenigstens erheblich zu verbessern, sondern auch als „Gesundheitsvorsorge", die Ihnen nach allem menschlichen Ermessen auch dann noch Gesundheit und Vitalität erhalten wird, wenn sich bei der „Normalbevölkerung" zunehmend andere chronische Erkrankungen und Alterserscheinungen bemerkbar machen. Wenn Sie darüber hinaus auch noch Ihren Stoffwechseltypus beachten, werden Sie wahrscheinlich auch selten bis nie unter Heißhunger, Energiemangel oder Müdigkeit leiden.

Die Crohn-Colitis-Diät nach Ulmicher (Basisdiät)

Erfüllt ihre Funktion bei leichten bis mittleren Beschwerden, ohne akuten Schub. Sie ist die wegweisende Diät für alle, die nicht dem Eiweißtypus zuzuordnen sind und von ihrem Verbrennungssystem dominiert sind, was bei Personen mit chronisch-entzündlichen Darmerkrankungen eher selten der Fall ist. Sie gilt bei der überwiegenden Mehrheit der mittel- und westeuropäischen Bevölkerung, und die hier ausgesprochenen Empfehlungen beziehen sich auf diese. Die Ausnahmen – der „Verbrennungs"- und der „Eiweißtypus" werden gesondert weiter unten berücksichtigt. Sie werden auch Wissenswertes darüber erfahren, welchem Typ Sie sich zuordnen können. Erfahrungsgemäß bringt diese Diät eine beginnende Verbesserung der Gesundheitssituation nach etwa zwei Monaten in ca. 70 bis 80 % aller Fälle. Voraussetzung für die Diät ist zunächst die **Vermeidung von Genussmitteln:** alkoholische Getränke, Softdrinks (Limonaden und Cola-Getränke, gezuckerte Eistees), Fruchtsäfte, alle konfektionierten Süßwaren – hierzu zählen z.B. Nutella, Milchschnitte, Schokoladen, Fruchtzwerge u.ä., alle Getränke, die Kohlensäure enthalten, und natürlich und nicht zuletzt das Rauchen. Sie reduziert die Getränke auf stilles Wasser und milde Kräutertees, wobei das Wasser möglichst mineralstoffarm sein sollte (mehr hierzu im nächsten Kapitel: Entgiftung). **Mindestens**

Zimmertemperatur der Getränke ist ein Muss, außerdem sollten Tees nicht zu heiß genossen werden.

Etliche werden bereits an der ersten Hürde scheitern: **Wenn Sie rauchen und das Rauchen nicht aufgeben können, können Sie keine befriedigende Gesundheit erreichen, auch wenn Sie die anderen Diätvorschriften einhalten können. Das Rauchen ist einer der größten Krankerhaltungsfaktoren!**

Beim Trinken ist darauf zu achten, eine halbe Stunde vor und bis eine Stunde nach dem Essen möglichst nicht zu trinken, oder zum Essen nur sehr kleine Schlucke, um die Verdauungsenzyme nicht übermäßig zu verdünnen.

Verboten sind in dieser Diät zudem folgende Nahrungsmittel:

- alle Milchprodukte, außer Butter, die in geringen Mengen erlaubt ist
- Eier (Eiweiß ist schädlicher als Eigelb!)
- Glutenhaltige Nahrungsmittel. Gluten (= Klebereiweiß) ist vorhanden in Weizen, Gerste, Roggen, Hafer, Dinkel, Emmer, Urkorn, Einkorn und Triticale, in geringen Mengen auch in Wildreis
- Gehärtete Pflanzenfette (Margarine), ebenso durch übermäßiges Erhitzen denaturierte Pflanzenfette
- Schweinefleisch, Rindfleisch und alle Wurstwaren, Muscheln und Meeresfrüchte (Austern, Seeigel und Krebstiere)
- Raffinierter weißer Haushaltszucker und Invertzucker, wegen des hohen glykämischen Index – starke Blutzuckerschwankungen nehmen Einfluss auf die Darmflora
- Erdnüsse (sind meist schadstoffbelastet)
- Orangen und Ananas und andere „saure" Südfrüchte
- Künstliche Süßstoffe
- Scharf Gebratenes und Frittiertes, übermäßig Gewürztes
- Alle Fertigprodukte
- Nicht zuletzt: in der Mikrowelle Zubereitetes!

Zu reduzieren sind diese Nahrungsmittel:

- Allgemein Fleisch (Geflügel und Lamm), auf höchstens zweimal wöchentlich (schließt Fisch mit ein!)
- Fructose und Honig
- Rohrohrzucker ist in – sehr! – geringen Mengen erlaubt
- Die folgenden Nachtschattengewächse: Paprika, Tomaten, Chilis, Peperoni – je nach individueller Verträglichkeit – bitte sehr sparsam verwenden!
- Alle Zitrusfrüchte, außer den verbotenen Orange und Ananas, Stachelbeeren, Johannisbeeren
- Butter, Kräuterbutter und weitere Butterzubereitungen
- Gewürze: schwarzer Pfeffer, Rettich, Radieschen, Salz, Paprikapulver in großen Mengen, Petersilie und Zwiebeln (sind u.U. ganz wegzulassen)
- Nüsse (außer Erdnüsse, die verboten sind!); bei entsprechenden Beschwerden kann es notwendig werden, völlig auf Nüsse zu verzichten. Allerdings: Bei Gesundheit sind Nüsse – nicht aus Dosen oder gesalzen! – ein äußerst wertvolles Lebensmittel und sollten in der Ernährung nicht fehlen!
- Grobe Kohlarten, Sauerkraut, insbesondere natürlich roh, hier gilt es aufzupassen!

Empfehlenswert sind diese Nahrungsmittel:

- Reis in jeder Form, in der Basisdiät auch und gerade als ungeschälter und Vollwertreis (je nach Entzündungszustand und Stuhlverhalten evtl. zunächst geschält, siehe „drei Rezepte gegen Durchfall" im Anhang!), ansonsten parboiled oder Naturreis
- Kartoffeln, in der Form von Pell- und Salzkartoffeln
- Wurzelgemüse, insbesondere Karotten, rote Bete (Ausnahme: Meerrettich und Radieschen, werden meist schlecht vertragen!)
- Allgemein Gemüsesorten, die oben nicht aufgeführt (überwiegend gedünstet)
- Olivenöl, meist einfach ungesättigte pflanzliche Fettsäuren/Omega-3-Fettsäuren (Fischöl, Letzteres evtl. auch als Nahrungsergänzung in Kapseln)

Bei Verträglichkeit sind die folgenden Lebensmittel wertvoll für die Ernährung:

— Süßkartoffeln, Topinambur, Salate auch aus Wildkräutern wie z.B. Löwenzahn, Rucola, hier bitte besonders an das Kauen denken! (nicht abends, sind zur Anregung der Gallen- und Pankreastätigkeit gedacht, falls keine Gallenerkrankung vorliegt)
— Lauchgemüse, sofern verträglich und nicht blähend (kommt leider öfter vor), Fenchel und Dill, Gewürzkräuter
— Folgende Obstsorten: Äpfel (geschält und gerieben), Banane, Heidelbeeren, Himbeeren, Brombeeren, gewaschen, Birnen, heimisches, nicht saures Obst allgemein
— Hülsenfrüchte: Individuelle Verträglichkeit beachten, nehmen aber keinen negativen Einfluss auf die Krankheit an sich, außer dass man sich „aufgebläht" fühlt (von mir mehrfach überprüft und für unbedenklich empfunden!). Wenn Symptome bestehen, verschlechtern sich diese allerdings, das sollte man bedenken, auch wenn man objektiv gesehen nicht „kränker" wird.

Eine Ernährung, die überwiegend auf den unten genannten Lebensmitteln basiert, erfüllt viele Kriterien: Zum einen ist sie basenüberschüssig, des Weiteren hypoallergen, und schlussendlich belastet sie den Darm kaum mit Fäulnisprozessen und den Stoffwechsel nicht mit unnatürlichen Nahrungsmittelzusätzen. Vielleicht wird es Ihnen spanisch vorkommen, dass auch einige blähende Lebensmittel unter den zu empfehlenden aufgeführt sind, doch diese Liste bezieht sich in erster Linie auf die objektive Verfassung des Magen-Darm-Traktes und erst in zweiter Linie auf das subjektive Wohlbefinden, auch wenn das natürlich auch wichtig ist. Es handelt sich hier um eine Diät, die vor allen Dingen **langfristig** zu einer erheblichen Verbesserung der gesundheitlichen Situation beitragen soll. Sie hat zudem noch den Vorteil, dass sie nicht nur positiv auf den Verlauf chronisch-entzündlicher Darmerkrankungen wirkt. Unter einer solchen Diät können viele Menschen, die anfällig für Krankheiten sind und unter der heute gegebenen Stresssituation und einem relativen Bewegungsmangel leiden, sehr lange gesund bleiben. Diese Diät senkt zudem das Krebsrisiko in nicht unerheblichem Maße, vor allem dann, wenn der Verzehr tierischer Proteine stark eingeschränkt wird (oder unter Umständen ganz gestrichen), was bei der großen Bevölkerungsmehrheit angesichts der gesundheitlichen Gesamtsituation ein Muss ist. Die Ausnahmen werden in diesem Kapitel ebenfalls besprochen werden. Warum bereits diese Diät erfahrungsgemäß bei vielen Betroffenen zu einer Verbesserung der Gesundheit führt, liegt in der Ausschaltung – vor allem das Immunsystem – krank machender Nahrungsbestandteile.

Autoimmunerkrankungen und Fremdeiweiße:

Tierisches Eiweiß ist in der heutigen Zeit ausgesprochen problembeladen. Die meisten Personen mit chronischen Krankheiten sollten sie – wenn überhaupt – nur in geringen Mengen genießen. Es gibt Ausnahmen, aber die sind selten. Mal abgesehen von der allgemeinen Schadstoffbelastung tierischen Proteins aufgrund von Halte- und Aufzuchtverfahren von Schlachttieren wirkt tierisches Protein, sofern keine optimale enzymatische Verwertbarkeit vorliegt, auf das menschliche Immunsystem ein, oft im Sinne einer Antigen-Antikörper-Reaktion, die Entzündungs- und Autoimmunprozesse im Organismus am Laufen hält. Dies gilt übrigens auch für pflanzliche Eiweiße wie etwa Gluten, wobei in diesem speziellen Falle die Reaktionsbereitschaft des Organismus an die Menge des aufgenommenen Proteins gekoppelt ist („relative Glutenunverträglichkeit", mehr dazu unten!). Es ist wichtig, die Zusammenhänge zu verstehen, um später daraus die für sich richtigen Schlüsse zu ziehen.

70 bis 80 % unseres Immunsystems sind in unserem Verdauungstrakt verankert. Den überwiegenden Anteil unserer materiellen „Eindrücke" verwerten und verarbeiten wir in unserem Magen-Darm-Trakt. Er wird also ständig mit körperfremden Substanzen konfrontiert. (Vergleichen Sie hierzu das Kapitel über Darmsanierung.) Es ist klar, dass aufgrund dieser Tatsache unsere Ernährung zu einem guten Teil über Gesundheit und Krankheit unterscheidet. Die Schutzfunktion der Schleimhaut, die Ökologie des Darmes, das assoziierte lymphatische System (z.B. die peyerschen Plaques), der enterohepatische Kreislauf (der Kreislauf der Gallensäfte) müssen sich in einem Zustand

optimaler Funktion befinden, um die Gesundheit des ganzen Organismus sicherzustellen.

In der Regel kann unser Immunsystem gelegentliche „Ausrutscher" in der Ernährung recht gut kompensieren, solange sie nicht chemischer Natur sind oder physikalisch-chemischer, wie das bei Strukturveränderungen durch Strahlung der Fall ist (Mikrowelle). Grundlegend ist der menschliche Organismus auf eine überwiegend **vegetarische** Lebensweise ausgelegt, zumindest was unsere Breiten anbelangt. Natürlich hat sich der Mensch aufgrund seiner Anpassungsfähigkeit die gesamte Erde, von der Arktis bis zum Tropenwald, nutzbar gemacht, doch sollten wir unsere Verhältnisse auch auf den durch klimatische und sonstige Grundumstände in den letzten Jahrhunderten bedingten Zustand übertragen. So hielten sich Zivilisationskrankheiten vor noch nicht allzu langer Zeit bereits dadurch im Zaum, dass der Sonntagsbraten auch tatsächlich nur an Sonntagen serviert wurde, man unter der Woche hingegen fleischlos lebte. Von dieser Tatsache einmal abgesehen, haben sich frühere Generationen bedingt durch körperliche Schwerstarbeit wesentlich mehr bewegt. Da auch eine Belastung durch die heute weit verbreiteten chemischen Toxine, Strahlungen, Nahrungskonservierungsstoffe etc. noch nicht gegeben waren, wurde der Organismus mit derlei Belastungen gut fertig. Was allerdings heute passiert, muss mittel- und langfristig alleine schon aus Gründen der erhöhten Tiereiweißzufuhr bei den meisten unserer Zeitgenossen in die chronische Krankheit führen. Sobald Eiweißfäulnis in Regionen des Darmes stattfindet, in denen keine Verdauung und keine Resorption von Nährstoffen – abgesehen von Wasser – mehr erfolgt, nämlich im Dickdarm, muss es zu einer Stagnation der Fäulnisstoffe kommen, mit allen Konsequenzen: Überhandnehmen putrider, also fäulnisbildender Keime, Entgleisung des pH-Wertes des Dickdarms, Milieudestabilisierung, für den Menschen toxische Stoffwechselprozesse schädlicher Mikroorganismen, die ebenso sicher zu einer Giftbelastung der Leber führen, die man zunächst als chronische Müdigkeit und Energielosigkeit bemerkt (weitere Details entnehmen Sie bitte dem Kapitel „Darmsanierung"!). Meiner Erfahrung nach sind über 70 % der mitteleuropäischen Bevölkerung auf eine eher vegetarische Kost „geeicht", was Sie anhand der Merkmalstabelle des Stoffwechseltypus am Ende des Kapitels sehr leicht überprüfen können. Ich wage vorauszusehen, dass sich die Mehrheit in der linken Spalte wieder findet, und sollte das bei Ihnen der

Fall sein, dann ist für Sie eine Ernährung, wie ich sie vorgeschlagen habe, das Beste. Ein quasi entgegengesetzter Ansatz, die Lutz-Diät, oftmals für chronische Darmerkrankungen propagiert, dürfte zumindest hierzulande nur einer kleinen Minderheit wirklich helfen.

Das Schlagwort der Übersäuerung ist heutzutage auch in medizinisch weniger vorbelasteten Kreisen in aller Munde. Unter anderem führt eine unvollständige „Verbrennung" der Nahrungsbestandteile hierzu. Es ist vergleichbar wie mit einem Ofen: Die Fäulnis im Darm führt zur Bildung von Toxinen, die über die Leber das gesamte Stoffwechselsystem und damit nach und nach jede einzelne Körperzelle belasten. Schwefelverbindungen, Kohlenwasserstoffe, Harnsäuren und andere Schadstoffe, die mit übermäßigem Tiereiweißkonsum zusammenhängen, blockieren die Zellatmung, Oxidations- und Reduktionsvorgänge können nicht mehr richtig ablaufen, die Zellstoffwechselzyklen brechen zusammen oder werden blockiert und Abfallprodukte reichern sich an – die Zelle „erstickt" nach und nach an ihren eigenen Stoffwechselprodukten. Die heute so zahlreichen Umweltgifte lassen den Zellstoffwechsel noch labiler werden. Insgesamt sollte für die heutige Zeit bei den allermeisten Zeitgenossen ein zurückhaltender Umgang mit Tierproteinen angemahnt werden – nicht zuletzt wegen der mangelnden Bewegung, die zusätzlich die Verbrennung reduziert –, doch das Gegenteil ist der Fall: Tierische Eiweiße werden in den meisten Haushalten (mehrmals) täglich konsumiert!

Erscheint der Umgang mit den tierischen Eiweißen oft maßlos, was bei Dauerbelastung zu den meisten chronisch-degenerativen Erkrankungen wie Rheumatismus, Gicht, Arterienverkalkung, Bandscheibenleiden, Verstopfung, Haarausfall, Osteoporose und Zahnkaries führt, so ist bei sämtlichen Allergien und Autoimmunerkrankungen ein Aspekt tierischer (Fremd-)Eiweiße noch entscheidender:

Durch das meist schon früh stattfindende Abstillen werden der junge Organismus sowie sein unreifes Immunsystem sehr bald mit den Fremdeiweißen **Gluten** und **Kuhmilch** konfrontiert. Beide, sowohl das Gluten als auch die Kuhmilch, sind sehr große und komplexe Eiweißmoleküle, bei denen das noch unfertige Immunsystem nicht zwischen „Freund" und „Feind" unterscheiden kann, um es einmal sehr unwissenschaftlich auszudrücken. Symbionten, die für ein optimales Milieu im Darm – vor allem im Dünndarm – sorgen, gewissermaßen „vorbereitende Funktion" für die Besiedelung des Darms mit „guten" Bakterien erfüllen, stellen sich optimalerweise über eine entsprechend lange Stillzeit ein, die durchaus ein Jahr oder noch länger betragen kann. Werden schon Wochen nach der Geburt Kuhmilch und/oder glutenhaltige Nahrungsmittel hinzugenommen, findet diese Milieustabilisierung nicht oder nur unzureichend statt. Das darmassoziierte Immunsystem ist gleichsam noch nicht „fertig" und wird mit den Fremdnahrungsmitteln vor der Zeit konfrontiert. Diese werden eigentlich als „Feind" eingeordnet und auch so behandelt, wodurch der Körper des Säuglings mit den verschiedensten Abwehrerscheinungen, vom Durchfall, von massiven Blähungen, bis hin sogar zur Neurodermitis, reagiert. Andererseits ist der Organismus gezwungen, diese Stoffe als „Freund" zu akzeptieren, will er überleben. Was bleibt, ist ein meist fauler Kompromiss, mit dem sich das unfertige Immunsystem auf die beiden Fremdstoffe einlässt. Die Abwehrreaktionen machen sich meist über Haut, über den Atemtrakt oder eben auch über den Verdauungstrakt bemerkbar, wobei sie beliebig – **siehe die Kapitel über Entgiftung und Darmsanierung** – zwischen all diesen Körperregionen hin- und herpendeln können, und so sind Neurodermitis und Allergien oft der Beginn für eine klassische Autoimmunkarriere, die noch allzu häufig mit immunsuppressiven Medikamenten unterdrückt – und damit in gefährlichere Formen umgewandelt wird, wie wir später noch erfahren werden.

Gluten und Kuhmilch:

Gluten, auch Klebereiweiß genannt, ist vorhanden in **Weizen, Gerste, Roggen, Hafer, Triticale, Emmer, Urkorn, Einkorn und Dinkel sowie in geringen Mengen auch in Wildreis.** Man nannte es Klebereiweiß, da man ohne gewisse Zusätze ursprünglich nur diese Arten Getreide verbacken konnte. Idealerweise sollte man den Säugling mindestens sechs Monate lang stillen, bevor man Fremdeiweiße mit in die Ernährung aufnimmt. Dies ist heute nur noch selten der Fall. Oftmals werden Kinder überhaupt nicht mehr gestillt, da Ärzte teilweise aufgrund der gesundheitlichen Belastung der Mutter davor warnen. Das ist zwar richtig, jedoch ist die sofortige Ernährung mittels Kuhmilch(produkten) keinesfalls die bessere Alternative. Abgesehen davon, dass der Mensch das einzige Lebewesen ist, das die Milch anderer Säugetiere trinkt und damit ein für das Immunsystem bedenkliches Fremdeiweiß zu sich nimmt (s.o.), wird die Milch beim in Deutschland beispielsweise vorgeschriebenen Vorgang der Pasteurisation physikalisch verändert, sodass die in der Milch vorhandenen Nährstoffe und Eiweiße noch schlechter verwertet werden können. Dazu kommt schon recht bald bei der großen Mehrheit der Kinder und Jugendlichen ein Lactasemangel, der fast immer bereits mit dem 2. bis 3. Lebensjahr beginnt. Die schwere Verdaulichkeit des Milcheiweißes (und deren gelegentliche Unverträglichkeit) steht außer Frage, doch da sich diese selten in schweren Verdauungssymptomen äußert, werden Beschwerden aller Art kaum mit Milch und deren Produkten in Zusammenhang gebracht. Erst wenn sich bei Lactasemangel relativ unmittelbar nach dem Genuss von Milch Verdauungsbeschwerden einstellen, wird der Zusammenhang klar. Dass beim Genuss von Kuhmilch(produkten) bei Kleinkindern – wenn auch extrem selten – anaphylaktische Reaktionen vom Soforttyp (Typ-I-Allergiker) auftreten, die bis zum Tode führen können, macht die Problematik noch klarer. Und denken Sie immer daran: Der Körper ist in der Lage, gesundheitliche Probleme von einem Organkomplex zu einem anderen zu „verfrachten" – wir werden später noch mehr darüber erfahren.

Gluten erscheint auf den ersten Blick unproblematischer, was aber daran liegt, dass die Verträglichkeit des Klebereiweißes abseits der Erkrankung Zöliakie (totale Glutenunverträglichkeit) außer Frage steht. Das Krankheitsbild einer **partiellen** Glutenunverträglichkeit, bei der die aufgenommene Menge des Klebereiweißes ausschlaggebend für evtl. auftretende Beschwerden ist, ist in der gängigen Medizin hingegen noch nicht akzeptiert. Vieles spricht aber dafür, dass allergische Symptome und Verdauungsbeschwerden beim Überschreiten eines gewissen Schwellenwertes – der individuell verschieden ist – auftreten können. Man bezeichnet dieses Phänomen als **glutensensitiven Gastroenteropathie (GSE),** wobei sich die Beschwerden keineswegs auf den Verdauungstrakt beschränken müssen, in letzter Zeit werden sogar Wirkungen einer streng glutenfreien Ernährung auf psychische Probleme wie Autismus oder Depression beschrieben! (Bolland et al.)

47

Die Zöliakie bzw. idiopathische Sprue wird in ihrer Verbreitung insgesamt auf etwa 0,5 % der Bevölkerung geschätzt. Dagegen ist der Anteil der Personen mit einer teilweisen Glutenunverträglichkeit bemerkenswert hoch, ohne dass die meisten von ihnen auch nur etwas davon ahnen: Er liegt etwa bei 40 %, was um so erstaunlicher ist, als dass Brot und Backwaren in der Ernährung immer noch die Hauptrolle spielen. Die Zöliakie wurde erst sehr spät beschrieben, nämlich Ende des letzten Jahrhunderts. In 1950 wurde Gliadin als der entscheidende toxische Faktor in der Darmschleimhaut erkannt, und erst in 1997 (!) entdeckte man das Autoantigen der Zöliakie. Die Forschung über diese Art Darmerkrankung steht mithin erst am Anfang, und häufig dauert es Jahrzehnte, bis nach vielen unklaren Symptomen bei den Betroffenen die Diagnose endlich feststeht.

Die Diagnose GSE geht erheblich weiter und umfasst alle Schattierungen der Glutenunverträglichkeit. Auch hier – wie bei der Zöliakie – besteht eine Wechselwirkung zwischen der dünndarmspezifischen Transglutaminase und dem Gliadin (das zusammen mit Glutenin das Gluten bildet). Verletzungen der Darmschleimhaut, das „Leaky-Gut-Syndrome" oder andere Faktoren (vgl. folgendes Kapitel) ziehen eine Freisetzung der Transglutaminase nach sich, wobei diese sich wiederum mit dem Gliadin zu Gliadin-Transglutaminase-Komplexen verbindet. Über eine Immunreaktion können diese zur Zottenatrophie (= Rückbildung) der Dünndarmschleimhaut führen. **Aber nicht nur der Verdauungstrakt kann der Botschafter für eine latente Glutenintoleranz sein. Genauso gut können diese Immunkomplexe auch an anderen Organen und Schleimhäuten zu allergischen Reaktionen führen.** Viele Krankheitsbilder, die anscheinend nichts miteinander zu tun haben und teilweise sogar gegensätzlicher Natur sind, können ihre Ursache im Vorhandensein des oben genannten Immunkomplexes haben, was nicht nur für das Gluten gilt, sondern allgemein für alle Fremdeiweiße. In der Praxis hat sich eine milcheiweiß- und glutenfreie Diät bei etwa 60 % aller Morbus-Crohn- und Colitis-ulcerosa-Patienten bewährt, wenn die Erkrankung nicht von anderen Faktoren „überlagert" ist wie z.B. von chronischen Darmdysbiosen, Mykosen, chronischen Vergiftungen oder Fermentblockaden oder aber von psychischen Problemen, welche die gesamte körperliche Thematik der chronischen Darmerkrankungen gelegentlich sogar in den Schatten stellen können. Über diese Zusammenhänge wird in den folgenden Kapiteln noch die Rede sein.

Mykobakterium paratuberculosis

Im Jahre 1913 beschrieb **Datziel** einen Zusammenhang bei einer chronischen granulomatösen Entzündung in den Verdauungsorganen von Kühen und von Menschen: das Vorhandensein des säurefesten Stabbakteriums **Mykobakterium paratuberculosis**. Die Ähnlichkeit der bei den befallenen Kühen beschriebenen Symptome (Abmagerung, Austrocknung, granulomatös entzündlich verändertes Darmgewebe) mit denen einer Darminfektion mit denselben Bakterien beim Menschen wurde erst sehr viel später verifiziert. In 1988 wurde bei einem 7-jährigen Jungen ein massiver Befall mit Mykobakterium paratuberculosis der Lymphknoten nachgewiesen, worauf sich – einige Jahre später – eine granulomatöse Darmentzündung im Übergangsbereich zwischen Dünn- und Dickdarm einstellte, mithin der Bereich, der bei mindestens 50 % der von Morbus Crohn Betroffenen ebenfalls erkrankt.

Dennoch wurden beim Morbus Crohn selbst nur sehr selten Fälle von Befall mit Mykobakterium paratuberculosis beobachtet. Allerdings war bei etlichen der untersuchten Patienten das Vorhandensein säurefester Strukturen, kokkoiden Strukturen, Sphäroblasten und Stäbchen, die auf einen vorangegangenen Befall von Mykobakterium paratuberculosis hinweisen könnten. Es muss davon ausgegangen werden, dass Milch – auch pasteurisierte – nicht ganz frei von diesen Bakterien ist bzw. dass man auf konventionellem Wege keine absolute Sicherheit garantieren kann. Dieser Einfluss der Milch auf die Darmgesundheit scheint von fraglicher Bedeutung zu sein, doch ist es sicher ein Grund mehr, bei einer Darmdiät auf den Genuss von Milchprodukten zu verzichten.

Fleisch und chronisch-entzündliche Darmerkrankungen:

Diverse amerikanische Studien führen die Inzidenz für Crohn und Colitis teilweise auf erhöhten Fleischkonsum zurück, verbunden mit einer extrem ballaststoffarmen Ernährung. Was für die Fremdeiweiße Gluten und Milcheiweiß gilt, gilt – vielleicht in einem etwas geringerem Maße – auch für Fleisch. Auch Fleisch spaltet natürlich Milchsäure ab und daneben auch Harnsäure, Schwefelsäure (insbesondere Schweinefleisch), Salpetersäure (Gepökeltes) und andere. Das „Leitmotiv" dafür, Fleisch im Allgemeinen eher an untergeordneter Stelle in der Ernährung zu sehen, verschiebt sich nun von der direkt immunbezogenen – wie bei Gluten und Milcheiweiß – auf eine Ebene der Belastung des Verdauungstraktes.

Die meisten Gesundheitslehrer befürworten eine vegetarische Ernährung, und selbst die Wissenschaft stimmt mittlerweile überein, dass Fleisch und Fisch bei der Ernährung eher die Rolle einer Beilage übernehmen sollten. Und so dürfte eine solche Ernährung, die arm an tierischen Eiweißen ist, bei der großen Mehrheit der Bevölkerung zu einer langfristigen Verbesserung der Gesundheit führen. Bei Morbus Crohn und Colitis ulcerosa schränken zwei andere Diätansätze, die **Lutz-Diät** und die **spezielle Kohlenhydratdiät**, die Eiweißzufuhr nicht ein und reduzieren dafür Kohlenhydrate (Lutz) beziehungsweise Gruppen von Kohlenhydraten (spezielle Kohlenhydratdiät). Diese Spezialfälle sowie die Möglichkeit, die für Sie speziell geeigneten Diätansätze herauszufinden, werden weiter unten besprochen.

Der übermäßige Genuss von Fleisch führt bei den meisten von uns mit den Jahren zu einer erheblichen Säurebelastung des Organismus, die vor allem dann relevant wird, wenn der Rheumafaktor (HLA-B27) im Blut nachweisbar ist, was unter der Bevölkerung mit chronisch-entzündlichen Darmerkrankungen weit häufiger der Fall ist als innerhalb der Normalbevölkerung. Folgeerkrankungen der CEDs wie Morbus Bechterew, primär-chronische Polyarthritis, aber auch Fibromyalgie werden sich unter einer chronischen Azidose, einer permanenten Übersäuerung des Körpers, sehr viel wahrscheinlicher einstellen als bei einem ausgeglichenen Säure-Base-Haushalt. Der Vorteil von an Eiweiß reichen Diäten zur schnellen Energiegewinnung (etwa nach einem Gewichtsverlust durch einen akuten Krankheitsschub) oder zum schnellen Aufbau von Muskelmasse hat sich in der Praxis kaum bewährt, da der überlastete Darm unter einer solchen Diät meist weniger der aufgenommenen Nährstoffe tatsächlich verwertet. Im Gegensatz hierzu bei stabiler Ausgangslage von einem nur sehr geringen Gewichtsverlust bei Übergang auf eine überwiegend vegetarische Ernährung. Muskelmasse wurde fast überhaupt nicht abgebaut, hingegen verstärkt Fett, was sicherlich auf den Anteil der so genannten „versteckten" Fette zurückzuführen ist, der mit einer vegetarischen Ernährung ausfällt.

Beim Fett ist zu sagen, dass sich tierische Fette zusammen mit künstlich gesättigten Pflanzenfetten (durch starke Erhitzung oder bei Margarine) langfristig als entzündungsfördernd herausstellten, da der Anteil zwischen Omega-3- und Omega-6-Fettsäuren hier zugunsten der Letzteren verschoben war. Also sollte man den Fleischverzehr aus drei Gründen einschränken: **Eiweißfäulnis im Darm (man denke an Fistelbildungen!), langfristige Übersäuerung des Organismus, Überlastung mit den entzündungsfördernden Omega-6-Fettsäuren).** Fäulnisbildend wirkt insbesondere **Schweinefleisch.** Es setzt große Mengen an Schwefelwasserstoff frei und ist ein minderwertiges Eiweiß. Nach **Reckeweg,** dem Begründer der Homotoxikologie, ist es eines der stärksten Homotoxine (lat.: „Menschengifte"), und Abszesse und Fistelbildungen in der Afterregion kommen nach seiner Beobachtung fast ausschließlich bei Schweinefleischessern vor. **Schweinefleisch sollte man daher komplett aus der Ernährung streichen, was m.E. auch bei den so genannten „Eiweißtypen" gilt, die ansonsten nicht den Einschränkungen bei der Aufnahme tierischen Proteins unterliegen.** Langjährige Erfahrungen meinerseits lassen Rückschlüsse hierauf zu. Dabei ist insbesondere darauf zu achten, dass Schweinefleisch in den meisten Wurstwaren weiterverarbeitet ist. Man sollte den Fleisch- und Fischkonsum als Nicht-Eiweißtyp auf höchstens zwei- bis dreimal wöchentlich einschränken und auf Geflügel (aus artgerechter Haltung), Lamm und auch Fisch zurückgreifen (Vorsicht bei Seefisch – Quecksilberbelastungen!). In der **Stufe 3** der Darmdiät ist allerdings alles tierische Eiweiß aus der Ernährung zu verbannen. Näheres hierzu folgt etwas weiter unten.

Fette

Fette werden in der Therapie der chronisch-entzündlichen Darmerkrankungen mitunter gezielt eingesetzt: Fischöl, MCTs (**M**iddle-**C**hain-**T**riglycerides = mittelkettige Fettsäuren), häufig auch in Kapselform. Sie gelten als begleitende Schutz- und Nährstoffe für die Darmschleimhaut, da sie die Durchlässigkeit der Darmschleimhaut reduzieren.

In der täglichen Ernährung spielt vor allem das Verhältnis zwischen Omega-3- und Omega-6-Fettsäuren eine große Rolle. Den Omega-3-Fettsäuren, überwiegend enthalten in einfach ungesättigten pflanzlichen Fetten, ist der Vorzug zu geben. Bei den Pflanzenölen hat sich besonders das Olivenöl als gut verträglich erwiesen. Hier sollte man ein besonderes Augenmerk auf die in den mediterranen Ländern übliche Verwendung der Fette und Öle legen. So werden häufig z.B. Olivenöle nicht zum Kochen und Braten selbst verwendet, sondern nach dem Erhitzen den fertigen Speisen in verschiedenster Form hinzugefügt, was ihren hohen gesundheitsfördernden Wert (und zum großen Teil die bemerkenswerte Gesundheit der Bevölkerung der Mittelmeeranrainerstaaten) sicherstellt.

Zucker und Genussmittel

Ein weiteres großes Reizthema im wahrsten Sinne des Wortes – reizend insbesondere für den Darm – sind die diversen Zucker. Insbesondere der weiße, handelsübliche Haushaltszucker, wie er auch in vielen Süßwaren vorkommt, wird als Promoter (Förderer) für chronisch-entzündliche Darmerkrankungen verantwortlich gemacht.

Neben dieser mit der Zeit einfach gewonnenen, ganz empirischen Kenntnis gibt es etliche gute Gründe, den Zuckerverzehr drastisch zu reduzieren bzw. bei entsprechenden Beschwerden ganz einzustellen:

– Zucker, insbesondere Glucose und Dextrose, wird sehr schnell verstoffwechselt und sorgt für schnelle Energiegewinnung über einen drastisch ansteigenden Blutzuckerspiegel. Dieser sinkt allerdings genauso schnell wieder ab und sorgt so für einen schnellen Energiemangel, der sich als Leistungsminderung, Müdigkeit, Schlappheit und Konzentrationsschwäche bemerkbar macht.

– Für Candida und andere Pilze, die im Darm vorkommen, ist der einfache Haushaltszucker ebenso ein optimaler Energielieferant, wodurch es mittelfristig zu neuen Verschiebungen im Gleichgewicht zwischen dem Pilz und der physiologischen („gesunden") Darmflora kommen kann. Eine Schwächung und Schädigung der Darmschleimhaut mit allen Folgen (wie z.B. „Leaky-Gut-Syndrome", vgl. folgendes Kapitel) resultiert daraus – der nächste Schub ist vorprogrammiert.

- Zucker baut Thiamin(Vitamin-B1)-Vorräte im Körper ab ebenso wie Kalzium. Durch Ersteres wird auf lange Sicht das Nervensystem in Mitleidenschaft gezogen, bei Letzterem Knochen und Zähne (Zahnkaries!).
- Der Mensch bräuchte theoretisch überhaupt keinen Zucker, kann er doch komplexe Kohlenhydrate (wie aus Vollwertprodukten) spalten und so zu Zuckern verstoffwechseln. Das hat zudem noch den Vorteil, dass der Blutzuckerspiegel ausgeglichen bleibt und daher die „Leistungslöcher" einige Zeit nach Zuckergenuss ausbleiben.

Fruchtzucker (Fructose) wird langsamer verstoffwechselt als Traubenzucker (Glucose), der sehr schnell ins Blut gelangt (glykämischer Index!). Der Blutzuckerspiegel steigt und fällt wesentlich sanfter, weswegen Fruchtzucker auch zur Süße bei Diabetikerprodukten genutzt wird. Geringer ist auch deren Verwertbarkeit für Darmpilze (Candida), wenn sie auch nicht völlig nutzlos für diesen sind. Daher sollte in der Diät bei chronisch-entzündlichen Darmerkrankungen der Haushaltszucker (eine verkettete Mischung aus Fructose und Glucose) aus dem Speiseplan verbannt werden und durch geringe Mengen an reiner Fructose oder aber auch Rohrohrzucker ersetzt werden, sofern, was allerdings auch extrem selten der Fall ist, keine Fructoseunverträglichkeit vorliegt, auf den dann verzichtet werden muss. Das schließt in diesem Falle leider auch natürlichen Fruchtzucker in süßen Früchten und Gemüse mit ein. Die Darmdiät Stufe 2 verbannt alle Arten von Zucker, auch aus süßen Früchten, aus der Ernährung, ebenso wie sie die Ballaststoffe reduziert. Sie ist bei chronischen, schwereren Verlaufsformen, die allerdings noch nicht stationär in einem Krankenhaus behandelt werden müssen, angezeigt.

Alkohol und **Rauchen** sollten für einen gesundheitsbewussten Menschen eigentlich kein Thema sein, daher sollen an dieser Stelle nicht allzu viele Worte über die beiden am meisten verbreiteten Genussgifte verloren werden. Die Behauptung, wonach das Rauchen angeblich die Inzidenz von Colitis ulcerosa zu senken vermag, ist nicht nachvollziehbar, es sei denn, man bezieht psychovegetative Überlegungen in diese Zusammenhänge ein. Rauchen scheint hier durch den Suchtreiz einen Sympatikotonus zu dämpfen und damit eine gesteigerte Nervosität, die sich negativ auf die Darmgesundheit auswirkt, zu verhindern. Diese Hypothesen erscheinen allerdings ausgesprochen gewagt, obwohl im Einzelfall sicher nicht auszuschließen ist, dass die Aufgabe des Rauchens u.U. einen Schub auslösen kann. **Auf keinen Fall sollte diese sowieso äußerst zweifelhafte Theorie keine Motivation sein, zur Erhaltung der Darmgesundheit mit dem Rauchen zu beginnen!**

Zusammenfassung: Die Basis-Darmdiät ist bei allen leichteren bis mittleren Verlaufsformen der chronisch-entzündlichen Darmerkrankungen induziert, bei denen der Krankheits-Aktivitäts-Index nach Best nicht über 150 hinausgeht. Das bedeutet, die Diät ist für alle komplikationsfreien Verlaufsformen (ohne die Crohn- und Colitis-üblichen Begleiterscheinungen wie Fisteln, Abszesse, PSC, Gelenkentzündungen, Iritis etc.), bei leichten Durchfällen, Müdigkeit, Abgeschlagenheit und Untergewicht optimal. Erfahrungsgemäß lässt sich sagen, dass alleine mit Befolgen der Darmdiät etwa bei 60 % der Betroffenen die objektive und subjektive Symptomatik nach etwa sechs bis acht Wochen bessert, in seltenen Fällen auch schneller. Diese Stufe der Darmdiät ist angezeigt bei leichten Beschwerden und Beschwerdefreiheit bis hin zu einem Jahr. Sollte nach einem Jahr – unter Medikamentenfreiheit – weiterhin Wohlbefinden herrschen, kann man auf die gelockerte Form der Darmdiät (s.u.) übergehen.

Die Darmdiät Stufe 2

Die Basis-Darmdiät lässt Ballaststoffe in einem normalen physiologischen Maß zu, d.h., eine konsequente Ernährung nach der Basis-Diät ist immer noch recht ballaststoffreich. Ab mittleren Verlaufsformen, mit stärkeren Entzündungserscheinungen der Darmschleimhaut und -wand, können Ballaststoffe allerdings durch die mechanische Reizung der Darmwand sowie durch die unverdaulichen Nahrungsbestandteile, die in die tieferen Schichten des Darmes gelangen, schädlich sein. In der Darmdiät Stufe 2 werden daher Ballaststoffe stark reduziert. **Gleichzeitig** berücksichtigt die Darmdiät Stufe 2 eine Fructosesowie allgemein Zuckerunverträglichkeit, weswegen diese **vollständig** aus der Ernährung verbannt sind. Die Stufe 2 wendet sich an therapieresistente

Verlaufsformen von milden bis mittelstarken Schüben, die auf die Basis-Diät nicht ansprechen oder aber alleine medikamentös nicht in den Griff bekommen werden. Die Stufe-2-Diät ist eine sehr strikte Diät, die nicht über einen längeren Zeitraum eingehalten werden kann und auch nicht sollte. Zusätzlich zur Basis-Diät verbannt sie folgende Lebensmittel aus der Ernährung:

- Fructose, süße Früchte, süße Lebensmittel, Honig etc. allgemein
- Vollkorn und deren Produkte, auch glutenfreie (in der Praxis: geschälter Reis oder parboiled statt Naturreis etc.)
- Sämtliche Kohl- und Lauchprodukte, alle blähenden Nahrungsmittel (persönliche Unverträglichkeiten beachten!)
- Nüsse aller Art
- Nachtschattengewächse, außer Kartoffeln

Diese Diät reduziert die zur Wahl stehenden Nahrungsmittel erheblich, man kann quasi nur noch zwischen Kartoffeln (nur Pellkartoffeln!), weißem Reis und wenigen, meist gedünsteten Gemüsesorten wählen. Sie ist die Diät, die bei mittleren und stärkeren Beschwerden einen stationären Krankenhausaufenthalt bzw. Komplikationen verhindern soll. Ich selbst habe diese Diät zu Beginn meiner Genesung längere Zeit angewandt und weiß aus eigener Erfahrung, dass auch diese Diät einige Tage, evtl. Wochen, benötigt, um zu „greifen". Gelegentlich, wenn die meisten anderen Faktoren auch stimmen, kann sie – in Kombination mit Diät-Stufe 3 – offene, kutane Fisteln schließen und so eine Operation verhindern. Es muss allerdings betont werden, dass auch das nur sehr selten der Fall ist. Doch wenn eine Möglichkeit besteht, die Operation zu umgehen (ich habe in der Praxis bereits Fälle von Fisteln nur über diätetische Maßnahmen geheilt!), sollte man dies auch versuchen. Insgesamt ist diese Diät ausgesprochen einseitig, natürlich geschmacklich nicht befriedigend und auf die Dauer auch unzureichend in der Nährstoffversorgung (Vitamine). Fleisch ist in geringen Mengen erlaubt (von Geflügel).

Es ist nicht notwendig und nicht erstrebenswert, eine solche Diät über einen längeren Zeitraum einzuhalten. Sollte sich nach spätestens vier Wochen unter einer solchen Diät (und naturheilkundlicher Zusatzmaßnahmen)

immer noch keine subjektive und objektive Besserung der Symptomatik einstellen, ist medikamentöse Intervention Pflicht!

Die Darmdiät Stufe 3

Die Darmdiät Stufe 3 ist im Gegensatz zur Stufe 2 eine Diät, die über einen längeren Zeitraum hinweg beibehalten werden kann und darf. Es handelt sich um nichts weiter als die Eliminierung sämtlicher tierischer Eiweiße aus der Ernährung, zusätzlich zur Basis-Diät.

Das bedeutet, dass zusätzlich zu den Auflagen der Basis-Darmdiät jede Form von Fleisch, Fisch, Eiern, Milch und deren Produkten tabu ist. Die Stufe 3 ist angezeigt, wenn es zu Manifestationen der Erkrankung außerhalb des Darmes kommt: entzündlich-rheumatische Erscheinungen, Gelenkschmerzen, Bechterewsche Erkrankung, PSC, Iritis. Wenn die Erscheinungen des Darmes selbst nicht übermäßig dramatisch sind und keine Fisteln vorliegen, aber die Krankheitserscheinungen außerhalb des Darms, wie oben genannt, auftreten, kann man diese Diät probieren. Sie kann – und muss häufig – über einen längeren Zeitraum eingehalten werden, was auch aus Sicht eventuellen B-Vitamin-Mangels (insbesondere B12) keine großen Probleme darstellt, denn gerade B12 kann sehr lange im Körper gespeichert werden. Untersuchungen haben gezeigt, dass Vitamin-B12-Vorräte erst nach einigen Jahren erschöpft sind.

Bei leichten Komplikationen (z.B. offene Fisteln) ist eine Kombination mit Diät-Stufe 2 erforderlich, diese Kombination kann als „Schonkost" im Sinne eines komplizierten chronischen Verlaufs angesehen werden. Wird hierdurch immer noch keine subjektive oder objektive Verbesserung erzielt, sollte man auf Formula-Diäten oder, besser noch, Nahrungskarenz (Fasten oder Ernährung durch Nährlösungs-Infusionen) übergehen.

Individuelle Unverträglichkeiten

Individuelle Unverträglichkeiten sind in der Diät gesondert zu berücksichtigen. Jeder Betroffene hat mit Sicherheit „seine" eigenen Erfahrungen sammeln können und wird diese in seiner Ernährung berücksichtigen. Erfahrungsgemäß stellen sich Unverträglichkeiten bei bestimmten Obstsorten, Mais, Nüssen, Pilzen und Kohlgewächsen ein. Jeder kennt sich selbst am besten, daher ist es einem einzelnen Autor nicht möglich, die gesamte Liste der potentiellen Unverträglichkeiten aufzuzeigen. Es ist daher dem Einzelnen überlassen, das Richtige zu tun. Haben Sie zusätzlich zu den aufgeführten Diäten noch Unverträglichkeiten, berücksichtigen Sie diese. Trinken Sie nur Wasser, möglichst mineralstoffarm, ohne Kohlensäure und unbelastet. Schränken Sie den Verzehr an tierischem Eiweiß ein und essen Sie die Obst- und Gemüsesorten, die Sie vertragen, so zubereitet, **dass** Sie sie vertragen. Viele Menschen müssen, bedingt durch ihren Stoffwechsel, abends (nach 17 Uhr) Rohkost vermeiden, da sie diese nicht vertragen. Natürlich gibt es bei den chronischen Darmerkrankungen auch Fälle, die Rohkost **generell** nicht vertragen, doch dies ist in den meisten Fällen eher einem ungenügenden Kauen anzulasten als dem Lebensmittel an sich. Andererseits gibt es auch genügend dokumentierte Fälle, die mit Rohkost **geheilt** oder aber der Heilung zumindest ein gutes Stück näher gekommen sind. Mehr hierzu unten.

Innerhalb der Bandbreite meiner hier vorgestellten Diät oder der anderen Diäten (Lutz- und spezielle Kohlenhydratdiät) ist ein gewisses Maß an Experimentieren nicht nur tolerabel, sondern auch notwendig, um die Ernährung an Ihren individuellen Stoffwechseltyp anzupassen. Die Grundrichtlinien der Diät werden beibehalten, andere Nahrungsmittel aber ergänzt oder weggelassen. Überprüfen Sie sich anhand Abb. 5 und Sie wissen, wohin Sie sich zu bewegen haben. **Es ist immer wichtig, sich klarzumachen, dass man nicht eine einzige Lösung auf jeden anwenden kann, sondern dass die hier vorgestellten Aspekte einer Darmdiät sicherlich auf den Großteil, aber nicht auf alle Erkrankten zutreffen.**

Die gelockerte Darmdiät:

Sind Sie ein Jahr oder länger ohne Medikamente beschwerdefrei, können Sie die Darmdiät etwas lockern. Gelegentlich Milchprodukte, glutenhaltige Getreidemehle (v.a. Roggen und Dinkel, Weizen sollte immer noch weitestgehend vermieden werden), Fruchtzuckerzubereitungen (z.B. Konfitüren) können nun wieder in die Ernährung mit einbezogen werden. Zurückhaltung ist nach wie vor angebracht beim tierischen Eiweiß, Fleisch, Fisch und Eier, die man höchstens zwei- bis dreimal in der Woche genießen sollte. Optimal wäre es, einmal oder noch seltener in der Woche tierisches Eiweiß zu verzehren. Des Autors jahrelange Erfahrung hat bewiesen, dass die Eiweißversorgung auch dann noch absolut ausreichend ist und man sogar bei einer solchen tierisch-eiweißarmen bis -freien Diät noch ausgesprochen kräftig und stark sein kann. Auch der weiße Zucker, konzentrierte Süßspeisen – Pralinen, Schokolade, Bonbons – sowie Auszugsmehle sollten weiterhin vermieden werden. Es können auch Schorlen sowie kleine Mengen Wein getrunken werden. Härtere Spirituosen wie Schnäpse und Liköre, Bier, Kaffee und Limonaden- und Cola-Getränke sind nach wie vor ungeeignet. Die Ernährung nähert sich normaler Vollwertkost an. Wichtig ist, dass die kleinen „Ausrutscher" der Ernährung auf wenige Gelegenheiten beschränkt bleiben, sodass man insgesamt noch von einer sehr gesunden Ernährung sprechen kann, es handelt sich hierbei um die Basis-Darmdiät mit kleinen Fehltritten, die wirklich auf Feste, Veranstaltungen, Treffen etc. beschränkt bleiben sollten.

Wann ist die Ulmicher-Crohn-Colitis-Diät für Sie geeignet?

Meiner Erfahrung nach hilft die hier vorgestellte Diät mit ihren Modifikationen (Stufen 2 und 3) etwa 70 % aller von einer chronisch-entzündlichen Darmerkrankung betroffenen Personen, natürlich immer vorausgesetzt den Fall, der Querschnitt der von mir bereits betreuten Personen ist repräsentativ. Da ich allerdings Einsicht in alle Altersgruppen, beide Geschlechter und verschiedenen Typen gewonnen habe, gehe ich davon aus, dass die große Mehrheit der Bevölkerung, zumindest in mittel- und westeuropäischen Ländern, von diesen Erkenntnissen profitieren kann. Sie ist einerseits an der Krankheit an sich und der mit ihr assoziierten Vorgängen orientiert (immunologisches Geschehen), andererseits aber auch am Stoffwechsel der meisten Zeitgenossen, die sie bekommen: So lässt die schlechte Verdauung häufig bereits auf einen dominanten Einfluss des sympathischen Zweigs des autonomen Nervensystems schließen, dies betrifft die unter uns, welche unter Stresssituationen mit verschlechterter Verdauung reagieren, die, denen es nachts und am Folgetag eher schlechter geht, wenn sie abends eine reichhaltige Mahlzeit zu sich nehmen, diejenigen, die als Snacks eher süße und leichte Lebensmittel bevorzugen, und die, die nach dem Genuss von Süßwaren nicht so schnell in die Hypoglykämie hineinrutschen. Eine ausführliche Bestimmung Ihres Typs bekommen Sie mit einer Checkliste gegen Ende dieses Kapitels. Wenn Sie sich diesem Typ zugehörig fühlen, sollten Sie besonders darauf achten, Ihre Ernährung überwiegend vegetarisch zu halten, neben allen anderen Prämissen.

Andere Diätformen:

Einen völlig anderen Ansatz verfolgen die den meisten Patienten mit einer chronisch-entzündlichen Darmerkrankung bereits bekannten Diäten „Spezielle Kohlenhydratdiät" nach Elaine Gottschall und die Diät des österreichischen Arztes und Ernährungsforschers Lutz. Obwohl beide Ernährungsformen bezüglich der biochemischen und biomechanischen Vorgänge im Organismus m.E. nicht hundertprozentig ins Schwarze treffen, können sie doch beide im Falle der Therapie der chronisch-entzündlichen Darmerkrankungen gute Erfolge verzeichnen. Dies allerdings nicht deshalb, weil es sich um die „richtigen" Diäten für diese beiden Erkrankungen handelt, sondern weil sie – nicht unbedingt bewusst – die Charakteristika des individuellen Stoffwechsels berücksichtigen. Wenn Ihnen meine Diät nicht hilft oder Sie sich u.U. durch meine Diät schwach, schlapp und müde und evtl. gesundheitlich noch schlechter fühlen (selten!), dann wird Ihnen eine dieser beiden Diäten mit hoher Wahrscheinlichkeit sehr gut tun, wobei ich persönlich aufgrund der Auswahlmöglichkeiten von Lebensmitteln mit einem niedrigen glykämischen Index die Lutz-Diät vorziehen würde.

Die Spezielle Kohlenhydratdiät (SCD = Specific Carbohydrate Diet): Worum geht es?

Diese Diätform wurde ursprünglich von dem New Yorker Arzt Dr. Sidney Valentine Haas zur Behandlung von Kindern entwickelt, die an Zöliakie leiden. Einige Jahre, nachdem eben dieser Arzt und sein Sohn eine klinische Studie über die Wirkung dieser Diät betrieben hatten, erschien Elaine Gottschall mit ihrer Tochter Judy, die an Colitis ulcerosa litt, in seiner Praxis. Die spezielle Kohlenhydratdiät befreite Judy nach einigen Jahren der Anwendung vollständig von der Erkrankung, und sie blieb bis heute symptomfrei.

Ihre spezifische Wirkungsweise bei chronisch-entzündlichen Darmerkrankungen wird dadurch erklärt, dass bestimmte Bakterien und Hefen bei Morbus Crohn und Colitis ulcerosa eine pathologische Immunantwort auslösen, eine Basis für das Autoaggressionsgeschehen, ähnlich wie ich dies vorher schon anhand des **Glutens** erklärt habe. Dabei geht man davon aus, dass komplexe Kohlenhydrate, also Di- und Polysaccharide, diesen spezifischen Keimen als Nahrung dienen. Lässt man diese Nahrungsbestandteile aus der allgemeinen Ernährung weg, wird den Keimen die Lebensgrundlage entzogen. Die Monosaccharide, im wesentlichen Fruktose, Galaktose und die natürliche Glukose, müssen keinem Aufspaltungsprozess unterzogen werden, um durch die Dünndarmschleimhaut resorbiert zu werden, und können daher nicht in die tieferen Abschnitte des Dünndarmes bzw. in den Dickdarm gelangen. Bei den komplexen Kohlenhydraten hingegen ist der Spaltungsprozess aufgrund der Darmerkrankung aus verschiedenen Ursachen gestört (Fermentmangel u.ä.), so dass diese unverdaut bis in den Dickdarm gelangen können. Sie können den verschiedenen, in diesem Falle pathologischen Keimen als Nahrung dienen. Bei der Verstoffwechselung der komplexen Kohlenhydrate entstehen gärungsbedingt Säuren und Gase, die zusätzlich zu der mechanischen Reizung durch die unverdauten Nahrungsbestandteile die Darmschleimhaut chemisch reizen. Die Verdauungsleistung des Darms wird hierdurch noch weiter herabgesetzt, zum Schutze der Mukosa muss der Organismus zudem verstärkt Schleimzellen bilden, die wiederum die Verdauungsleistung herabsetzen, wodurch immer mehr der unverdauten Kohlenhydrate in den Dickdarm gelangen und dort durch die Bakterien und Hefepilze verstoffwechselt werden können.

Durch die Eliminierung der Di- und Polysaccharide wird dieser Teufelskreislauf unterbunden, die Verdauung optimiert und die übersteigerte Schleimproduktion durch die Becherzellen auf ein physiologisches Maß gedrosselt – eine auf den ersten Blick sinnige Überlegung. Die spezielle Kohlenhydratdiät weist in der Tat deutliche Erfolge bei chronisch-entzündlichen Darmerkrankungen, Zöliakie, auch Erkrankungen außerhalb des Verdauungstraktes auf.

An Kohlenhydraten sind erlaubt: **Obst, Gemüse, Früchte, Salate, Samen, Nüsse.** Nicht erlaubt sind hingegen **Zucker, Reis, alle Brotgetreide, Kartoffeln.** Außerdem sind **Farb- und Konservierungsstoffe aus der Ernährung zu verbannen.** Fleisch, Eier, Fisch, alle Fette, verschiedene Käsesorten sind **uneingeschränkt erlaubt.** Nüsse sind aufgrund der mechanischen Reizung der Darmschleimhaut nicht unbedenklich.

Die Theorie der Autoimmunreaktion auf gewisse Keime ist im Großen und Ganzen nachvollziehbar, wenn man dieses Geschehen nicht isoliert betrachtet. Daher ist die spezielle Kohlenhydratdiät eine bedenkenswerte Alternative, falls mit der hier vorgestellten Diätform kein Erfolg zu erzielen ist. Was meines Erachtens allerdings zu Problemen führen kann, sind die dem Ernährungsbedarf dienenden Nahrungsmittel mit einem hohen glykämischen Index, die neben und bei Eiweißen und Fetten (die wiederum sehr langsam verstoffwechselt werden) konsumiert werden dürfen, womit wir zwei Extreme in der täglichen Ernährung miteinander kombinieren. Eine solche Diät kann u.U. zu Heißhungerattacken, Hypoglykämie und auch zu stärkeren Gewichtsschwankungen führen sowie zu Müdigkeit und Lethargie auf der einen Seite und Nervosität und Übererregbarkeit auf der anderen Seite, insbesondere dann, wenn Sie von Ihrem Stoffwechseltyp her die langsam verstoffwechselbaren Kohlenhydrate mit einem niedrigen glykämischen Index benötigen, was sehr oft beim Eiweißtyp der Fall ist. Wenn Sie der Meinung sind, die spezielle Kohlenhydratdiät wäre für Sie geeigneter als die von mir vorgeschlagene Diät, dann rate ich Ihnen, sich an die unten vorgegebene Auswahl von Früchten und Gemüsen mit niedrigem glykämischen Index zu halten.

Die Lutz-Diät:

Die Lutz-Diät wurde im Gegensatz zur speziellen Kohlehydratdiät nicht zu Therapiezwecken, sondern zur Gewichtsabnahme entwickelt. Lutz vertritt die Ansicht, dass der Mensch sich in alten Zeiten grundsätzlich überwiegend tierisch verköstigt hat. Er fütterte Raubtiere mit Mehlspeisen und stellte eine Gewichtszunahme fest wie auch Stoffwechselstörungen. Daraus zog er den Schluss, dass Getreideprodukte dick und krank machen. Wie in der SCDiet sind bei Lutz auch ballaststoffreiche Kohlenhydrate wie Nüsse, Obst, Gemüse erlaubt, jedoch nur bis zu 6 BE (= Broteinheiten) am Tag. Getreideprodukte sollten ganz aus der Ernährung gestrichen werden, ebenso Zucker. In unbegrenzter Menge erlaubt sind hingegen Fleisch, Fisch, Milchprodukte und Eier.

In der Therapie mit chronisch-entzündlichen Darmerkrankungen werden Erfolge wie Misserfolge mit der Lutz-Diät wiedergegeben. Das ist nicht verwunderlich, da Lutz nicht auf die individuellen Bedürfnisse des Stoffwechsels des Einzelnen eingeht. Der Mensch ist biologisch gesehen das einzige „Tier", das den gesamten Planeten von den Tropen bis zur Polarregion besiedelt hat, und die Fähigkeit hierzu verdankt er der enormen Anpassungsbereitschaft seines Organismus an verschiedene Kostformen. So kann der Einzelne durchaus stoffwechselspezifische Gegebenheiten aufweisen, bei denen eine solche Diät – auch langfristig – zu einer Beibehaltung der Gesundheit dienlich ist, doch ist dies meines Erachtens insbesondere hier in Mitteleuropa nur selten der Fall. M.E. können 20 bis 30 % aller von Morbus Crohn oder Colitis ulcerosa Betroffenen mit der speziellen Kohlenhydratdiät Erfolge erzielen. Sie werden wahrscheinlich feststellen, wenn Sie die unten angeführte Checkliste durchgehen, dass sich unter Personen mit einer chronisch-entzündlichen Darmerkrankung nur selten solche finden, die nachts mit Hungergefühlen aufwachen und sich nach einer reichhaltigen, üppigen Abendmahlzeit in der Nacht und am nächsten Tag gut fühlen.

Wie gesagt, den meisten Menschen in den gemäßigten Breiten der westlichen Hemisphäre tut eine Ernährung, die arm an tierischen Proteinen ist, gut, besser als eine fleischreiche Ernährung. Da es jedoch Ausnahmen gibt und auch diese im Falle einer Erkrankung gewissen Diätrichtlinien folgen sollten, um ihre Gesundheit nachhaltig zu verbessern, dürfen die Lutz-Diät und die spezielle Kohlenhydratdiät keinesfalls fehlen. Betrachten Sie sich in aller Ruhe die Checkliste am Ende des Kapitels und entscheiden Sie dann für sich, welchem diätetischen Ansatz Sie folgen wollen. Finden Sie heraus, dass Sie in beiden Spalten etwa gleich viele Übereinstimmungen mit Ihrer Stoffwechselsituation erzielen, dann probieren Sie beide Richtungen aus. Vier bis sechs Wochen mit einer der Diäten sollten reichen, um zu merken, mit welcher Richtung Sie sich besser fühlen.

Der glykämische Index:

In den letzten Jahren ein recht strapazierter Begriff im Hinblick auf Wohlbefinden, Fitness und Idealgewicht, kann auch die Beurteilung des glykämischen Indexes eine Hilfe dabei sein, die Gesundheit der Verdauungsorgane günstig zu beeinflussen. Warum ist dies der Fall? Nun, der glykämische Index bezeichnet die Rate, mit der ein bestimmtes Nahrungsmittel zu Zucker verstoffwechselt wird. So führen verschiedene Nahrungsmittel zu verschieden schnellem Anstieg des Blutzuckerspiegels, zur darauf folgenden notwendigen Insulinausschüttung seitens der Bauchspeicheldrüse und zur langsamen oder schnellen Verstoffwechselung. Andererseits hat der Stoffwechseltyp wiederum Einfluss darauf, was wie schnell in Zucker umgewandelt wird. Eines kann man aber in jedem Falle sagen: **Ein schneller Anstieg des Blutzuckerspiegels wirkt sich direkt und indirekt – d.h. in jeder Beziehung – auf die Homöostase des Stoffwechsels aus.** pH-Wert im Körper und im Darm verändern sich durch diese Gegebenheiten, sämtliche Bedingungen für die Mikroökologie des Darms werden bei schnellen Blutzuckerschwankungen instabil. Das ist auch der Hauptgrund dafür, dass Zucker- und Weißmehlprodukte bei einer Darm-Candidose aus der Ernährung verbannt werden. Daher rate ich all denjenigen, die sich an die Lutz- und die spezielle Kohlenhydratdiät halten wollen, als Kohlenhydratträger Lebensmittel mit einem niedrigen glykämischen Index vorzuziehen. Einen Überblick über Nahrungsmittel und deren glykämischen Index gibt folgende Tabelle:

Der glykämische Index:

GLYX*	NAHRUNGSMITTEL:
> 100	Malzzucker, Bier, Alkohol, Datteln
90 bis 100	Traubenzucker, Getränke mit Traubenzucker, Elektrolytgetränke (Isostar), **10-Minuten-Reis,** Puffreis
80 bis 90	Gummibärchen, Fruchtgummi, **weißer Reis (Rundkorn),** Brezel, Cornflakes, **Reiswaffeln,** Bratkartoffeln, **Folienkartoffeln,** Kartoffelbrei (aus der Packung)
70 bis 80	Pfefferminzbonbons, Marmelade, Konfitüre, Wassermelone, Roggenbrot (kein echter Sauerteig), weißes Weizenmehl, Weizenflocken, Weizenvollkornbrot, Weißbrot, **Hirse,** Pfannkuchen, Waffeln, Pommes frites, **Kürbis,** Maischips, **weiße Kohlrüben**
60 bis 70	Limonade, Schokoriegel, Maissirup, Rohrzucker, Rübenzucker, Tafelzucker, Honig, Speiseeis, **Honigmelone, Cantalup-Melone,** Ananas, Rosinen, **Bananen und Aprikosen,** Roggenknäcke, **Couscous,** Müsli, **Kartoffelbrei, neue Kartoffeln, gekocht**
50 bis 60	Schokolade, Mangos, Kiwis, Zuckermais, Nudeln aller Art, **Reis (Basmati, Natur und Langkorn),** Haferbrei, **Buchweizen,** Roggenbrot mit echtem Sauerteig (nicht industriell hergestellt), Mais, **Süßkartoffeln,** Yamswurzel, **Karotten, grüne Erbsen** und Kartoffelchips
40 bis 50	Milchzucker (Lactose), Snickers, Orangensaft, Trauben, Apfelsaft, Orangen, Weizenkleie, Haferflocken, **Parboiled-Reis,** Bulgur, Vollkornnudeln, Biskuit-Tortenboden, Nudeln aus Weißmehl, Erbsen getrocknet, Pintobohnen, Baked Beans aus der Dose.
30 bis 40	Fruchtjoghurt, Vollmilch, Joghurt und Milch fettarm, **Butter, Äpfel, Birnen,** Erdbeeren, unreife Banane, **Tomatensuppe, Kichererbsen,** Limabohnen, Linsen
< 30	Fruchtzucker, **Pfirsich,** Grapefruit, Pflaumen, Kirschen, Gerste, **Reiskleie,** Kidneybohnen, Nierenbohnen, Spargel, **Sojabohnen,** grüne **Blattgemüse,** Erdnüsse

*Abb. 4: Beispiele ausgewählter Nahrungsmittel, geordnet nach ihrem glykämischen Index (**fett:** bei chronisch-entzündlichen Darmerkrankungen ihrer Verträglichkeit nach erfahrungsgemäß empfehlenswert)*

Kontrovers diskutiert – Heilung durch Rohkost?

Vereinzelt hört man unter Betroffenen von chronisch-entzündlichen Darmerkrankungen von einer Heilung durch verschiedene Rohkostformen. Allen gemeinsam ist die Tatsache, dass die Nahrung durch Hitze unbehandelt bleibt. Ansonsten gibt es verschiedene Kostformen, die meisten vegetarisch (Ausnahme: Instincto-Kost nach Burger, Rohkost nach Kenton), einige auf Getreidebasis, wiederum andere glutenfrei: Evers-Diät, Wandmaker („natural Hygiene"), Diamond, Walker, Bircher-Benner, Sonnenkost, Wildkräuter-Rohkost nach Konz oder Kulvinkas, um nur einige zu nennen. Die Rohkost-Diäten stellen einen radikalen Schritt in der Ernährung dar, auch „weg von der Zivilisation", hin zu einer natürlichen Ernährungsweise, wie sie unsere Vorfahren vor der Nutzbarmachung des Feuers gekannt haben. Man kann darüber munkeln, inwieweit die Heilerfolge durch die Radikalität der Umstellung selbst bedingt ist, denn der Schritt von der Ernährungsweise des „Normalbürgers" zu einer der vielen Rohkostformen ist sicherlich so riesig, dass die damit verbundene Erwartungshaltung alleine schon einen großen Schritt in Richtung Gesundheit bewirkt (psychosomatische Wirkkomponente der Ernährung). Doch unumstritten ist auch die „Feuerbehandlung der Nahrung" (frei nach Wandmaker, dem prominentesten deutschen Vertreter der Natural- Hygiene-Bewegung) untrennbar mit „Kultur" und „Zivilisation" der Menschheit verbunden, und wir sprechen nicht umsonst von **Zivilisationskrankheiten.**

Es ist daher nicht geboten, sich über solch eine extreme Abkehr von der Zivilisationskost lächerlich zu machen, was natürlich auch deren Protagonisten mit einschließt, auch wenn die ihr Gedankengut oftmals mehr emotional als wissenschaftlich diskutieren. Es ist daher nicht leicht, bei der Analyse von Rohkost sachlich und objektiv zu bleiben, wird sie doch von ihren Anhängern genauso leidenschaftlich verteidigt, wie sie von ihren Gegnern bekämpft wird. Doch was bewirkt eigentlich Rohkost im Körper? Um die Beeinflussung der Stoffwechselvorgänge im Körper besonders markant herauszuarbeiten (gegenüber der „Zivilisationskost"), bearbeite ich einmal bewusst die radikalsten Formen der Rohkost, die vegane glutenfreie Rohkost, die mit Sicherheit die größte Abkehr von den Ernährungsgewohnheiten des Durchschnittsbürgers darstellt (und von der daher auch aus verschiedenen Gründen der größte Heilreiz zu erhoffen ist).

Rohkost, Enzyme und die Verdauung

Destilliert man die Essenz der Rohkostliteratur heraus, so wird die Position der Rohköstler gegenüber Ernährungsgewohnheiten und Krankheit schnell klar: Kochen, das Erhitzen von Speisen allgemein, ist eine „Angewohnheit" des Menschen, die ihn von der Natur und der natürlichen Lebensweise entfernt hat und damit zu den verschiedensten Zivilisationskrankheiten geführt hat. Ihr Slogan **„Roh macht froh"** heißt eigentlich nicht mehr und nicht weniger als „Zurück zur Natur" – und damit auch weg von der Zivilisation und den Zivilisationskrankheiten. Und dies ist nur zu richtig: Vitalstoffe, Spurenelemente sind eben in der nicht gegarten Kost in ihrer reinen, unverfälschten Form vorhanden und werden mehr oder weniger stark denaturiert, wenn man sie erhitzt.

Die Befürworter des Gegarten halten allerdings ebenso stichhaltige Argumente dagegen: Viele verschiedene Vitamine, Enzyme etc. sind einfach besser vom Menschen verwertbar, wenn sie gegart sind. Auf Seiten der Kochköstler könnte man noch argumentieren, dass evolutionäre Anpassungen an veränderte Umweltbedingungen binnen Jahrhunderten oder Jahrtausenden geschehen, nicht binnen Jahrmillionen. Denn wenn Letzteres der Fall wäre, hätte es die Menschheit wohl kaum bis hierher geschafft. Resümmee: Die Kochkost macht dem Menschen das Leben – oder besser das Verdauen – leichter.

Um eines kommt man allerdings nicht umhin: Beide Aussagen sind Antworten auf eine Frage, die so nie gestellt wurde. Warum? Nun, zunächst einmal muss man heute, zu Zeiten der Zivilisation, von völlig anderen Voraussetzungen ausgehen wie zu Zeiten des rohköstelnden Urmenschen. Dieser hatte zunächst einmal alle Zeit der Welt und war nicht gezwungen, um sieben Uhr morgens, um 13 Uhr mittags und um 19 Uhr abends seine Mahlzeiten einzunehmen. Unsere Vorfahren aßen, wenn sie Hunger hatten. Zweitens ist das Anforderungsprofil des Zivilisationsmenschen heute ein ganz anderes: Er hat eben nicht die **Zeit** zum Essen wie zum Verdauen und muss daher aus einer relativ geringen „Masse" an Essen eine relativ hohe Kalorienzahl gewinnen, auch wenn diese gegenüber früheren Zeiten (aufgrund Bewegungsmangel) erniedrigt ist. Es ist also unter heutigen Umständen nicht so leicht mit dem „Zurück zur Natur".

Vor allen Dingen: Wenn wir auf eine schadstofffreie, unbelastete, enzymatisch intakte Ernährung zurückgreifen können, d.h., wenn dies im Bereich des Möglichen steht (und das tut es durchaus, auch heute noch!), und diese Ernährung einen jeden von uns optimal gesund halten würde, warum wird unsere Ernährung heute immer diversifizierter, das Angebot sowohl an (meist irgendwie verarbeiteten) Nahrungsmitteln immer undurchschaubarer, und das Gleiche mit Diäten? Warum also machen wir es uns so schwer?
Die Frage ist doch immer: **Was für ein Ziel verfolge ich mit meiner Ernährung?** In alten Zeiten ging es ausschließlich darum, satt zu werden und Energiereserven für den harten Alltag zu gewinnen, heute – und nicht erst seit ein paar Jahren – drängt sich der Genuss in den Vordergrund, und in allerjüngster Zeit haben wir es mit dem so genannten „functional food" zu tun, das drei Dinge unter einen Hut bringen soll: **Schnell soll es gehen, Genuss soll es bereiten, und gesund erhalten soll es auch.** Aber kommen wir auf den Punkt der Energielieferung zurück, die vornehmste Aufgabe der Nahrung.

Betrachten wir hier die Rohkost, insbesondere die vegan-glutenfreie, so bemerken wir hier sehr schnell, dass es daran doch ein wenig hapert. Wer bereits einmal versuchsweise rohköstlich gelebt hat bzw. sich umgestellt hat, wird mit an Sicherheit grenzender Wahrscheinlichkeit festgestellt haben, dass er nur allzu oft auch nach den Mahlzeiten hungrig geblieben ist. Energie ist zweifelsfrei vorhanden, die Frage ist, was der Körper damit anfangen kann. Auch hier lohnt es sich, mal einen Blick auf den Stoffwechseltyp und eventuell die Ernährung der eigenen Vorfahren zu werfen. Permanenten Hungergefühlen ausgesetzt zu sein bringt einen nicht unbedingt angenehm durch den Alltag (genauso wenig wie permanente Überfüllung des Magens).

Doch Hunger ist gleichzeitig auch ein Signal, dass der Körper von seinen Reserven zehrt. Und dieser Prozess des Zehrens geht nicht nur den eigenen Fettreserven an den Kragen, sondern mit ihnen auch Ablagerungen in den Zellen und dem Bindegewebe. Und darin liegt der große Vorteil der Rohkost: Der Zehrprozess kann – in gewissen Grenzen – biochemische Ungleichgewichte im Zellstoffwechsel, etwa durch den „Stau" gewisser Zwischenprodukte des Stoffwechsels, beheben und löst so einen Heilreiz der Extraklasse aus. Ähnlich wie beim Fasten wirken sich diese Zehrprozesse höchst wohltuend auf die Regeneration von Enzymblockaden im intrazellulären Stoffwechsel aus. Damit ist der wichtigste Heilmechanismus der Rohkost bereits beschrieben. Natürlich hält der Heilreiz des Zehrprozesses nicht ewig an. Weniger als 1 % aller Menschen dürften mit einer **reinen** Rohkosternährung auf die Dauer, d.h. über Jahre hinaus, klarkommen, da durch diese einseitigen Ernährungsweisen langfristig die Verhältnisse innerhalb etwa des Vegetativums, des Drüsensystems, des Verbrennungssystems, des Zellstoffwechsels, des Prostaglandinhaushaltes und so weiter in eine Richtung zu „kippen" drohen. Der, dessen Vegetativum im Reinen war, kann so z.B. in die parasympatikotone Phase abgleiten, die mehr Eiweiß verlangt, und so mittel- bis langfristig krank werden, wenn er seinem nunmehr erhöhten Eiweißbedarf nicht nachgibt.

Aussteiger aus der Rohkost warnen davor, eine hundertprozentige Rohkosternährung permanent beizubehalten. Viele sind der Meinung, dass der initiale Heilreiz nach einer gewissen Zeit in eine katabole Stresssituation des Organismus abgleiten kann, die den Körper entkräftet, der Hauptgrund dafür, warum so viele Rohköstler extrem untergewichtig sind.

Vorsicht: Gärung!

Problematisch wird die Rohkost auch durchaus von Anfang an, und zwar dann, wenn jemand aufgrund seiner individuellen Stoffwechsellage von vornherein nicht auf die enzymatisch unveränderte, aber an Eiweiß und **verwertbaren** Vitaminen arme Ernährung nicht eingestellt ist, was nicht so selten der Fall ist. Die daraus häufig resultierenden subjektiven Missempfindungen, die von Durchfall über ständige Müdigkeit, Lethargie bis hin zu Übelkeit, Schwellungen im Oberbauch (Leber!) und sogar Parästhesien (Kribbeln und Ameisenlaufen an bestimmten Körperregionen) und ständiges Kältegefühl reichen, werden von fanatischen Anhängern der Rohkost als „Entgiftungserscheinungen" gedeutet und von Anfängern verbissen durchgehalten. Doch wenn solche Erscheinungen sich über Jahre erstrecken, wirft das sicherlich Fragen auf. Hier gilt es zu differenzieren!

Oft genug steht hinter diesen Erscheinungen Gärung, wenn – natürlich **auch** durch ungenügendes Kauen bedingt – es die Verdauungsenzyme nicht geschafft haben, die rohe Nahrung so aufzuspalten, dass sie vom Dünndarm auch tatsächlich verwertet werden kann. Ich möchte das Wort **„auch"** an dieser Stelle noch nachhaltig betonen, denn genauso gut kann der Einzelne aufgrund seiner enzymatischen Disposition erhebliche Schwierigkeiten beim Verdauen der rohen Kost haben. Die daraufhin zwangsweise stattfindende Gärung (meist im Dickdarm) äußert sich mit Vorliebe in den eben erwähnten Symptomen und kann langfristig die Leber in Mitleidenschaft ziehen, was Friedrich Xaver Mayr, der Entwickler der Mayr-Fastenkur, drastisch so formuliert hat: **„Der Rohköstler unterscheidet sich vom Alkoholiker nur durch den intelligenteren Gesichtsausdruck!"**

Wie auch immer, der für den Einzelnen enorm positive Effekt auf die Gesundung kann aus oben genannten Gründen nicht von der Hand gewiesen werden. Wer versuchen möchte, seine Erkrankung über Rohkost positiv zu beeinflussen, dem lege ich nahe, sicherzustellen, dass er eher dem „Kohlenhydrat-Typus" (s.u.) angehört. Des Weiteren sollte ein angehender Rohköstler Folgendes beachten:

- Vor einer Rohkostdiät grundsätzlich fasten, je nach Gewicht zwischen fünf und 15 Tagen (mehr hierzu im Kapitel „Entgiftung")
- Nach Abwägung aller Kriterien scheint eine glutenfreie, vegane Rohkostform den größten Nutzen zu bringen. Diese ist allerdings kaum für eine langfristige Anwendung empfehlenswert, da sie es extrem schwierig macht, eine ausgeglichene Nährstoffbilanz zu erreichen
- Der Entschluss zu einer Rohkostdiät ist ein radikaler Bruch mit alten Ernährungsgewohnheiten, die Sie insofern, also auch nach Beendigung der Diät, beibehalten sollten. Aber inwieweit?

Der letzte Punkt ist für eine ernährungsphilosophische Betrachtung von besonderem Interesse: Hartgesottene Rohköstler behaupten ja gerne, dass nur die Rohkost Krankheiten vom Organismus fernhält und daher das Wiederaufnehmen des Verzehrs von Kochkost eine sofortige Neuerkrankung bewirkt. So gut eine vitalstoffreiche, natürliche Kostform auch für den Organismus ist, halte man sich doch von dieser Form von Extremismus aus den eben genannten Gründen fern. Dieser Fanatismus trägt eher zu einer Krankhaltung denn zu einer wirklichen Gesundung bei. Wer nach der Gesundung bei der rein rohköstlichen Ernährung bleiben will, tut sich selten einen Gefallen. Auch von den großen „Rohkost-Gurus", so berichtet man, hört man immer wieder von Rückfällen in die verhasste Kochkost, die dann auch noch besonders dramatisch ausfallen, in Wirklichkeit aber nur die Reaktion des Organismus auf einen Mangel sind. So wird z.B. von einem bekannten Rohkostfanatiker berichtet, er nehme immer mal wieder eine ordentliche Portion Schweinebraten und Bier zu sich anstatt seiner Tropenfrüchte und Wildkräuter. Es bleibt also auch bei den Ausrutschern der Extremisten nicht bei Gemüsebratlingen und Naturreis. Da ist es doch zweifellos zweckmäßiger, die Angelegenheit von vornherein etwas lockerer und weniger fanatisch anzugehen.

Übertragen auf die Ernährung bedeutet dies: Von einer „normalen" Ernährung auf eine Rohkostform überzugehen ist ein sehr radikaler Schritt. Wer diesen Schritt auf sich nehmen möchte, wird sicherlich keine 180-Grad-Kehrtwendung mehr machen. **Vielmehr stellt die Aufnahme einer Rohkostdiät das Ernährungsverhalten allgemein in Frage.** Wenn es auch nicht nötig ist, diese anstrengenden, sehr einseitigen und oftmals auch geschmacklich unbefriedigenden Kostformen für den Rest des Lebens beizubehalten, so wird auch die Lockerung der Diät einige Zeit nach der Heilung zu einer Kost führen, die immer noch hoch an vitalen Frischkostanteilen ist, weitgehend frei von Zucker und völlig von künstlichen Nahrungsmittelzusätzen. Wer eine längere Zeit Rohkost zu sich genommen hat, wird automatisch – ähnlich wie beim Fasten – sensibilisiert für die „Sünden" im Nahrungsmittelkonsum von Otto Normalverbraucher.

Sie sollten sich darüber im Klaren sein, dass – wenn es um Ihre Gesundheit geht – jede Form von Extremismus Ihnen irgendwann mehr Schaden als Nutzen bringen wird. Ich persönlich habe bei meinen Forschungen immer versucht, einen ausgewogenen, in der Praxis auch langfristig gangbaren Weg zu wählen, und halte nichts von Extremismus. Für die Gesundheit müssen immer gewisse Kompromisse in Kauf genommen werden. Können Sie sich mit diesen arrangieren, ist das wunderbar, und wenn Sie noch weitergehen wollen, um so besser! Es ist besser, Sie schlagen **Ihren** Weg ein und gehen diesen konsequent, auch wenn er völlig anders sein sollte als der hier vorgeschlagene, als den hier in diesem Buch beschriebenen halbherzig zu gehen. Sehen Sie alles hier Vorgestellte als Wegweiser auf dem Weg zu Ihrer Gesundheit. Wenn dieses Buch auch nur einen einzigen seiner Leser gesund macht und erhält, hat es sein Ziel bereits erreicht!

Wenn Sie sich entschlossen haben, eine Rohkostdiät durchzuführen und diese Ihnen irgendwann zur Heilung verholfen hat, dann behalten sie die Aspekte bei, für die Rohkost sozusagen „archetypisch" steht: lebendige, frische Kost, keine Nahrungszusätze, kein Zucker, überwiegend oder völlig vegetarische Kost, keine verarbeiteten Lebensmittel (Tütenkost etc.), biologische Qualität etc. In diesem Sinne ist nach erfolgter Heilung nichts gegen Kochkost einzuwenden, wobei allerdings immer noch reichlich Rohkost den Speiseplan bestimmen sollte.

„Wo bleibt denn da die Lebensqualität?"

Die zweifellos am häufigsten gestellte Frage bei der Einhaltung einer Diät. Viele Menschen, die lebenslang zwingend eine bestimmte Diät einhalten müssen, wie z.B. Personen mit Zöliakie oder Diabetiker, arrangieren sich mit der Zeit recht gut mit ihrer speziellen Ernährung. Doch vielen, die an Morbus Crohn oder Colitis ulcerosa leiden, kommt es sicherlich nicht in den Sinn, monate- oder gar jahrelang Verzicht auf viele Dinge zu üben, wo ja „nachweislich noch keine spezielle Diät bei den chronisch-entzündlichen Darmerkrankungen geholfen hat". Auf dieses Statement könnte man auch entgegnen, dass die betreffende Person sich offensichtlich mit ihrer Krankheit abgefunden hat. Natürlich gibt es keine Diät, die wirklich 100%ig hilft. Doch das liegt nicht an der Diät, sondern am Stoffwechselzustand des Einzelnen, weswegen ich auch Alternativen vorgeschlagen habe. Noch einmal: Mit der Basis-Darmdiät bessert sich in rund 70 % aller Fälle mit leichten bis mittelschweren Symptomen das Befinden. Wo allerdings nicht subjektiv, so finden doch unbemerkt von Betroffenen im Körper „Umbauarbeiten" statt, das darmspezifische Immunsystem und die Schleimhaut erholen und regenerieren sich allmählich, der Grad der Eiweißfäulnis geht zurück, und andere Therapien wie etwa eine Darmsanierung werden besser anschlagen. Und wer sich sicherer sein möchte bei der Wahl der für ihn „richtigen" Diät, der arbeite die Checkliste am Ende des Kapitels durch. Damit bekommt er wertvolle Hinweise, wie das Essverhalten auch über die chronisch-entzündliche Darmerkrankung hinaus ausfallen sollte!

Im Übrigen: Es hängt immer davon ab, wie man Lebensqualität definiert. Für den einen mag es sein, dass er oder sie „ohne Rücksicht auf Verluste" alles essen möchte oder, wie man so schön sagt, „das Leben genießen möchte" ohne Konsequenzen. Diese Menschen übersehen leider, dass es immer Konsequenzen geben wird. Der Weg zur Gesundheit ist lang, hart und steinig, und Wundermittel gibt es nicht und wird es nie geben. Ein sehr kluger Mann hat einmal gesagt, dass jeder Genuss im Leben mit gleich viel Leid ausgeglichen wird. Viele Menschen setzen sich hin und warten auf ein Wunder. „Ich habe gehört, da ist jetzt ein neues Medikament in der Versuchsphase, das bei CEDs in über 90 % aller Fälle Remission erzielt." Die meisten vergessen allerdings, dass man dem Wunder entgegengehen muss. Leider ist das der Grund dafür, dass sich auf dem Gesundheitsmarkt allerlei „Heilsversprecher" tummeln, die auf die Gutgläubigkeit einer empfänglichen, weil verzweifelten Klientel setzen. Wer weiter Kuchen, Nutella, Kaffee und Schweinebraten essen bzw. trinken möchte und das möglichst jeden Tag, wird dieses Buch angewidert wegwerfen. Zu glauben, dass man bei einem so komplexen Krankheitsgeschehen wie einer Autoimmunerkrankung mit einem Medikament zur totalen Gesundheit kommen könnte, ist genauso abwegig wie zu glauben, man könne mit nur einem einzigen Stein ein Haus bauen. Ein Haus besteht aus vielen Steinen. Die Ernährung ist nur ein Stein im Haus der Gesundheit. Wer bereits an ihr scheitert, also den Übergang zu einer einfachen, natürlichen und vollwertigen Ernährung nicht schafft, kann sicher sein, dass das Haus trotz vieler anderer Steine eines Tages zusammenbrechen wird. Ist Lebensqualität für Sie Gesundheit, und zwar Gesundheit, die man nicht auf Rezept bekommt, sondern sich erarbeitet hat, kraftstrotzende Vitalität, oder ist Lebensqualität für Sie nur Schmerzfreiheit, ohne auf irgendetwas verzichten zu müssen? Dieser Frage werden Sie sich im Laufe der Lektüre wahrscheinlich immer wieder stellen müssen.

Das Geheimnis liegt nicht darin, ausschließlich handeln zu lassen, sondern auch selbst zu handeln. Natürlich kann (und sollte!) ein Therapeut Ihnen dabei helfen. Ist er ehrlich zu Ihnen, wird er Ihnen wenig anderes erzählen als das, was Sie auch hier lesen können. Ein Wundermittel gibt es nicht und wird es nie geben. Die Kombination macht es. Einige wenige finden eine Sache, die bei ihnen erstaunlich gut funktioniert. Wenn es so ist, umso besser. Aber die meisten von ihnen werden sehr lange nach diesem „einen", das funktioniert, suchen müssen. Doch wenn es nicht so sein sollte, ist dies ebenfalls kein Grund zu verzweifeln. Rückschläge wird es in jedem Falle geben. Wirklich wichtig ist, sich nicht von ihnen entmutigen zu lassen. Wenn Sie sich im Falle eines Rückschlages sagen: „Jetzt erst recht!", träumen Sie von einer Lebensqualität, die sie lange bis ins hohe Alter begleiten wird. In diesem Sinne kann es sogar ein Geschenk sein, bereits in jungen Jahren mit einer chronischen Krankheit konfrontiert zu sein. Wer sich ernsthaft mit seiner Gesundheit beschäftigt, gewinnt mit den Jahren einen erheblichen Vorteil vor seinen unbedachten Zeitgenossen. Bereits in den Dreißigern wird er die meisten seiner Altersgenossen in Fitness, Kraft und Wohlbefinden weit überflügeln, und die Vitalität wird ihn bis ins hohe Alter begleiten.

Aufgrund der diversen „Errungenschaften" der Zivilisation werden wir höchstwahrscheinlich von Generation zu Generation schwächer, anfälliger und kranker werden. Bereits heute sind in der Generation 60+ kaum noch gesunde, vitale Menschen zu finden, trotz aller Vitamin- und Nahrungsergänzungspräparate und trotz bester medizinischer Versorgung. Und dies wird mit Sicherheit noch wesentlich schlimmer werden. Viele der Jungen, die mit (noch) guter Gesundheit sorglos in den Tag hineinleben, sich von Cola und Fast Food ernähren, werden sich bereits in wenigen Jahren wundern.

Sie haben in erster Linie die Verantwortung für sich. Die Zukunft mag kommen oder auch nicht, doch wenn sie kommt, werden sich die, die vernünftig und diszipliniert leben, einiges an Leid, Kummer und sicher auch Kosten erspa-ren. In diesem Sinne haben wir eine perfekte Anwendung für die „Abwägung" des französischen Mathematikers und Philosophen Pascal: Arbeiten wir aktiv an unserer Gesundheit, haben wir alles zu gewinnen und nichts zu verlieren, lassen wir diese Arbeit schleifen, haben wir alles zu verlieren, aber nichts zu gewinnen.

Fast noch wichtiger als das „WAS" – das „WIE":

„Du bist, was du isst!" – Eine Regel, die Sie gerade als chronisch Darmkranke(r) niemals vergessen sollten, doch die Auswahl der richtigen „Lebens"mittel ist nur die halbe Miete. Das richtige Essen in der Diätetik, was aus dem Griechi-schen kommt und „Lebensführung" meint, lenkt sein Augenmerk auch auf Zeit, Nahrungsanteile, Lebensmittel, die miteinander harmonieren, etc.

So bringt es nach sorgfältiger Beobachtung anscheinend weniger, fünf, sechs oder gar sieben Mahlzeiten am Tag einzunehmen, weniger, als man meinen sollte, es sei denn, das Gallensystem ist mit erkrankt oder die Galle gar ent-fernt. Gewisse Umstände, die Diäten mit vielen kleinen Mahlzeiten erfordern, werden ausführlicher im Kapitel „Darmsanierung" besprochen. Ich selbst habe die optimalsten Erfahrungen bei drei Haupt- und einer Nebenmahlzeit gemacht, wobei die Nebenmahlzeit das erste oder das zweite Frühstück darstellen sollte, je nachdem, ob man eine erste reichhaltige Hauptmahlzeit bevorzugt oder es vielleicht wenig oder gar nicht gewohnt ist, zu frühstü-cken. Manchem kann es sogar dienlich sein, das Abendessen ganz ausfallen zu lassen. Die Darmdiät bevorzugt beide Typen. Da man nach der Gesundung erfahrungsgemäß viel leichter an Gewicht zulegt, kann es sogar **von Vorteil sein,** die Abendmahlzeit gelegentlich ausfallen zu lassen und sich mit zwei Hauptmahlzeiten und einem kleinen Snack zu begnügen, wie ich es selbst mindestens zwei- bis dreimal in der Woche praktiziere.

Die folgenden Angaben sind Richtwerte, sie sind zwar empfehlenswert, aber nicht verbindlich. Es geht einfach darum, für Sie als „Anwender" das Optimum an Vitalität und Wohlbefinden herauszuholen.

Die einzelnen Mahlzeiten sind so verteilt:

7 h bis 8 h: erstes Frühstück
ca. 10 h bis 10.30 h: zweites Frühstück
ca. 13 h bis 14 h: Mittagessen
ca. 18 bis 19 h: Abendessen

Obwohl der Zeitraum zwischen Mittag- und Abendessen genauso lang ist wie derjenige zwischen Frühstück- und Mittagsmahl, hat sich ein Snack in den Nachmittagsstunden als nicht notwendig herausgestellt. Er kann sogar schädlich sein, vor allem dann, wenn Sie keine Trennkost praktizieren. Da die meisten Zeitgenossen mit der Mittagsmahlzeit Eiweiß **und** Kohlenhydrate zu sich nehmen, sollten dem Verdauungstrakt mehrere Stunden Zeit zur Verfügung stehen, um sich ausreichend zu erholen. Die Qualität des „ersten" Frühstückes bestimmt diejenige des zweiten. Je reichhaltiger das erste ausfällt, umso magerer sollte das zweite werden – und umgekehrt. Wer gerne sehr reichhaltig frühstückt, kann das zweite Frühstück auch ganz ausfallen lassen. Regeln für bestimmte Nahrungsmittel gibt es innerhalb der Grenzen der Darmdiät keine, mit drei Ausnahmen:

– kein Eiweiß morgens, es sei denn, Sie sind „Eiweißtyp" und müssen auf die Lutz-Diät zurückgreifen
– leichte, fettarme Kost abends, wenig Kalorien, nichts Belastendes
– Nichts essen nach 19 h Winterzeit/20 h Sommerzeit

Innerhalb der erlaubten Nahrungsmittel der Darmdiät (achten Sie auf Ihre Stufe!) gibt es sonst nichts weiter zu beachten. Die Gesamtkalorienzahl sollte sich in etwa so verteilen (Orientierungswerte!):

– Erstes und zweites Frühstück zusammen: ca. 35 % der Gesamtkalorienmenge,
– Mittagessen: ca. 45 % der Gesamtkalorienmenge
– Abendessen: ca. 20 % der Gesamtkalorienmenge

Nach längerer Zeit der Beschwerdefreiheit sowie beim Übergang zur gelockerten Darmdiät ist nichts dagegen einzuwenden, die Abendmahlzeit **gele-**

gentlich ein wenig reichhaltiger ausfallen zu lassen, z.B. zu festlichen Anlässen. Diese „Entgleisung" wird Sie nunmehr nicht aus der Bahn werfen. Achten Sie darauf, abends nicht zu viele, auch versteckte Fette zu sich zu nehmen. Innerhalb der beiden Frühstücksmahlzeiten lässt sich die Kalorienmenge zwischen beiden nach Belieben variieren, ob Sie zum ersten Frühstück nur 10 % der Tages-Gesamtkalorienzahl zu sich nehmen und zum zweiten Frühstück 25 % oder aber umgekehrt oder alles zum ersten oder zweiten Frühstück, bleibt ausschließlich Ihnen überlassen. Es gibt viele Personen, die morgens unmittelbar nach dem Aufstehen nicht frühstücken können, wohingegen viele andere ohne ein reichhaltiges Frühstück nicht in der Lage sind, optimal in den Tag zu starten. Die Darmdiät trägt beiden Typen Rechnung.

Den Leitsatz **„Frühstücke wie ein König, iss zu Mittag wie ein Edelmann und zu Abend wie ein Bettler"** stellen heute führende Ernährungswissenschaftler auf den Prüfstand, daher gilt: Zwingen Sie sich zu nichts! Auch die Prozentangaben brauchen nicht sklavisch eingehalten zu werden. Viele Kranke berichteten davon, sich mit einer leichten Abendmahlzeit – oder bei deren Ausfall – besser zu fühlen (s. auch Checkliste). Einfach einige Abende das Abendessen ausfallen zu lassen kann sich ebenso bereits positiv auf Ihr Befinden auswirken, sollten Sie sich einmal weniger wohl fühlen. Es ist mittelfristig oft von enormem Vorteil, ein bis zwei „Abendessen" in der Woche ausfallen zu lassen (s.o.). Die Darmdiät an sich einzuhalten ist nicht einfach, wenn es auch mit Sicherheit schwieriger durchzuführende Kostformen gibt. Sie kann Sie vor einigem Schaden bewahren und – für sich genommen – zumindest die Phase der Krankheitsremission verlängern. Essen Sie langsam und nehmen Sie sich Zeit zum Kauen, **denn das Kauen ist das A und O,** insbesondere, wenn Sie die eher ballaststoffhaltige Stufe I oder die gelockerte Darmdiät durchführen. Dies gilt natürlich auch sonst, denn nicht umsonst heißt es: „Gut gekaut ist halb verdaut!" Verzichten Sie auf Ablenkung und Unterhaltung während des Essens. Besondere Aufmerksamkeit ist dem Trinken zu schenken: Sie sollten etwa 20 Minuten vor und etwa eineinhalb bis zwei Stunden nach einer Mahlzeit nichts trinken oder nur wenige, sehr kleine Schlucke zum Essen, da das Trinken die Verdauungsenzyme verdünnt und die Verdauung damit schwächt.

Nahrungsergänzungsmittel?

Gerade bei Erkrankungen, die mit einer Malabsorption einhergehen, also einer Störung der Aufnahme der Nährstoffe im Darm, ist die Frage nach Nahrungsergänzungsmitteln interessant. Leider hat sich – was speziell diesen Sektor angeht – eine wahre Panikmache etabliert. Bereits einem Gesunden mit guter Verdauung wird heutzutage suggeriert, er könne mit der normalen Ernährung nicht mehr alle essentiellen Nährstoffe aufnehmen. Das ist dann richtig, wenn man unter „normaler" Ernährung überwiegend denaturierte, industriell verarbeitete Nahrungsmittel versteht. Eine Person, die sich mit vollwertigen Lebensmitteln ernährt, wird kaum unter bestimmten Mangelzuständen zu leiden haben.

Allerdings werden heute – frei nach dem Slogan: „Viel hilft viel" – Nahrungsergänzungsmittel auf den Markt geworfen, um ja jede Mangelerscheinung im Ansatz auszuschließen. Viele Zeitgenossen leiden tatsächlich an Mangelerscheinungen, weil sie sich nicht richtig ernähren. Die Crohn-Colitis-Diät hat unter anderem zum Ziel, jeden Betroffenen mit dem Optimum an essentiellen Lebensbausteinen zu versorgen und dabei gleichzeitig den Darm zu entlasten. Vielleicht in einem Sinne anders als gewohnt. Die orthodoxe Medizin geht davon aus, dass man, wenn man an Mangelerscheinungen aufgrund einer schlechten Verwertung – Malabsorption – leidet, mehr leicht verdauliche Lebensbausteine zu sich nehmen muss. In Fachkreisen wird dies als „Hyperalimentation" (gezielte Überernährung) bezeichnet. Hierzu dienen in der akuten Phase die Elementardiäten (Formula-Diäten, Astronautenkost).

Meine Darmdiät arbeitet mit umgekehrtem Vorzeichen. Sie entlastet den Darm und fordert ihn gleichzeitig zur Mitarbeit auf. Sie nimmt die Belastung weg durch Stoffe, die potentiell Allergien auslösen können, welche die optimale Verdauungsarbeit des Darms behindern, und verbessert dadurch das Verhältnis von zugeführter zu tatsächlich vom Körper verwertbarer Nahrung. Tatsache ist, dass der Mensch unter optimalen Bedingungen nicht sonderlich viel benötigt, um seinen Körper bei optimaler Gesundheit zu halten. Viele greifen unbedacht zu allen möglichen Nahrungsergänzungsmitteln, ohne ihren eigentlichen Bedarf zu kennen. Auch ich bin vor Jahren diesem Fehler verfallen.

Dagegen spricht einiges dafür, dass die künstlichen, isolierten Lebensstoffe und Mineralien aus Nahrungsergänzungsmitteln für den Körper nicht optimal verwertbar sind, da sie aus ihrem organischen Verbund gerissen sind. Oder anders ausgedrückt: Sie werden von einer einzigen Karotte wesentlich mehr haben als von zehn Kalziumtabletten.

Seien Sie daher nicht unkritisch gegenüber Nahrungsergänzungsmitteln. Wenn Sie sich nicht sicher sind, veranlassen Sie eine Haar- und Blutanalyse, und Sie kennen Ihre Mangelerscheinungen und Ihre Belastungen und können Ihre Ernährung entsprechend ausrichten oder dann, wenn es nötig ist, immer noch zu Nahrungsergänzungsmitteln greifen. Achten Sie dabei auf Ihren Körper und horchen Sie in sich hinein. Sie haben keine spezifischen Symptome einer Darmerkrankung mehr, nehmen keine allopathischen Medikamente ein, halten die Diät konsequent ein und fühlen sich dennoch schlapp, ausgelaugt, antriebsschwach oder haben mit diversen Symptomen schlechten Allgemeinbefindens zu kämpfen. Dann sollten Sie herausfinden, **was Ihnen fehlt,** und danach handeln. Aber auch wirklich nur dann! Fühlen Sie sich gut, benötigen Sie keine Nahrungsergänzungsmittel! Wenn etwas von einer bestimmten Sache gut ist, ist mehr nicht automatisch besser! Halten Sie Ihre Diät ein, essen Sie vollwertige Lebensmittel, beachten Sie die übrigen Ratschläge in diesem Buch und Sie werden, wenn sich Wohlbefinden bei Ihnen einstellt, keinerlei Mangelerscheinungen zu befürchten haben!

Patienten mit chronisch-entzündlicher Darmerkrankung benötigen gelegentlich ein Mehr an Folsäure, Vitamin-B-Komplex und Eisen. Auch wird des Öfteren Kalium benötigt, um Verluste, etwa durch Durchfall, auszugleichen. Ansonsten hängt der Nährstoffbedarf davon ab, welche – allopathischen – Medikamente Sie (noch) nehmen, ob Sie rauchen etc.

Wenn Sie Nahrungsergänzungsmittel nehmen wollen oder müssen, ist es in jedem Falle besser, auf natürliche Quellen zurückzugreifen. Hierzu gibt es genügend Informationsmaterial im Internet oder durch Broschüren. Auf eine Einzelbeschreibung der verschiedenen Möglichkeiten wird an dieser Stelle verzichtet, um das Kapitel nicht zu umfangreich werden zu lassen. Ich persönlich habe mit den Nahrungsergänzungen der Firma **INK** (Institut für Neurobiologie nach Dr. Klinghardt GmbH) sehr gute Erfahrungen gemacht, die nebenbei noch exzellente Produkte zur Schwermetallentgiftung anbieten, sowie mit den basischen Nahrungsergänzungspräparaten der **ORGON GmbH** in Münster (Adressen und Telefonnummern entnehmen Sie bitte dem Anhang). Sehr hilfreich bei fast allen gesundheitlichen Störungen kann auch das durch Kaskadenfermentation gewonnene Regulat **COMAY** sein. Es gibt unendlich viele Möglichkeiten. Ein Streifzug durch die Weiten des Internets von einer halben Stunde Dauer oder die umfangreiche Spezialliteratur bringen Ihnen sicherlich viele nützliche Hinweise im Bezug auf Nahrungsergänzungsmittel.

Welche Diät ist für mich die richtige?

Die Lutz-Diät und meine Diät basieren auf zwei gegensätzlichen Annahmen. **Beide** sind jedoch richtig – es kommt immer darauf an, wie die Voraussetzungen beim Einzelnen gelagert sind. Beide Diäten sind recht restriktiv, auch die Lutz-Diät. Ich empfehle bei der Lutz-Diät noch zusätzlich, auf Schweinefleisch, Milchprodukte sowie auf Nahrungsmittel mit einem hohen glykämischen Index zu verzichten. Um die für Sie persönlich günstigere Diät herauszufinden, ist es nötig, Ihren Stoffwechsel zu kennen. Es ist allerdings heute nicht mehr nötig, umfangreiche Analysen zu veranlassen oder eine Haarprobe abzugeben, Sie können die Disposition Ihres Stoffwechsels auch anhand einiger einfacher Körpermerkmale und Befindlichkeitszustände erfassen.

Sollten Sie sich eher in der linken Spalte wieder finden, dann sollten Sie sich in Richtung meiner Diät und allgemein eher vegetarischer Lebensweise orientieren, sehen Sie sich in der rechten Spalte bestätigt, sollten Sie sich an der Lutz-Diät und einer kohlenhydratarmen Ernährungsweise versuchen.

Hier die Checkliste:

Kohlenhydrat-Typus	Eiweiß-Typus
– Ich liebe **süße Nahrungsmittel** zum Frühstück – Ich reagiere auf **fette** Speisen mit Unwohlsein – Ich fühle mich nachts und am Folgetag besser, wenn ich **abends nur wenig oder gar nichts zu mir nehme** – Ich werde nachts selten oder nie hungrig – Ich brauche insgesamt selten **Zwischenmahlzeiten** – Ich habe ein **normales Hungergefühl** und nur selten Heißhunger – Ich habe Probleme, wenn ich **nach 20 Uhr noch etwas esse** – Wenn ich zwischendurch Hunger bekomme, muss es etwas **Leichtes** sein (Obst, Müsli, Joghurt etc.) – Ich fühle mich auch nach einem **vegetarischen Mittagessen** bis zum Abend hin wohl und leistungsfähig – Ich fühle mich bei **gemäßigtem oder warmem Wetter** wohler – Mein Gesicht ist **eher blass** – Auch meine Ohren sind eher **blass** – Bei normalen Lichtverhältnissen ist **der Durchmesser meiner Pupille genauso groß oder größer als der Radius der Iris** – Ich habe **kräftige Fingernägel** – Ich bekomme **oft Gänsehaut** – Ich benötige **öfter einmal Zeit für mich alleine**, bin eher introvertiert	– Ich bevorzuge ein **herzhaftes** Frühstück („Englisch") – Ich fühle mich auch nach fetten Speisen wohl – Ich fühle mich nachts und am Folgetag besser, wenn ich **abends reichhaltig bis schwer esse** – Ich wache nachts öfter mit **Hungergefühlen auf, kann u.U. dann nicht mehr einschlafen** – Ich brauche **öfters** oder **immer** Zwischenmahlzeiten – Ich habe **öfter ein verstärktes Hungergefühl** und gelegentlich **Heißhunger** – Ich habe keine Probleme, wenn ich nach 20 Uhr esse/fühle mich besser – Wenn ich zwischendurch Hunger bekomme, muss es etwas **Herzhaftes oder Fettreiches sein** (Käse, Wurst, Chips, Nüsse, Torte) – Ich **benötige zum Mittagessen Fleisch**, wenn ich mich bis zum Abend wohl fühlen soll – Ich fühle mich bei **kaltem** Wetter wohler – Mein Gesicht ist **rötlich** – Meine Ohren sind eher **rot** – Bei normalen Lichtverhältnissen ist **der Durchmesser meiner Pupille kleiner als der Radius der Iris** – Ich habe eher **dünne Fingernägel** – Ich bekomme **selten oder nie Gänsehaut** – Ich bin ein sehr **geselliger Mensch**
Typ: SYMPATIKOTONIKER	Typ: VAGOTONIKER
Diät bei CED: ULMICHER-DIÄT	**Diät bei CED: LUTZ-DIÄT**
Kann Rohkost (als Heilernährung) versuchen	Sollte Rohkost (als Heilernährung) meiden

Abb. 5: Checkliste zur groben Einordnung des Stoffwechseltyps

Sie werden sich mit an Sicherheit grenzender Wahrscheinlichkeit auf einer Seite besser repräsentiert finden als auf der anderen. Meiner Erfahrung nach überwiegt in Mittel- und Westeuropa eher der sympatikotone Typus, doch das sollte **Sie** nicht daran hindern, sich auch konsequent in die andere Richtung zu orientieren, wenn Sie hier die größeren Übereinstimmungen finden. Konventionelle Ernährungssysteme machen den Fehler, ihre Empfehlungen **auf jeden** übertragen zu wollen. Das war und ist **völlig praxisfremd.** „Was den einen ernährt, bringt den anderen um" heißt es nicht umsonst. Sie werden mit einer chronisch-entzündlichen Darmerkrankung **mit über 90%iger Sicherheit** mit einer der beiden hier vorgestellten Diäten Erfolg haben. Dass Sie mit **keinem** der hier vorgestellten Ansätze Erfolg haben, ist selten, kommt aber vor und ist ein Hinweis darauf, dass im Körper noch andere Dinge zu bereinigen sind …

Was ist, wenn sich trotz konsequenter Diät die Symptome nicht bessern?

Mancher Betroffene wird festgestellt haben, dass es ihm selbst nach tagelangem Fasten immer noch schlecht geht. Ein mäßiger, also noch nicht „krankenhausreifer" Schub, der lange, unter Umständen Monate und Jahre, anhält, wirft Fragen auf. Wenn er diätetisch konsequent therapiert wird, sich die Lebensqualität aber dennoch nicht bessert, lässt das tiefere Ursachen vermuten. Meist wird man bei Betroffenen, die auf eine Darmdiät nicht ansprechen, auch mit probiotischen Medikamenten („Darmsanierung") keinen nennenswerten Erfolg erzielen. Die Gründe hierfür sind vielfältig.

Deswegen bringen Diäten zwar meist eine Verbesserung vor allem des subjektiven Befindens, zur **Heilung chronischer Darmerkrankungen** reichen sie jedoch nicht aus. Denn der Organismus war schon im Vorfeld einer chronischen Darmentzündung – häufig über einen sehr langen Zeitraum – verschiedenen Belastungsfaktoren ausgesetzt, die sich mit einer Ernährungsumstellung alleine nicht beheben oder auch nur kompensieren lassen. Hier nur einmal kurz die wichtigsten:

- → Amalgambelastungen und Herde in Zähnen und Kiefer
- → Geopathie- und Strahlenbelastungen
- → Stoffwechselgifte von Viren, Bakterien, Parasiten und Pilzen, von durchgemachten Erkrankungen (auch wenn sie lange zurückliegen)
- → Medikamentenbelastungen, Impfungen
- → Darmdysbiosen (auch die Folge des Vorangegangenen!)
- → Ablagerungen von chemisch-organisch löslichen Verbindungen in den Zellen (Kunststoffe, petrochemische Stoffe, Farben, Lacke, Lösungsmittel, Verdünner, Pflanzenschutzmittel, Konservierungsmittel etc.)
- → Störungen des Hormonhaushaltes
- → Seelische Traumata (unverarbeitete Ereignisse)
- → Störungen in der Biomechanik des Körpers (Organverlagerungen, Senkungen, Brüche, Gelenk- und Wirbelverschiebungen, Narben)
- → Intrazelluläre Stoffwechselblockaden und Zellentartungen

Daher ist es auch so enorm wichtig, **ganzheitlich,** d.h. auf verschiedenen Ebenen, zu therapieren. Eines haben jedoch all die genannten Punkte gemeinsam. Es handelt sich um Umstände, die den Organismus **schädigen.** Jeder von uns kennt diese Zusammenhänge, aber leider werden sie auch von den meisten unserer Zeitgenossen verdrängt. Der dritte Punkt deutet es bereits an: Es geht um **Gifte, Substanzen also, die uns** – akut oder chronisch – an Körper, Geist oder Seele schädigen können. Die akute Vergiftung erscheint uns allen als etwas Fassbares, Greifbares. Weniger gut bestellt ist es um das **Wissen der chronischen Vergiftung, die viele hundert Male häufiger vorkommt als die akute. Doch wenn man Sie betrachtet, wird klar, warum man mit der konventionellen Medizin wohl Symptome lindern kann, niemals aber heilen.** Um diese Zusammenhänge soll es im folgenden Kapitel gehen.

5. Der zweite Schritt – Entgiftung:

Dieses Kapitel ist besonders wichtig, u.U. ist es das wichtigste Kapitel in diesem Buch. Wenn Sie wirklich gesund werden wollen, sollten Sie es mehr als alles andere beherzigen. Das Konzept, Krankheit als eine chronische Vergiftung anzusehen, lässt sich auf die alte Humoralpathologie zurückführen, also die „Lehre von den kranken Körpersäften", die es schon lange vor dem Aufkommen der modernen Zellularpathologie nach Virchow gab. Mittlerweile gibt es wissenschaftliche Erkenntnisse sowie auch ein für den medizinischen Laien nachvollziehbares Schema, um die „Lehre von den Körpersäften", so altertümlich sie auch anmuten mag, um einige Begriffe erweitert und modernisiert, als ganzheitliches Konzept in die moderne Gesundheitsvorsorge einzugliedern. Um sie allerdings als Laie verstehen zu können, ist eine allgemein gehaltene Hinführung zu diesem speziellen Thema unerlässlich, es hilft Ihnen, Ihren Körper besser zu verstehen. Und um diese „Hinführung" soll es im Folgenden gehen. Ein Therapeut, der mit diesen Gesetzen vertraut ist, wird auch ohne große sonstige Erfahrung im Metier gute Erfolge erzielen, ein Laie, der die Prinzipien kennt, wird sich – zumindest in leichteren Fällen – selbst helfen können.

Was ist das eigentlich – eine Vergiftung?

Besonders in den späten Siebzigern und Achtzigern waren Aufklärungsfilme zum Thema Vergiftungen besonders verbreitet. Was passiert eigentlich, wenn das Kleinkind aus Versehen aus der Flasche mit dem Spülmittel trinkt oder sich Kinder auf dem Spielplatz einen „Eintopf" aus höchst unbekömmlichen Heckenbeeren zusammenbrauen? Es kommt zu einer Vergiftung mit unterschiedlichen, meist aber akuten Symptomen, die sich insbesondere im Magen-Darm-Trakt manifestieren. Übelkeit, Erbrechen, Durchfall, aber auch Herzrasen, Schweißausbrüche, Krämpfe, Apathie und andere, überwiegend sehr heftige Symptome sind bei einer akuten Vergiftung zu gewärtigen. Sie erfordern schnelles, zielgerichtetes Eingreifen. Warum?

Nun, bei den eben aufgeführten Symptomen handelt es sich um den Versuch des Körpers, sich der zugeführten Gifte zu entledigen. Allerdings ist die körpereigene Abwehr der massiven Giftattacke einer solchen akuten Situation kaum gewachsen, weswegen der Patient ohne Hilfemaßnahmen sehr schnell in eine bedrohliche Stoffwechsellage abzukippen droht. Leber und Nieren, zwei unserer großen Entgiftungsorgane, sind überfordert und werden in ihrer Tätigkeit blockiert, der Stoffwechsel, die Zellatmungsfähigkeit kommen zum Erliegen. Dies ist die Ursache dafür, warum akute Vergiftungsfälle trotz intensiver Bemühungen des Körpers um Giftausleitung (Durchfall, Erbrechen, Schweißausbrüche, Herzjagen etc.) oft mit bleibenden Schäden, gelegentlich auch mit dem Tod enden.

Eine akute Vergiftung ist keinesfalls eine Alltagssituation, doch lassen sich die eben vorgestellten Symptome (Abwehrreaktionen des Körpers) sehr gut auf Alltagssituationen übertragen. Es sei zunächst einmal die Rede von dem, was den meisten Zeitgenossen, auch denen, die sich als gesund bezeichnen, sicher nicht fremd ist: eine simple Erkältung. Wie der Name dieser Volkskrankheit schon besagt, ist die Thematik die Kälte. Kälte ist ein physikalischer Reiz, der objektiv quantifizierbar ist (Temperatur), darüber hinaus aber subjektiv empfunden wird (Kältegefühl). Die meisten werden sicherlich subjektiv mehr Kälte bei feuchten 18 Grad in der Badehose empfinden als in Winterkleidung dick vermummt bei trockenen null Grad und Sonnenschein. Unabhängig von der objektiven Kälte – der Temperatur – und der subjektiv empfundenen Kälte stellen tiefe Temperaturen eine Belastung für den Organismus und insbesondere die Atemwege dar. Die Kälte setzt – physikalisch gesprochen – einen **Reiz** (weswegen man bei Urlaubsregionen mit zumindest zeitweilig kalten Witterungsbedingungen auch von **Reizklima** spricht). Der Körper reagiert auf diesen Reiz, beispielsweise mit Nasenlaufen und Augentränen. Manche Stoffe werden als chemisch **reizend** bezeichnet. Reizende Stoffe und Gift haben aber eines gemeinsam: Sie rufen eine **Abwehrreaktion des menschlichen Körpers hervor.**

Wie das Spülmittel, welches das Kleinkind geschluckt hat, eine – allerdings sehr heftige – Abwehrreaktion hervorruft, so wirken täglich, in nahezu jeder Situation, meist subtile Reize auf den Körper ein, die mehr oder minder starke Abwehrreaktionen hervorrufen: die Kälte den Schnupfen, eine Lebensmittelunverträglichkeit Erbrechen und Durchfall, Hitze einen Schweißausbruch, intensive Sonneneinstrahlung Hautrötung, scharfe und stechende Gerüche evtl. Schwindel und Atemnot und so weiter.

All diesen Umweltreizen ist jedoch eines gemeinsam. Vielleicht von (moderaten) Klimareizen einmal abgesehen, die der menschlichen Gesundheit durchaus förderlich sein können, sind sie aufgrund ihrer Stärke, aufgrund ihrer Einwirkungszeit und vor allen Dingen aufgrund ihrer Fremdartigkeit für den menschlichen Organismus „inkompatibel", also ohne Nutzen, oder aber schaden bringend. Sie rufen alle eine Wirkung hervor, die sich in Symptomen – wie die oben genannten – äußert. Diese Symptome bezeichnet man in manchen Fällen fälschlicherweise als Krankheit.

Zurück zu unserer Erkältung. Wie bereits gesagt, wirkt Kälte auf unseren Organismus ein – und insbesondere auf die Atemwege schwächend. Ein geschwächtes Organ bedeutet zwangsläufig immer eine veränderte, in den meisten Fällen geschwächte, in manchen Fällen aber auch überschießende Abwehrlage. Der Körper möchte schließlich unter allen Umständen optimal arbeiten. Aber durch die Einwirkung eines Reizes oder einer Substanz wird die Fähigkeit, optimal zu arbeiten, herabgesetzt. Bei der Erkältung beispielsweise werden sich auf den durch die Kälte (Temperatureinwirkung) geschwächten Atemorganen nur allzu leicht Viren ansiedeln können. Viren verfügen zwar nicht über einen eigenen Stoffwechsel, „benutzen" aber Körperzellen, um sich zu reproduzieren und ihre eigene Stoffwechselaktivität vollziehen zu können. Die dabei frei werdenden Stoffwechselprodukte, im Ärztejargon „Virustoxine" genannt, sind für den menschlichen Organismus aber giftig. In diesem Falle ist es nur natürlich, wenn sich der Organismus gegen den Reiz – oder die Substanz – „wehrt". Der erste Schritt, die Einwirkung eines schwächenden Reizes zu vermindern, ist die **Ausscheidung.**

Und davon hat der sich Erkältende jede Menge: Die Nase läuft, manchmal ertönt ein Niesen, Hustenreiz und gelegentlich auch Schweißausbruch quälen. Dies ist nicht etwa eine Krankheit, sondern vielmehr **ein Zeichen dafür, dass die körpereigene Abwehr auf Hochtouren arbeitet.** Insofern ist die Erkältung, oder vielmehr, sind es die Symptome der Erkältung, nichts Negatives, obwohl sicherlich unangenehm, sondern eine **sinnvolle Maßnahme,** mit einem Reiz, einer Substanz, fertig zu werden. Einer Vergiftung begegnet man am besten dadurch, das Gift auf möglichst raschem und am wenigsten schadenbringenden Wege auszuscheiden. Deswegen ist im oben genannten Beispiel der akuten

Vergiftung (Kind trinkt Spülmittel etc.) auch das Magenauspumpen – wenn es denn nicht zu spät erfolgt – eine sinnvolle Maßnahme. Es bringt einen Großteil der Giftstoffe wieder aus dem Organismus heraus.

Eine Vergiftung zeitigt sehr heftige Ausscheidungssymptome: Erbrechen, Durchfall, massive Schweißausbrüche. Der Körper will sich auf dem schnellsten Wege des Giftes entledigen. Je schwerer eine solche akute Vergiftung ist, umso heftiger werden die Ausscheidungssymptome sein.

Unser Körper scheidet aber **ständig** aus. Wir schwitzen ständig, wenn auch meist in verschwindend geringen Mengen, wir scheiden täglich Urin und Kot aus, auch über Augen, Ohren und Nase geben wir permanent Sekrete in die Außenwelt ab. Wäre dem nicht so, hätten wir bald massive körperliche Probleme. Dass wir, wenn wir über den Urin nicht beständig harnpflichtige Stoffe ausscheiden würden, sehr schnell im Koma liegen würden, bemerken wir insbesondere bei Leuten mit chronischer Niereninsuffizienz. Sie können harnpflichtige Stoffe nicht mehr mit dem Urin ausscheiden – weshalb sie sich, immer im Abstand von einigen Tagen, einer so genannten „Blutwäsche" am Hämodialysegerät unterziehen müssen.

Unser Körper ist also ständig mit Giften konfrontiert. Ständig sind wir Stoffen ausgesetzt beziehungsweise dringen Stoffe in unseren Körper ein, die er nicht gebrauchen kann, die ihm im Gegenteil sogar sehr schaden würden, insbesondere dann, wenn sie in höherer Dosis vorlägen. Der Körper tut, so lange er dazu in der Lage ist, das Intelligenteste: Er scheidet diese Stoffe aus.

Es gibt auch Stoffe, die sind in einem gewissen Maß für uns nützlich, in höherer Konzentration jedoch für uns schädlich wie z.B. Salze, Eiweißbausteine oder Vitamine. Hier scheidet der Körper nur das **Übermaß** aus: wie viele Zeitgenossen z.B. auf sehr hohe Dosen an Vitamin C mit Durchfall reagieren. Hier findet der Spruch des Paracelsus seine Berechtigung:

„Die Dosis macht das Gift!"

Umgekehrt kann man aber daraus auch schließen, dass alle Dinge ab einer bestimmten Dosis irgendwann einmal eine Giftwirkung entfalten. Diese Giftwirkung hängt natürlich in erster Linie von der Substanz ab, so hat Quecksilber eine wesentlich höhere Giftwirkung als Kochsalz, aber natürlich hängt sie auch vom Betroffenen ab: Erdbeeren an sich sind ein wunderbares, wertvolles und schmackhaftes Obst – zumindest wenn sie aus organischem Anbau stammen. Sie können aber im Einzelfall eine erhebliche Giftwirkung entfalten (beim Allergiker), und einige Kilogramm Erdbeeren bekommen sicherlich nur den wenigsten Zeitgenossen. In diesem Sinne lässt sich Paracelsus' berühmter Satz umdrehen:

„Alles ist Gift – es kommt nur auf die Dosis an!"

Im Folgenden wird das Verhältnis zwischen Dosis und Gift noch einmal unter einem anderem Licht betrachtet werden, im Moment kommt es allerdings nur auf eine wichtige Feststellung an: **Alle** Dinge können uns vergiften. **Viele** Dinge können uns allerdings auch großen Nutzen bringen und uns gegen Vergiftung schützen, genannt seien an dieser Stelle z.B. die Antioxidanzien (Vitamine und Mineralstoffe) oder aber Pufferstoffe, die Gifte aus dem Darmlumen aufnehmen und binden wie z.B. Heilerde, Flohsamen, medizinische Kohle und anderes.

Der Körper reagiert entsprechend auf Dinge, die in ihn eindringen, mit Integration – wenn diese Substanzen von irgendeinem Nutzen für den Körper sind – oder mit Ausscheidung, wenn sie keinerlei Nutzen bringen oder sogar schaden können. Substanzen, die von keinerlei Nutzen für den Körper sind, schaden meist indirekt, indem sie z.B. den Stoffwechsel, den Hormonhaushalt oder das Immunsystem blockieren, Schadstoffe sind immer eine Herausforderung für das Immunsystem selbst. Wird die körpereigene Abwehr nicht mit diesen Substanzen fertig, greifen Sie in unser Stoffwechselsystem ein – doch hierzu später mehr. All diese Stoffe sind im letzten Sinne **Gifte** und die Belastung des Organismus mit diesen Substanzen daher eine **Vergiftung.**

In diesem Sinne zählen zu den Giften:

- falsche Ernährung oder ein Zuviel oder Zuwenig an bestimmten Nahrungsmitteln, wobei der Typ und die evtl. vorhandene Krankheit entscheiden, welche Nahrungsmittel dem Organismus dienen und welche schaden (s. vorangegangenes Kapitel)
- Rauchen, Alkohol, Drogen-, Medikament- oder Genussmittel
- Abgase und andere Luftschadstoffe wie z.B. bodennahes Ozon oder der in jüngster Zeit diskutierte „Feinstaub"
- Chemikalien wie Farben, Lacke, Lösungsmittel, Verdünner
- Pflanzenschutzmittel (Insektizide, Pestizide u.a.)
- Kunststoffe (PVC, Plastik), Erdölprodukte
- Metalle (wie z.B. Amalgamfüllungen in Zähnen, Aluminium in Dosen etc.)
- Stoffwechselprodukte körperfremder Mikroorganismen (Bakterien, Pilze, Parasiten etc.)
- Strahlungen (Mikrowelle, Radar, Röntgen, harte UV-Strahlung, Erdstrahlen, Elektrosmog)
- Das normale Maß übersteigende Wärme- und Kältereize

All diese Dinge führen den menschlichen Organismus ab einer bestimmten Stärke und Einwirkungsdauer von seiner optimalen Funktion weg. Der Körper kann dann auf bestimmte Anforderungen nicht mehr physiologisch, also gesund, reagieren. Die Folge ist Krankheit. In diesem Sinne ist Krankheit immer der Ausdruck für eine nicht vollständige Entgiftung. Vollständige Entgiftung ist hingegen – wenn sie auch unangenehm ist – immer ein Zeichen für beginnende Heilung.

Eine weitere „Eskalationsstufe" der Entgiftung ...

Entgiften kann der Körper allerdings nicht nur über normale oder gesteigerte Ausscheidungen alleine. Letztere werden oftmals begleitet von einem mehr oder minder heftigen Entzündungsgeschehen am betroffenen Organ, wobei sich die Entzündung natürlich auf den ganzen Organismus auswirkt.

Entzündungszeichen sind Rötung, Schwellung, Überwärmung, Schmerz und beeinträchtigte Funktion. Daneben kann es – muss nicht –auch noch zu Entgiftungserscheinungen kommen, die per se unphysiologischer Natur sind: Pickel, Furunkel, Abszesse, eitrige Hauterscheinungen aller Art. Der Eiter stellt sozusagen die „Kriegsversehrten" der ausgetragenen Schlacht zwischen den körpereigenen Abwehrkräften und den Schad- oder Giftstoffen dar. Er wird auf allerlei Wegen aus dem Körper abgeleitet, bekannte Erscheinungen bei den chronisch-entzündlichen Darmerkrankungen sind **Abszesse** und **Fisteln**.

Dennoch, so schmerzhaft und unangenehm, ja manchmal gefährlich solche Krankheitserscheinungen sind, sie sind tatsächlich Zeichen einer gerade erfolgenden Entgiftung, ebenso wie jede **Entzündung** im Körper ein Zeichen für einen gerade stattfindenden Entgiftungsprozess ist. Dass der Körper zu diesen Mitteln greifen muss, um sich eines Schadstoffes zu entledigen, beweist nur, dass es auf „normalem" Wege, wie etwa über Schweiß und Stuhlgang, in diesem Moment unmöglich wäre. Es wäre wohl möglich, diese Gifte physiologisch zu entsorgen, doch es würde angesichts der momentanen Giftbelastung zu einem „Stau" im Körper kommen, der eine vollständige Ausscheidung vereiteln würde.

„Jenseits der Ausscheidung …"

Der Körper ist fortwährend damit beschäftigt, Dinge, die er nicht gebrauchen kann, auszuscheiden. Je nach Menge und Stärke dieser Schadstoffe sind die Ausscheidungen mehr oder weniger heftig. In diesem Sinne unterscheidet man auch zwischen **physiologischen** Ausscheidungen – Ausscheidungen, die im Normalbereich liegen – und **pathologischen,** verstärkten Ausscheidungen. Physiologische Ausscheidungen sind Schweiß, Tränen, Urin, Kot, Nasenschleim, Ohrenschmalz u.a. Wird der Körper nun mit einer Giftsubstanz konfrontiert, steigert er diese Ausscheidungen, je nachdem, wie stark die Giftwirkung der Substanz ist. Es kommt zu Durchfall, Schweißausbrüchen, Wasserharnruhr (gesteigertem Wasserlassen), Nasen- und Ohrenlaufen usw. oder, wie gerade gesehen, suchen sich die Ausscheidungen „Umwege" und kommen als Entzündungen aller Art wieder zum Vorschein. Übersteigerte Ausscheidungen sind immer Kennzeichen für ein **akutes** Geschehen, d.h., der Körper setzt sich im Moment aktiv mit den Giften, die auf ihn einwirken, auseinander. Ich werde später, wenn es um den so genannten **„akuten Schub"** der chronisch-entzündlichen Darmerkrankungen geht, noch einmal darauf zurückkommen.

Bevor die moderne Medizin im Verbund mit der Hygiene die schweren Infektionskrankheiten wie beispielsweise die Cholera nahezu ausgerottet hat, konnte diese Ausscheidungstätigkeit den Betroffenen das Leben kosten. Der Durchfall kostete den Cholerakranken einen Großteil seiner Körperflüssigkeit und er starb an Austrocknung. Die Choleraerreger waren demnach für den Körper eine solch starke Giftbelastung, dass er sie **um jeden Preis loswerden wollte** – sogar um den Preis des eigenen Lebens.

Doch wie gesagt, der modernen Medizin verdanken wir, dass es zumindest in den hygienisch gut versorgten Regionen der Welt nicht mehr so weit kommt. Nur noch selten verlieren Menschen durch akute Infektionskrankheiten ihr Leben, und wenn, dann auch nur mehr in Ausnahmesituationen wie nach Naturkatastrophen, wenn Sauberkeit und ärztliche Versorgung fehlen, mal abgesehen von den ganz armen Ländern. Vor allem in der westlichen Zivilisation sterben die Menschen an anderen Krankheiten, die chronischer Natur sind. Womit sich der Kreis schließt. Denn das Fehlen hoch akuter Infektionskrankheiten oder allgemein lebensgefährlicher Ausscheidungsvorgänge aufgrund von dramatischen Giftbelastungen wirft Fragen auf. Fehlen etwa diese Giftbelastungen? Oder sind die Gifte gar aus unserem Leben verschwunden? Zweifellos sind die Belastungen mit natürlichen Giften wie Bakterien, Viren oder anderen Erregern, eben bedingt durch verbesserte Hygiene, weniger geworden. Doch dafür sind viele neue Belastungen hinzugekommen, denen wir früher nicht ausgesetzt waren.

Die **künstlichen Substanzen,** die der Mensch in die Welt gebracht hat, sind mehr geworden. Und alle sind für den Körper in irgendeiner Weise schädlich oder aber zumindest sind sie unbrauchbar. Warum gibt es dann nicht mehr diese ganzen heftigen Abwehrreaktionen in Form von akuten Durchfällen, Schweißausbrüchen etc., wie das früher bei Epidemien der Fall gewesen ist? Natürlich fängt sich auch heute noch der ein oder andere eine akute Salmonellenvergiftung ein, aber insgesamt können wir feststellen, dass zumindest in der westlichen Hemisphäre so gut wie niemand mehr an übersteigerten Ausscheidungen stirbt – etwa durch Durchfall „austrocknet".

Die Wahrheit ist, dass wir nach wie vor Gifte in unserer Umwelt haben, mit denen sich unser Abwehrsystem auseinandersetzen muss – und sogar viel mehr als früher. Wenn wir die Liste der oben stehenden Belastungsfaktoren für unseren Körper prüfen, müssen wir feststellen, dass viele eben dieser Faktoren noch vor 50 Jahren gar nicht – oder zumindest nicht im heutigen Maße – existierten. Auch sind viele künstliche Dinge hinzugekommen, mit denen der Körper nicht so umgehen kann wie mit natürlichen. Es müsste uns demnach theoretisch wesentlich schlechter gehen als früher, trotzdem ist die Lebenserwartung in den letzten Jahrzehnten immer noch angestiegen, und Infektionskrankheiten – das wichtigste Zeichen einer darnieder liegenden Abwehr – kommen nur noch selten vor. Tatsache ist, dass der Körper all diese Schadstoffe immer noch aufnimmt und irgendwie mit ihnen umgehen muss. Und keine noch so raffinierte Technologie kann uns vollständig vor ihnen schützen. Und bei immer mehr schädlichen Einflüssen hat der Organismus keinerlei Chance, alles auszuscheiden. Er muss diese Schadstoffe daher irgendwie und irgendwo deponieren, also ablagern. Und dies tut er andauernd.

Da der Körper intelligent ist, versucht er, die Schadstoffe, derer er sich nicht entledigen kann, irgendwo abzulagern, wo sie möglichst keinen Schaden anrichten. Am wenigsten Schaden richten Gifte und Schadstoffe im Binde- und Fettgewebe an.

Ist eine Person beispielsweise übergewichtig, so ist dieses Übergewicht keineswegs notwendig – zumindest nicht in der heutigen Zeit und unter den allgemein in der westlichen Hemisphäre vorherrschenden Lebensbedingungen. Es handelt sich hierbei bereits um eine Ablagerung – eine so genannte „Deposition" – nämlich von Fettgewebe. Wobei dieses Fettgewebe früher immerhin noch eine physiologische, eine sinnvolle Funktion erfüllte: Es stellte einen Vorrat zur Überbrückung von Zeiten der Nahrungsmittelknappheit dar. Heutzutage haben wir diese Zeiten nicht mehr zu gewärtigen, dennoch nimmt die Zahl der Übergewichtigen ständig zu, mittlerweile auch schon unter

Kindern. Während diese Form der Ablagerung nach außen hin sichtbar ist, sind es die meisten anderen nicht. Und noch etwas anderes ist bei dieser „Zwischenlagerung" der Fall: Der Betroffene bemerkt davon in aller Regel nichts (sieht man vom Übergewicht einmal ab), zumindest in der Anfangsphase. Die Vergiftung ist, wie es so schön im Fachjargon heißt, „latent".

Gifte und Schadstoffe werden zunächst in den Zellzwischenräumen abgelagert, treten gelegentlich auch an der Körperoberfläche in Erscheinung, z.B. als Pigmentveränderungen, Warzen etc. Immerhin kommt es nunmehr nicht zu den hochdramatischen Krankheitserscheinungen, wie dies bei einer akuten Entzündung der Fall ist. Weswegen derlei Erscheinungen auch meist nicht als „Krankheitszeichen" gewertet werden.

In der „westlichen Zivilisation" haben fast ausnahmslos alle Menschen diese Ablagerungen, diese „Giftdepots". An sich ist diese Tatsache noch nicht schlimm, denn wie bereits gesagt, kann man sich trotz dieser Ablagerungen durchaus noch recht wohl in seiner Haut fühlen, ist noch wenig beeinträchtigt in seinem Befinden. Es kann sich wiederum ein Gleichgewicht einstellen bzw. die „normale" Ausscheidungsarbeit kann ungeachtet der bereits vorliegenden (leichten) chronischen Vergiftung aufrechterhalten werden. Allerdings kann diese Ausscheidung von Schadstoffen bereits ungewöhnliche Wege gehen, wie dies z.B. bei Allergien der Fall ist, bei chronischer Verstopfung und Verschleimung der Atemwege, bei Ekzemen, Furunkeln und so fort.

Angesichts der bereits bestehenden chronischen Belastungen ist das System der körpereigenen Abwehr natürlich besonders darauf bedacht, Schadstoffe oder sogar nur potentielle Schadstoffe „auszumustern" und schnellstmöglich aus dem Körper zu befördern. Da geschieht es schon mal, dass der Körper, wie man so schön sagt, „nicht zwischen Freund und Feind unterscheiden kann". Eigentlich unschädliche Stoffe werden bekämpft, und so entstehen heftige Abwehrreaktionen auf eigentlich harmlose Stoffe: Hund- und Katzenhaare, Staub, Blütenpollen, Obst etc. Auch Autoimmunreaktionen zählen in diesen Bereich, in dem die körpereigene Abwehr „übereifrig" arbeitet, allerdings haben wir es hier mit einer noch etwas weiter fortgeschrittenen Giftbelastung zu tun, wie wir später noch sehen werden. Der Körper hat sich als „Gegner" sich selbst auserkoren, nämlich das eigene Gewebe. Das bedeutet nicht mehr und nicht weniger, als dass im Immunsystem einiges im Argen liegt und man alle Kräfte aufwenden muss, um die Situation zu bereinigen.

In der Ablagerungsphase, der „Depositionsphase", werden Grundlagen für tiefgehende chronische Krankheiten gelegt, sofern die Giftbelastung nicht gestoppt wird, und das Abwehrsystem dazu angehalten, bereits deponierte Schlacken (Gift- oder Schadstoffe) aus dem Körper zu befördern. Wer jahrelang täglich viel Fleisch ist, obwohl es nicht seinem Stoffwechseltyp entspricht, belastet beispielsweise seinen Organismus mit Harnsäure (neben einigen anderen Säuren), und zwar in einer Art und Weise, der das Stoffwechsel- und Ausscheidungssystem nicht gewachsen ist. Harnsäure verbleibt somit im Körper und wird, da sie ein aggressives Gewebegift für den menschlichen Organismus darstellt, vom Körper mit Mineralstoffen neutralisiert und schließlich bevorzugt – in der Form von Harnsäurekristallen – an den Gelenken abgelagert. Jahrelang merkt der Betroffene hiervon nichts, doch diese Kristalle verhalten sich an den Gelenken wie Schmirgelpapier und zerstören zunehmend Knorpel (Arthrose), sodass schließlich „Knochen auf Knochen reibt", um dies einmal laienhaft auszudrücken, mit entsprechenden Schmerz- und Entzündungszeichen (Arthritis, Gicht).

Da man an Arthrose und Arthritis (Gicht) sehr schön die Wirkung solcher Ablagerungen auf den Organismus beschreiben kann, lässt sich auch der Gichtanfall in das Bild von Giften und Entgiftung einfügen: Insbesondere tritt eben jener Gichtanfall bei Aktivitäten wie Fasten, Sauna etc. auf, Dinge mithin, die bei einer solchen Giftbelastung ja eigentlich „sinnvoll" wären, um die Ausscheidung anzukurbeln. Und doch zeigt sich hier, dass die Bewegung, die mit einer „Entgiftungsmaßnahme" in den Organismus kommt, zunächst einmal eine Verschlechterung des subjektiven Zustandes herbeiführt. Objektiv ist der Gichtanfall – jedenfalls, wenn er durch Fasten herbeigeführt wurde – ein Zeichen beginnender Verbesserung. Die festsitzenden Kristalle werden wieder in Lösung übergeführt (Mobilisierung), da beim Fasten die Ausscheidungen intensiviert sind, und damit wird die „gebundene" Harnsäure wieder frei – um beim armen Betroffenen allerlei Pein auszulösen. Die Entzündung ist eine Phase, die in der „Vergiftungshierarchie" vor der Ablagerungsphase steht, und damit ist der durch Fasten herbeigeführte Gichtanfall ein Zeichen der Verbesserung der Gesundheit, auch wenn er dem Betroffenen Qualen zufügt. Wie ich weiter unten noch zeigen werde, spricht man in der Naturheilkunde, in der Entgiftung, von einer **„regressiven Vikariation"**.

Dass die Deposition, die Ablagerung von Giften, kaum anhand von subjektiven Symptomen bemerkt wird, hingegen der rückwärts gerichtete Vorgang, die Entgiftung (Lösung von Ablagerungen) meist subjektive Krankheitszustände auslöst, ist ebenso Chance wie Gefahr. Der meist zu Bequemlichkeit neigende Zeitgenosse wird bei kaum vorhandenen Symptomen – trotz objektiv vorhandener Giftlage – nicht ohne weiteres bereit sein, eine Entgiftungstherapie in Angriff zu nehmen.

Im ungünstigsten Falle kann der Organismus zwar weiterhin Schadstoffe freisetzen, jedoch ist der Schadstoffeintrag immer größer als die Ausleitung, und die Vergiftung sowie die Abwehr- und Stoffwechsellage des Körpers werden zunehmend kritischer. Die Latenzzeit kann dabei allerdings noch fortdauern, der Betroffene sich noch viele Jahre einigermaßen wohl fühlen. In dem „einigermaßen", einer bereits beeinträchtigten Form des „Wohlfühlens", das mit chronischer Müdigkeit, Abgeschlagenheit, Infektanfälligkeit und dem, was man im Volksmund so schön als „Zipperlein" bezeichnet, einhergeht, sieht man – ob aus Bequemlichkeit, Faulheit oder Unwissen, sei mal dahingestellt – gemeinhin noch keinen Handlungsbedarf, sich ernsthaft mit seiner Gesundheit auseinander zu setzen. Doch mit dem Festhalten an der gewohnten Lebensweise stellen sich irgendwann die ersten untrüglichen Zeichen einer chronischen Krankheit ein ...

Jetzt wird's arg: Chronifizierung von Leiden

Würde der Organismus jeden kleinen Fehler, den wir im Laufe unseres Lebens begehen, mit Krankheit beantworten, es würde uns permanent schlecht gehen. Der intelligente Körper hat trotz der Tatsache, dass die meisten krank machenden Reize und Einflüsse ein Kind der Neuzeit sind, also noch bis vor einigen hundert Jahren kaum oder zumindest in wesentlich geringerem Maße als heute vorhanden waren, eindrucksvoll „vorgebaut". In einem Sinne, dass wir eine gewisse Gift- oder Schadstoffbelastung ohne subjektive Symptome kompensieren können, wie die oftmals jahre-, unter Umständen auch jahrzehntelange Beschwerdefreiheit selbst bei notorischen „Gesundheitssündern" beweist.

Doch wie bei so vielen Dingen gibt es auch im Bereich der Schadstoffbelastung und daraus resultierenden Neigung zu Krankheiten einen gewissen Punkt, an dem ein Tropfen das Fass zum Überlaufen bringt. Und hier liegt ein gravierender Denkfehler vor: Die meisten Zeitgenossen, von größeren subjektiven Symptomen verschont, denken an einem Zeitpunkt, an dem nun „wie aus heiterem Himmel" wirklich schwere Krankheitsbilder auftauchen wie Diabetes, Rheuma, Gicht, die Folgen von Arteriosklerose (im schlimmsten Falle Herzinfarkt) oder eben auch chronische Krankheiten des Verdauungstraktes, sie würden „urplötzlich" krank. Die Krankheit nichts anderes als ein Schicksalsschlag, der willkürlich und unpersönlich den einen trifft und den anderen eben verschont? Mit dem Vorwissen, dass der Körper Belastungen durch Schadstoffe, Gifte (hierzu gehören auch psychische Gifte wie Stress!) bis zu einem gewissen Punkt ausgleichen kann, aber darüber hinaus mit Krankheitssymptomen reagieren **muss,** wenn er überhaupt noch die Situation retten will, macht es sicherlich erforderlich, die Hypothese von der Krankheit als Schicksalsschlag zu überdenken.

„Gestern war noch alles in Ordnung", heute dagegen ist die Krankheit da. So extrem ist es nicht immer, doch oft genug entwickeln die meisten chronisch Kranken nach jahre- bis jahrzehntelanger (Gift-)Belastung binnen einiger Monate schwere Krankheitsbilder. Genau dieser Punkt ist es, der die meisten Zeitgenossen in der Überzeugung belässt, mit einer Pille, die das Symptom zum Verschwinden bringt, sei auch die Krankheit besiegt. **Den Zusammenhang zwischen Schadstoff- oder Giftbelastung und Krankheit vermögen die meisten Menschen nicht herzustellen, gerade weil der Körper die Fähigkeit hat, seine Funktionen trotz diverser Schadstoffeinflüsse so lange aufrechtzuerhalten!**

Krankheit, chronisches Leiden, tritt – biochemisch und biophysikalisch betrachtet – an dem Punkt auf, an dem der Körper nicht mehr in der Lage ist,

Gifte und Schadstoffe auszuscheiden oder wenigstens dort zu deponieren, wo sie keinen Schaden anrichten können (im Zwischenzellraum, im Bindegewebe). Man könnte sagen, das „Giftfass ist voll", läuft aus, und das Gift verätzt die Umgebung, bildlich gesprochen. Die körpereigenen „Mülldeponien" sind voll, jetzt geht es an die Substanz. Der Körper **muss** die überbordenden Schadstoffe nun an Orten unterbringen, wo sie Körperfunktionen beeinträchtigen. Das Ergebnis ist die chronische Krankheit. Der Mensch leidet nun permanent, und (Schmerz-)Pillen können vielleicht sein Leiden lindern, an der Tatsache der chronischen Krankheit indes ändern sie nichts, ja im ungünstigen Falle verschlimmern sie es nur. Da diese chemischen Therapeutika niemals vollständig verstoffwechselt werden können, müssen die Reste wiederum irgendwo deponiert werden – und behindern dabei vielleicht noch die noch mögliche Entgiftungsarbeit des Organismus. Die Giftbelastung steigt mit der Einnahme chemisch definierter Therapeutika.

Bereits bei den akuten Erkrankungen war es ja so, dass Chemotherapeutika die Entgiftungsarbeit des Körpers behindert haben. Das ist nicht immer von Nachteil, wie das Beispiel mit den Infektionskrankheiten gezeigt hat. Massive Entgiftungserscheinungen – wie Durchfall, der den Körper austrocknet – können lebensgefährlich werden. Sterben müssen sollte an einer Entgiftung niemand (ja, es ist richtig, auch wenn es widersprüchlich klingt: wir sterben im Grunde genommen nicht an der **Ver**giftung, sondern an der **Ent**giftung, oder, in vielen Fällen, auch an einer **mißlungenen** oder **fehlgeleiteten** Entgiftung!), daher ist der Einsatz von Chemotherapeutika in derlei Situationen nur recht und billig. Doch die Giftstoffe verbleiben im Körper, und früher oder später muss sich der Organismus damit auseinander setzen. Auch bei den chronischen Erkrankungen bringen Chemotherapeutika nur mehr einen **Aufschub,** nicht jedoch eine Heilung.

Kein Mensch sollte unerträgliche Schmerzen erdulden müssen, wenn allopathische Medikamente (allopathisch = gegen die Krankheit gerichtet) zur Verfügung stehen. Dennoch sollte bei der chronischen Erkrankung neben der Schmerz- und Symptomtherapie immer auch eine Entgiftungstherapie stehen. Die Entgiftungstherapie führt die Krankheit auf dem Weg zurück, da sie den Körper von Schadstoffen befreit oder ihn aber befähigt, sich selbst ihrer zu entledigen. Langfristig wird damit auch eine chronische Krankheit wieder geheilt werden können, jedenfalls bis zu einem gewissen Punkt …

Der „Point of no return" – die dauerhafte Schädigung

Chronische Krankheiten, Körperschäden, chronische Vergiftungen – sie sind das eigentliche Übel unserer modernen Zivilisation, welche die akuten, lebensbedrohlichen Infektionskrankheiten weitestgehend hinter sich gelassen hat. An ihnen sterben fast alle Zeitgenossen. Auch der akute Herzinfarkt, eine der häufigsten Todesursachen, ist letztendlich auch nur das Ergebnis einer langen chronischen Krankheit, nämlich von Durchblutungsstörungen.

Wie dem auch sei, trotz der Problematik chronischer Krankheiten und trotz des Heeres an chronisch Kranken, denen ein in erster Linie finanziell, aber auch therapeutisch mittlerweile völlig überfordertes Gesundheitssystem gegenübersteht, zeichnet sich der menschliche Körper durch eine enorme Regenerationsfähigkeit aus. Heilungschancen bestehen in vielen Fällen, wenn die richtige Therapie eingesetzt wird und vor allen Dingen der Patient aktiv an seiner Wiedergenesung mitarbeitet. Auch chronische Krankheitsbilder haben eine Heilungschance, sofern die der Erkrankung zugrunde liegenden Belastungen noch keine bleibenden Körperschäden hinterlassen haben.

Damit sind durchaus nicht nur so offensichtliche Schäden wie etwa das amputierte Raucherbein gemeint, vielmehr können Schadstoffe ab einer gewissen Konzentration Körperfunktionen so beeinträchtigen oder außer Kraft setzen, dass eine vollständige Wiederherstellung nicht mehr möglich ist. Beispiele wären eine chronische Niereninsuffizienz, eine Leberzirrhose oder Arthrosen mit Gelenkversteifung. Selbst unter optimaler Therapie mit dem Schwerpunkt auf Entgiftung ist es nun für den Körper nicht mehr möglich, in den ursprünglichen Zustand zurückzufinden, nämlich zu voller Funktionstüchtigkeit. Der betroffene Patient muss bereits viele Einschränkungen in Kauf nehmen, und wenn er mit seiner Gesundheit nachlässig umgegangen sein sollte, muss er jetzt zwangsweise auf die Dinge verzichten, auf die er lange vorher zur Krankheitsprävention freiwillig hätte verzichten sollen: so z.B. Süßwarenkonsum

(Diabetes), Alkohol (Leberzirrhose), säurebildende Speisen (rheumatischer Formenkreis), um nur einige zu nennen. Würde er jetzt noch weiter „sündigen", hätte das höchst unangenehme Konsequenzen. Darüber hinaus müssen eine Menge Medikamente eingesetzt werden, den Zustand überhaupt noch einigermaßen erträglich zu halten.

Viele Menschen sind – z.B. berufsbedingt – Schadstoffbelastungen ausgesetzt, die der Organismus jahre-, vielleicht jahrzehntelang kompensieren kann, ohne seine physiologischen Funktionen zu verlieren. Doch später, vielleicht viel später, die eigentliche Ursache mag schon Jahre zurückliegen, treten Symptome auf, die auf eine chronische Krankheit hinweisen. Auch wenn der Betreffende vielleicht schon ein Jahrzehnt – oder länger – nicht mehr an der gesundheitsbelastenden Arbeitsstelle ist, können die „alltäglichen" Vergiftungen auch hier wieder das Fass zum Überlaufen bringen, und es ist für den Therapeuten schwer, auf die eigentliche (weit zurückliegende) Ursache des Krankheitsgeschehens zu schließen.

Viele, die jahrelang ohne größere Symptome gelebt haben, bekommen früher oder später ein schweres chronisches Leiden, oftmals gänzlich „ohne Vorwarnung". In diesem Sinne ist so mancher, der sich öfters einmal einen grippalen Infekt einhandelt, vielleicht sogar gesünder als derjenige, der jahrelang symptomfrei lebt, denn kleinere akute Erkrankungen sind durchaus – im Sinne einer Reinigung – für das allgemeine Wohlbefinden gut. Personen, die in ihrer Jugend anfällig und kränklich waren, sind oft im fortgeschrittenen Lebensalter widerstandsfähig, zäh und stark. Dies liegt nicht nur am vielleicht ausgeprägteren Gesundheitsbewusstsein, sondern auch an der Tatsache, dass Giftabwehr und Immunsystem vom Lebensanfang an immerzu und regelmäßig trainiert wurden.

Die chronische Krankheit im Sinne einer Degeneration (nichtumkehrbarer Organschädigung) kann als eine Art „letzter Aufschrei" des Körpers verstanden werden: „STOPP! BIS HIERHER UND NICHT WEITER!" Doch leider ist die chronisch-degenerative Krankheit beileibe nicht die letzte „Eskalationsstufe". Wenn die Schadstoffzufuhr wiederum nicht gebremst wird, kommt es zur letzten Maßnahme des Körpers: zur Zellneubildung oder im Fachbegriff:

Neoplasie. Und Neoplasie ist nichts anderes als das „Schreckgespenst" der modernen Medizin: der Krebs.

Wenn „alle Stricke reißen" …

Selbst ein so raffiniertes System wie der menschliche Körper muss irgendwann angesichts überbordender Schadstoffbelastung kapitulieren. Haben alle Notmaßnahmen – Ausscheidung, Entzündung, Ablagerung, Einlagerung und Degeneration – das „Giftproblem" immer noch nicht gelöst, kommt es zum letzten Schritt, einer völligen Umkehr der Vorgehensweise. Die Zellen, chronisch strapaziert unter dem Dauerreiz der Schadstoffbelastungen, entwickeln ein Eigenleben, das sich der Kontrolle durch den Organismus zu entziehen beginnt. Es kommt zu vermehrter Zellteilung, die Zelle, die je nach Gewebe bisher differenzierte Funktionen zu erfüllen hatte, entwickelt sich zurück: von der Atmung zur Gärung, von der spezialisierten Organzelle zur alles könnenden Stammzelle, vom „Gemeinschaftswesen" zum egoistischen Einzelgänger. Eine Krebszelle kehrt zu ihrer alten Versorgungsweise, zur Gärung zurück, die zwar weniger Energie liefert als die normale Zellatmung, aber den Vorteil hat, dass sie von ihrer Nachbarschaft unabhängig wird. Der „Egotrip auf Zellebene", wie ein bekannter Gesundheitsbuchautor die Krebsentwicklung einmal bezeichnet hat, vollzieht sich auf Kosten ihres Wirts. Nun ist die Zelle nicht mehr integrativer Bestandteil des Ganzen, sondern ein Parasit, der sich ohne Rücksicht auf Zell- und Organgrenzen zu teilen beginnt – oft in rasender Geschwindigkeit. Die Zunahme der Teilungsgeschwindigkeit erklärt den Begriff „Zellneubildung" (= Neoplasie) für Krebs.

Der Körper dreht sich um 180 Grad. Das schleichende Leiden – die chronische Krankheit – wird „plötzlich" durch ein wieder höchst akutes Geschehen abgelöst, was den Organismus binnen Monaten, gelegentlich sogar nur Wochen, zugrunde richten kann. Krebs ist nicht mehr – und nicht weniger – die „letzte Antwort" des Körpers auf Dauerbelastung mit Schadstoffen.

Das alleine ist schon schlimm genug. Doch die Therapie der orthodoxen Medizin ist in keiner Weise geeignet, diese Schadstoffbelastung aufzuheben, im Gegenteil: Chemotherapie, Bestrahlung und chirurgischer Eingriff lauten die Maßnahmen gegen den Krebs. Während letzter Eingriff sich auf rein mechanischer Ebene vollzieht (was für sich schon eine Belastung darstellt), sind die Chemotherapie und die Bestrahlung mit einer weiteren chemischen beziehungsweise physikalischen Schadstoff- oder Giftbelastung verbunden, die zwar unter günstigen Umständen die Krebszellen schädigt, aber den restlichen Organismus genauso in Mitleidenschaft zieht.

Unter sehr günstigen Umständen kann auch der Krebs noch durch eine Entgiftungstherapie geheilt werden, die allerdings radikal und tiefgehend sein muss. Wie auch immer: Je früher man damit beginnt, sich aktiv mit seiner Gesundheit auseinander zu setzen und auf die Signale seines Körpers zu hören, anstatt „unerwünschte Beschwerden" sofort mit Pharmaka zu unterdrücken, um so länger und stabiler erhält sich die Gesundheit.

Ein geniales System, Krankheit zu erklären

Die Idee, Krankheit als Reaktion des Körpers auf Schadstoffbelastung zu verstehen, stammt von dem deutschen Arzt und Homöopathen **Hans Heinrich Reckeweg** (1905–1985), der in Baden-Baden gelebt und gewirkt hat. Reckeweg war der Ansicht, dass die Schulmedizin – bereits zur Zeit seines Wirkens in den Fünfzigern – sich so viele Probleme selbst geschaffen hatte, dass sie ihrer nicht mehr Herr werden würde. Die Rede war von den bereits zur damaligen Zeit schon rapide zunehmenden chronischen Krankheiten, die mit orthodoxen Methoden nicht mehr in den Griff zu bekommen waren. Sein theoretisches Konstrukt, Krankheit als Grad der Schadstoffbelastung zu verstehen, schuf die Grundlage für eine Fusion moderner naturwissenschaftlicher Medizin mit einer der bekanntesten „alternativen" Heilweisen, die seit über 200 Jahren fortbesteht, nämlich der **Homöopathie.**

Deren Prinzip, **primum nil nocere,** passt hervorragend zu dem Konzept, Heilung durch Giftausleitung zu erreichen, da Giftausleitung oder Entgiftung, zeitig bei einem Kranken vollzogen, **sanft, gewiss** und **dauerhaft** zu heilen vermag, wie Samuel Hahnemann, der Begründer der Homöopathie, von ihr behauptete.

Das neue Konzept band die Krankheit gleichsam als „Freund" des Patienten mit in die Behandlung ein. Reckeweg sah Krankheit **nicht als sinnlosen Schicksalsschlag** an, sondern als einen **zweckmäßigen Vorgang,** der den Körper von Schadstoffen und Giftbelastungen befreien sollte. Auf direktem Wege in der akuten Krankheit, z.B. durch verstärkte Ausscheidungsvorgänge, aber auch indirekt, indem sie den Kranken ob dessen Symptomen zu einer Änderung seiner Lebensweise gemahnte. Er konstatierte, dass Krankheit nicht etwa etwas Mystisches, Unberechenbares darstellte, sondern dass aufgrund von Körperphysik und -chemie jeder Vorgang der Änderung physiologischer Prozesse im Organismus – Krankheit – einem vorhersagbaren Muster folgt.

„Stoffe treten in den Körper ein, werden dort durch andere Stoffe verändert, verändern wiederum selbst andere Stoffe im Organismus und wirken auf sie ein und werden dann – in anderer Zusammensetzung – ausgeschieden." Dieses Konzept vom Thema Krankheit und Gesundheit entmystifizierte die Homöopathie und machte sie gleichzeitig auch in schulmedizinischen Kreisen salonfähig. Die Wirkungsweise der Homöopathie, nämlich durch Verdünnung („Potenzieren") eine Umkehrung der Giftwirkung zu erreichen, erhielt hier erstmalig einen auch in unserer modernen Zeit wissenschaftlich begründbaren theoretischen Überbau.

Krankheit als Schadstoffbelastung zu verstehen ist sicherlich ein begrenzter und simplizistischer Ansatz, der noch viel Spielraum für Erweiterungen lässt, doch diese Wissenschaft, die Lehre von den Menschengiften oder **Homotoxikologie,** ermöglicht es erstmals, breiten Schichten ein Verständnis für das Geschehen in ihrem Körper im Falle von Krankheit zu vermitteln. Daher ist sie als Basis für alternative Gesundheitslehren möglichst vielen Kranken zu vermitteln. Gerade wenn Sie an einer chronischen Krankheit leiden, eröffnet Ihnen die Homotoxikologie eine völlig neue Sichtweise Ihrer Erkrankung, denn sie beinhaltet weit mehr als nur eine homöopathische Behandlung. Wenn Sie die Grundbegriffe dieser Wissenschaft verstanden haben, wird sich Ihr Verhältnis zu sich selbst, Ihrer Krankheit, der orthodoxen und der alternativen Medizin grundlegend ändern. Sie gibt den vielen Naturheilverfahren eine ganz neue Bedeutung, ohne die Notwendigkeit der Schulmedizin zu negieren. Sie hat – wenn ihre Lehren nur auf breiter Ebene verstanden werden – das Zeug zur Medizin der Zukunft und kann langfristig entscheidend zur Verbesserung der Volksgesundheit und vor allen Dingen auch zur Kostenminimierung im Gesundheitswesen beitragen.

Die Homotoxikologie hilft sogar der Schulmedizin, die bereits seit längerem wegen der schwerwiegenden Nebenwirkungen ihrer Therapien in Verruf gekommen ist, ihre Methoden wesentlich zielgerichteter anzuwenden, ihre Einsatzgebiete klarer zu definieren und die Schäden aufgrund ihrer Nebenwirkungen („iatrogene Krankheiten") zu minimieren. Dies wird vor allen Dingen dann der Fall sein, wenn sich Hochschulmedizin und komplementäre Medizin mehr füreinander öffnen.

Wie Sie später sehen werden, sind, wie gesagt, Homotoxikologie und antihomotoxische Therapie (= „Therapie zur Beseitigung von Menschengiften") weit mehr als Homöopathie. Sie kennen bereits ein Kapitel antihomotoxischer Medizin, wenn Sie das Kapitel „Ernährung" studiert haben. Die Homotoxikologie bezieht wie keine andere Medizin die aktive Mitarbeit des Patienten in das Krankheitsgeschehen mit ein, und darum ist sie so wertvoll. Viele andere Therapieformen wie Aspekte von TCM und Ayurveda, Schröpfen, physikalische Anwendungen, Heilfasten, Phytotherapie, Colon-Hydro-Therapie, um nur einige zu nennen, erhalten in der Homotoxikologie ihren theoretischen Überbau, ihre wissenschaftliche Begründbarkeit nach westlich-medizinischer Denkweise.

Sechs Phasen, 15 Ebenen – das homotoxikologische Schema in vereinfachter Form

Wie bereits in der Beschreibung oben zu erkennen, ließ Reckeweg in seinem Sechs-Phasen-Modell die Chronifizierung der Erkrankung mit der Schadstoffbelastung zunehmen. Akute Erkrankungen sind das Zeichen für eine gerade erfolgende Entgiftung. Erfolgreiche Entgiftung hat Gesundheit zur Folge. Gesundheit muss als Zustand einer Freiheit von Schadstoff- und Giftbelastungen angesehen werden.

Gelingt die Entgiftung nicht vollständig, müssen die Toxine (= Gifte) im Körper irgendwo deponiert werden. Der Organismus ist bestrebt, die Gifte dort abzulagern, wo sie möglichst keinen Schaden anrichten. Im Bindegewebe und im Zwischenzellraum kann eine bestimmte Menge von Schadstoffen ohne direkte Einwirkung auf die körperlichen Grundfunktionen deponiert werden.

Diese Phasen, die Phasen der physiologischen Ausscheidung (Exkretionsphasen), der pathologisch gesteigerten Ausscheidungsvorgänge (Inflammationsphasen, Entzündungen), und die Phase der Ablagerung von Toxinen (Depositionsphase) bezeichnet Reckeweg als **humorale Phasen.** Sie spielen sich im außerzellulären Bereich überwiegend in den Körperflüssigkeiten ab. In Fachausdrücken bezeichnet man derlei Krankheiten als akut, subakut oder bestenfalls subchronisch. In der Homotoxikologie gelten Erkrankungen der ersten drei Phasen als gut heilbar, der Körper kann hier auch aus eigener Kraft (ohne therapeutischen Reiz) das Terrain bereinigen, also wieder gesunden.

Der Phase der Ablagerung von Toxinen folgt eine solche, die ebenfalls Gifte deponiert, dies allerdings nicht mehr ohne Körperschädigungen bewerkstelligen kann. Reckeweg nannte diese Phase die **Imprägnationsphase.** Zwischen der Depositionsphase und der Imprägnation liegt eine imaginäre Scheidelinie, von Reckeweg als „biologischer Schnitt" bezeichnet. Sie markiert die Grenze zwischen der noch vorhandenen Eigenfähigkeit des Körpers, eine Giftbelastungssituation bereinigen zu können, und dem Zustand, ab dem dies nicht mehr ohne Hilfe von außen (z.B. in Form einer antihomotoxischen Therapie) möglich ist. Die humoralen Phasen (s.o.) haben eine günstige Tendenz zur Ausheilung, die jenseits des „biologischen Schnittes" liegenden so genannten **„zellulären Phasen"** – so genannt, weil sich die Gifteinlagerung nun innerhalb der Zellen abspielt – haben eine zweifelhafte Heilungstendenz. Die Imprägnationsphase lässt noch eine Heilung zu, allerdings unter bereits erheblich erschwerten Bedingungen. Die der Imprägnationsphase folgende **Degenerationsphase** beinhaltet nicht wieder gutzumachende Organschäden und lässt keine vollständige Heilung mehr zu. Die der Degenerationsphase als letzte Eskalationsstufe folgende **Neoplasmaphase** lässt zwar eine „Rückführung" (= „regressive Vikariation") in „harmlosere" Krankheitsphasen zu, allerdings wird die ursprüngliche Funktion völliger Gesundheit nicht wieder herstellbar sein.

Biologischer Schnitt

Exkretions-phase	Inflamma-tionsphase	Depositions-phase	Imprägna-tionsphase	Degenera-tionsphase	Neoplasma-phase
Physiologische, normale Aus-scheidung	Pathologische, gesteigerte Ausscheidung, Entzündungen	Ablagerung, nicht schädi-gend	Einlagerung, schädigend	Irreversible Funktions-beeinträch-tigung	Krebs (Zell-neubildung)

Abbildung 6: Vereinfachtes Schema der sechs Krankheitsphasen nach Reckeweg

Neben den Phasen von Krankheit – Schadstoffbelastung – von akut bis chronisch gibt es Krankheitsebenen, die – von oben nach unten verlaufend auf jeder der sechs Phasen – verschiedenen Körpergeweben zugeordnet sind. Eine Verschlimmerung oder Verbesserung der Situation kann zwischen verschiedenen Krankheitsphasen stattfinden, aber auch zwischen verschiedenen Körpergeweben (Ebenen). Z.B. ist die Inflammationsphase auf Ebene der oberen Atemwege (grippaler Infekt) wesentlich weniger schwerwiegend als die Entzündung auf Ebene des unteren Verdauungstraktes (akute Kolitis).

Die Ebenen, auf denen sich die Homotoxikose, also die Vergiftung, abspielen kann, gliedert Reckeweg in die Keimblätter, Ektodermale, Entodermale, Mesodermale und Mesenchymale (werden hier geschieden), diese wiederum in insgesamt 15 Gewebetypen, deren Einteilung eher für den interessierten Therapeuten als für den Laien von Belang ist.

Chronisch-entzündliche Darmerkrankungen und ihre Einordnung in der Homotoxikologie

Krankheitsgeschehen auf der Ebene des Verdauungstraktes beginnt mit den Ausscheidungen von Fäzes (Kot), Sterkobilin, Indol, Skatol (Faktoren der Eiweißfäulnis im Darm). Akute Situationen (Entzündungen) des Magen-Darm-Traktes werden oft ausgelöst durch Erreger wie etwa eine sich im Magen-Darm-Bereich niederschlagende Grippe, Salmonelleninfektionen oder, in früheren Zeiten und wesentlich unangenehmer: Shigellenruhr, Cholera usf. Der akute Durchfall, aufgrund o.g. Faktoren oder Lebensmittelunverträglichkeit, Allergien etc., steht allgemein für die Entzündungsphase. Kennzeichen für die Depositionsphase können sowohl Erschlaffungszeichen (Darmträgheit, Verstopfung) als auch subchronische Entzündungen des Verdauungstraktes sein, die noch keine größeren organischen Spuren hinterlassen (Reizdarm-Syndrom, Colitis mucosa etc.). Auch innerhalb einer Körperebene und innerhalb einer Phase sind Verschlimmerungen möglich, vor allem dann, wenn sich ein chronisches Krankheitsgeschehen, etwa Morbus Crohn oder Colitis ulcerosa, die in der Imprägnationsphase einzuordnen sind (4. Phase), sich in akuten „fulminanten" Situationen Luft verschaffen, dem akuten Schub. Solche Situationen werden weiter unten noch einmal aufgegriffen. Morbus Crohn und Colitis ulcerosa sind also der Imprägnationsphase zuzuordnen, vergleichbar mit Arthrosen und verschiedenen Organinsuffizienzen, stehen sie für ein chronisches Krankheitsgeschehen, aus dem der Körper aus eigener Kraft heraus nicht wieder zu vollkommener Gesundheit finden kann. Der Betroffene muss daher richtig angeleitet werden, bezüglich Ernährung, Entgiftungsarbeit, Darmsanierung und so weiter.

Dennoch ist es in vielen, natürlich nicht in allen Fällen möglich, wieder gute Gesundheit zu erlangen, wenn der Betroffene die erforderlichen therapeutischen Reize erhält und die Ernährung und seine Lebensweise den Umständen optimal anpasst. Eine vollständige Ausheilung ist nicht mehr möglich, wenn sich die Giftsituation gegenüber der Imprägnationsphase noch einmal verschärft und der Körper kein Ventil findet, sich der Schadstoffe zu entledigen (s.u.), die 5. Phase oder Degenerationsphase des Darmtraktes als Folge von Crohn und Colitis führt etwa zu Stenosen, Verwachsungen und Organinsuffizienz bis hin zu Subileus und Ileus (Darmverschluss, der, für sich genommen, ja wieder eine akute – lebensbedrohliche – Situation darstellt) oder auch zum Gegenteil, wie wir am Beispiel des „toxischen Megakolons" sehen. Dass bei chronisch-entzündlichen Darmerkrankungen, wenn sie nicht ganzheitlich therapiert werden, das Krebsrisiko mit den Jahren der Erkrankung tatsächlich steigt, ist wiederum ein Zeichen dafür, dass es bei der unbereinigten Situation zur Manifestierung der 6. Phase kommt (Zellneubildung, Krebs).

Sowohl Morbus Crohn als auch Colitis ulcerosa bedürfen einer einfühlsamen, langfristigen Therapie als auch der aktiven Mitarbeit des Patienten. Die hier vorgestellten körperlichen Aspekte der Erkrankung werden natürlich durch seelische ergänzt, auf die später noch eingegangen werden wird.

Allergien und Autoimmunkrankheiten als Zeichen einer chronischen Schadstoffbelastung und Vergiftung

In den meisten Fällen haben Betroffene chronisch-entzündlicher Darmerkrankungen bereits zum Zeitpunkt der Erstdiagnose eine eindrucksvolle Krankheitskarriere hinter sich, deren Symptome auf Fehlfunktionen des Immunsystems beruh(t)en. Ich selbst habe mich in meiner Kindheit jahrelang mit chronischen Sinusitiden (Nebenhöhlenentzündungen) konfrontiert gesehen, viele haben bereits eine Allergiekarriere, immer wiederkehrende Infekte der Atemwege, Hauterkrankungen wie etwa Neurodermitis, Ekzeme, Psoriasis, hinter sich, wenn sie mit Morbus Crohn oder Colitis ulcerosa konfrontiert werden, bei einigen kann die Kindheit oder die Jugend allerdings auch völlig „stumm" verlaufen sein, also ohne Krankheitssymptome, und die chronisch schwere Schadstoffbelastung macht(e) sich später in der chronischen Darmentzündung „Luft".

Alle diese Erkrankungen, ob Hauterkrankungen, Asthma, immer wiederkehrende Infekte oder Allergien, beruhen auf einer Fehlsteuerung des Immunsystems wie ja auch die Auto**immun**krankheiten allgemein. Man sollte sich als ganzheitlich orientierter Therapeut wie auch als aufgeschlossener Patient fragen, ob es sich bereits bei diesen Krankheiten nicht schon um so genannte „Systemerkrankungen" handelt, Krankheiten also, bei denen das gesamte Immunsystem oder das „System der Grundregulation nach Pischinger" (s.u.) entgleist ist, auch wenn sich die Krankheitssymptome nur an **einem** Organ zeigen.

Der Verdacht, dass der Zusammenhang auf Autoimmunkrankheiten hinausläuft, erhärtet sich spätestens, wenn sich bei einer schulmedizinischen Behandlung – beispielsweise von Asthma – nach erfolgreicher „Heilung" plötzlich

Hauterscheinungen zeigen wie etwa ein Ekzem. Auch hier gilt: Der Körper versucht sich einer Substanz zu entledigen, die im Körper den Stoffwechsel blockiert, das Immunsystem entgleisen lässt und weitere Schäden anrichten würde, evtl. sogar Organschäden, wenn sie längere Zeit im Organismus verweilen würde. Hier findet – im oben besprochenen „homotoxikologischen" Sinne – nicht nur eine Phasenverschiebung, sondern auch eine Organverschiebung von einem Gewebe ins andere statt.

Der Allergiker „sucht" sich hingegen „Stellvertreter" für die Toxine, die ihn belasten, um diese (meist harmlosen) Substanzen gnadenlos zu attackieren und den Körper um jeden Preis davon frei zu halten, was bis hin zum anaphylaktischen Schock gehen kann. Eine Erdbeere ist, zumindest aus biologischem Anbau, für sich betrachtet denkbar unschädlich. Erst für den Einzelnen, dessen Immunsystem entgleist ist, wird sie potentiell gefährlich. **Was** aber lässt das Immunsystem entgleisen? Die unschuldige Erdbeere ist es definitiv **nicht!** Es sind Substanzen, schädliche Substanzen, die das Immunsystem aus dem Gleichgewicht bringen, die Darmflora schädigen, die Zellen verschlacken und Entgiftungsorgane in ihrer Tätigkeit blockieren!

Genau so – und nicht anders – ist es bei den systemischen Autoimmunerkrankungen, nicht nur bei Morbus Crohn und Colitis ulcerosa, sondern auch bei PCP, Lupus erythematodes, Sklerodermie, Bechterew, Asthma, amyotrophischer Lateralsklerose usf., nur, dass das fehlgeleitete Abwehrsystem hier nicht gegen körperfremde Substanzen vorgeht, sondern gegen das körpereigene Gewebe.

Sind mit einer antihomotoxischen oder sonstigen ganzheitlichen Entgiftungstherapie aber die Schadstoffe aus dem Körper ausgeleitet, gehen allergische Symptome genauso zurück wie chronische Autoimmunerkrankungen, wenn diese sanfte Entgiftung von flankierenden therapeutischen Maßnahmen wie etwa Darmsanierung, Diät, moderater Bewegung und physikalischen Anwendungen begleitet wird.

Symptomverschiebung und „Vikariationen"

Die häufigste Problematik der schulmedizinischen Therapie ist die Symptomverschiebung. Krankheitszeichen, die an einem Organ unterdrückt worden sind, melden sich recht bald an einer anderen Stelle des Körpers wieder zurück. Wer also daher in seiner Jugend, was mittlerweile sehr häufig vorkommt, an Allergien, chronisch-rezidivierenden Infekten, Hauterkrankungen etc. zu leiden hatte und darob mit chemischen Pharmaka therapiert wurde, kann sich in späteren Jahren durchaus mit einer Autoimmunerkrankung konfrontiert sehen, wozu auch Morbus Crohn und Colitis ulcerosa zählen. Aus „heiterem Himmel", also gänzlich ohne Vorgeschichte, taucht eine solch chronische, schwerwiegende Erkrankung in jungen Jahren nur sehr selten auf. Aber gerade **weil** der Morbus Crohn auf den ersten Blick überhaupt nichts mit der im Kindergartenalter eventuell aufgetretenen Neurodermitis zu tun hat, fällt es Patienten wie Therapeuten schwer, hier Zusammenhänge zu erkennen.

Der ganzheitliche Therapeut wird in der Anamneseerhebung immer nach der „Vorgeschichte" des Patienten fragen, um effektiv (be)handeln zu können. Wer sich in der Therapie nur auf ein Organ oder einen Organbereich konzentriert (wie z.B. den Verdauungstrakt), wird mit einer ursächlichen Therapie fast immer scheitern.

Es gibt in der Schulmedizin den Ausdruck des „Locus minoris resistentiae", des Ortes der verminderten Widerstandskraft. Der Ort, an dem sich alle oder die meisten Symptome manifestieren, **ist** bereits ein „vorgeschädigter" Punkt des Körpers durch Toxine und Schadstoffe, durch eine ungeeignete Lebensweise oder aber durch genetische oder elterliche Vorbelastung, denn immer mehr Kinder werden heutzutage leider „krank geboren". Doch wer eine Krankengeschichte minutiös zurückverfolgt, wird in den allermeisten Fällen feststellen, dass das Befinden zweier oder mehrerer Organgruppen oft miteinander in Zusammenhang steht. Als praktizierender Homöopath hört man dann auch ganz oft Bemerkungen wie diese:

„Herr XXXXXXX, diese Ekzeme in meinen Ellenbeugen sind auf Ihre Behandlung wunderbar abgeheilt ... aber neuerdings machen mir meine

Nebenhöhlen wieder zu schaffen ... und die Nase läuft ... also das hatte ich zuletzt vor fünf Jahren, bevor ich die Ekzeme bekommen habe! Was haben Sie nur mit mir angestellt?"

Nun, angestellt eigentlich nur das Folgende: Schadstoffe, die schon längere Zeit in bestimmten Körperregionen „deponiert" waren, aber vom Körper nie richtig ausgeschieden werden konnten, wieder remobilisiert und zur Ausscheidung (über die Schleimhäute der Nasen und Nebenhöhlen) gebracht. Ebenso verhält es sich auch mit schwerwiegenderen chronischen Erkrankungen: Ist hier ein echter Heilerfolg erzielt worden, können sich bisweilen – und garantiert vorübergehend! – lange vergangene Beschwerden an einem ganz anderen Organ einstellen, die aber fast nie die Heftigkeit der „Ausgangserkrankung" erreichen. Dieser Umstand lässt viele Patienten schier an den Kenntnissen und Fähigkeiten des Homöopathen/ganzheitlichen Therapeuten zweifeln, und Letzterer hat es nicht immer leicht, seinen Kunden zur konsequenten Fortsetzung seiner Therapie zu ermutigen.

Wird allerdings die unter behutsamer Entgiftungstherapie eingetretene Umschichtung der Krankheit wiederum allopathisch (Reckeweg nannte es „retoxisch", d.h. so viel wie „rückvergiftend") behandelt, kann es durchaus sein, dass sich die alten Beschwerden wieder einstellen. Nur wenn sich die Phasenverschiebung zum Guten hin, die „regressive Vikariation" innerhalb der gleichen Körperebene einstellt, also z.B. vom Morbus Crohn über ein Reizdarmsyndrom hin zu gelegentlicher Verstopfung, und dann schließlich zur Heilung, kann der Patient die Verbesserung auch wirklich nachvollziehen. „Leider", so muss man fast sagen, werden bei den „Vikariationen" fast immer nicht nur die Krankheitserscheinungen an sich verstärkt oder abgeschwächt, sondern es findet auch eine Verlagerung von Organ zu Organ statt, wie von Verdauung zu Haut, von Atemwegen zu Haut usf.

Das Modell der Vikariation (innerhalb von Phasen und Ebenen) hat natürlich auch – therapeutisch betrachtet – einen ganz entscheidenden Vorteil. Man kann als Therapeut über ein beliebiges Organ „den Hebel ansetzen" und eine Entgiftungstherapie einleiten, zum Beispiel über die Nieren, die Haut oder den respiratorischen Trakt (Atmungsorgane). Da sich die Toxinausleitung gut über wenig belastete und voll leistungsfähige Organe bewerkstelligen lässt, wird der „Locus minoris resistentiae" geschont.

Der akute „Schub"

Chronische Erkrankungen haben beinahe nie einen gleichförmigen Verlauf, sondern zeichnen sich vielmehr durch „Schübe" aus. Ist die Krankheit an sich Zeugnis des Vorgangs biologisch-zweckmäßiger Schadstoffabwehr, so ist der akute Schub als seine Verstärkung zu werten. Der akute Schub ist homotoxikologisch betrachtet mit einem beinahe Ertrunkenen zu vergleichen, der Wasser aus der Lunge hustet, bevor er nach Luft schnappt.

Husten und nach Luft schnappen stehen symbolisch für ein „Aufbäumen" des Körpers, sozusagen für einen „Entgiftungsschlag". Dies erklärt auch, warum ein solcher Schub beim Absetzen der allopathischen Medikation – im Falle einer chronisch-entzündlichen Darmerkrankung – Kortisonpräparate, Mesalazin und Immunsuppressiva am wahrscheinlichsten ist. An diesem Punkt hat der Körper ja gerade Gelegenheit, mal ein wenig „Luft zu holen", und versucht über die bei den Schüben verstärkt auftretenden Ausscheidungsvorgänge vermehrt Giftstoffe in seinem Körper abzubauen.

Dennoch sollte man auch hier das Prinzip der Abwägung walten lassen: Dem Körper dabei zu helfen, Toxine rasch und wirkungsvoll ausscheiden zu können, ist in der Theorie ein guter Gedanke, in der Praxis im Falle eines solchen Schubes – gerade bei den chronisch-entzündlichen Darmerkrankungen – quasi nicht durchführbar. Die Einschränkung der Lebensqualität, der unumgängliche massive Schmerz und die unangenehmen Begleiterscheinungen, die nicht selten sogar lebensgefährlich werden können, sollten auch in der biologischen Therapie vermieden werden. Zweckmäßiger ist es, den akuten Schub nach dem Motto „So wenig wie möglich, aber so viel wie nötig" auf ein erträgliches Maß zu dämpfen, um dann nach abgeklungenen Akutsymptomen die Entgiftung – für den Körper sanfter – mit einer geeigneten Therapie einzuleiten. Deswegen gehört der akute Schub – insbesondere ab einer gewissen Stärke und wenn mit Begleiterscheinungen wie Fisteln, Abszessen, Subileus verbunden – immer noch in die Hände der Schulmedizin, wenn er anderweitig nicht mehr unter Kontrolle zu bringen ist. Wie bereits zu Beginn des Buches gesagt, sind fanatische Ansichten bei der Therapie chronisch-entzündlicher Darmerkrankungen fehl am Platze!

Das Problem beim Umgang mit dem akuten Schub ist, dass, wenn diese Zusammenhänge der biologischen Medizin nicht erkannt werden, immer **stärkere** Allopathika – mit immer stärkeren Nebenwirkungen – eingesetzt werden in der Hoffnung, die Krankheit so tatsächlich dauerhaft zu heilen, was auf diese Weise natürlich unmöglich ist. Diese Hilflosigkeit der orthodoxen Medizin ist es schließlich, die sie viele Krankheiten allgemein als „unheilbar" bezeichnen lässt, auch wenn es in Wirklichkeit keinerlei unheilbare Erkrankungen gibt, von den Organschädigungen mal abgesehen.

Der akute Schub ist nur ein verzweifeltes letztes Aufschreien des Körpers, der sich endlich seiner Toxine entledigen will. Hält er sich in einem vertretbaren Rahmen, so sollte man den Körper sanft bei seinen Entgiftungsmaßnahmen unterstützen. Wird dieses Maß jedoch überschritten, ist die orthodoxe Medizin gefragt, so zu therapieren, wie sie es schon seit etlichen Jahren – Gott sei Dank! – in der Chirurgie praktiziert: „minimal invasiv" – in jeder, also auch in medikamentöser Hinsicht!

„Ausweichphasen" oder: Warum es aus homotoxikologischer Sicht wenig Sinn macht, eine offene Fistel chirurgisch zu verschließen

Der Körper ist in seinen Bemühungen um das Vermeiden schlimmer Krankheiten so intelligent, sogar weniger verheerende „Stellvertreterkrankheiten" bei schlimmen Giftbelastungen zu setzen, sozusagen ein Ventil, durch das die Schadstoffe „entsorgt" werden können. Solange ein solches Ventil besteht, wird eine schwere Krankheit nicht zum Ausbruch kommen. Ein solches Ventil zur Ausscheidung bedrohlicher Giftmengen ist die in Kreisen chronisch-entzündlicher Darmerkrankungen wohl bekannte Fistel. Eine Fistel ist eine lästige, unangenehme Angelegenheit – **macht aber biologisch, zumindest wenn sie einen Ausgang zur Körperoberfläche findet, Sinn.** Solange sie ihre Sekrete wirklich zur Ausscheidung bringen kann, also offen ist, wird sie fortwährend den Körper entlasten.

111

Was sich mit der Fistel einstellt, ist eine Phase der Latenz. Eine Krankheit – aufgrund einer Schadstoffbelastung – ist im Körper anwesend, doch die Krankheit wird nicht zum Ausbruch kommen, da der Körper mithilfe der Fistel die Schadstoffausleitung mindestens auf dem Niveau der zugeführten Giftbelastung hält. Im günstigsten Falle erfolgt keine Vergiftung mehr von außen, oder die Schadstoffbelastung ist zumindest wesentlich kleiner als die Kapazität der Fistel, Giftstoffe auszuscheiden. Sollte dies der Fall sein, macht sich die Fistel an einem bestimmten Punkt selbst überflüssig, nämlich dann, wenn der Körper wieder in der Lage ist, die anfallenden Toxine auf physiologischem Wege auszuscheiden. In diesem Falle wird sie nach einer Weile von selbst zuheilen. Leider ist dies nur selten der Fall, und es stellt sich – unbehandelt – eine lange so genannte „Latenzphase" ein. Hält die Schadstoffbelastung unvermindert an oder ist aufgrund einer Enzymblockade die natürliche Toxinausscheidung behindert, kann die Fistel jahrelang bestehen, vielmals, ohne dass sich weitere gravierende Symptome einstellen. Was die Fistel in jedem Falle verhindert, ist die Manifestierung eines wesentlich gravierenderen Krankheitsbildes. Meist allerdings tritt eine Fistel begleitend mit starken Beschwerden auf, Zeichen dafür, dass der Körper wirklich alles daran setzt, eine massive Eskalation der Symptome zu verhindern, auch wenn die Krankheitserscheinungen mit Fistel schon schlimm genug sind.

Natürlich ist das Auftreten einer Fistel an sich schon mit zahlreichen Komplikationen behaftet, z.B. wenn sie nicht an die Hautoberfläche gelangt, sondern sich quasi „Zutritt" zu einem anderen Organ verschafft (Harnwege, andere Darmabschnitte), oder, was am gefährlichsten ist, keinen Ausgang findet und so einen Abszess bildet. Dennoch ist es aus rein biologischer Sicht nicht von Vorteil, eine Fistel operativ zu entfernen, zumindest dann nicht, wenn sie ihr Sekret frei zur Ausscheidung bringen kann wie z.B. bei der offenen Analfistel. Verschließt man die Fistel chirurgisch ohne jede weitere Maßnahme, wird sie sich – wenn auch erst nach einer bestimmten Zeit – entweder neue Wege suchen, oder aber durch den fehlenden „Kanal" wird der Organismus mit massivsten Krankheitssymptomen reagieren, die u.U. gefährlichere Auswirkungen haben können als die Fistel selbst (Beispiel: toxisches Megakolon oder Ileus). Man kann das ganze Geschehen dann mit einem „Rückstau" vergleichen: Ist die permanente Ableitung nicht mehr vorhanden, kommt es zu einem „Toxinstau", der nach einer Weile zu massiven Krankheitssymptomen führt. Die Tatsache, dass Fisteln sich auch oft im akuten Schub einstellen, spricht dafür, dass der Körper wirklich „alle Kanäle öffnet", um sich von einer Belastung zu reinigen.

Um nicht missverstanden zu werden: Es ist natürlich nicht verkehrt, eine Fistel durch Operation zu verschließen. Man sollte sich dabei aber immer vor Augen halten: Man hat einen – wenn auch unnatürlichen – „Kanal" des Körpers, welcher der Entgiftung diente, beseitigt und sollte sich recht bald daran begeben, die ursprüngliche Aufgabe der Fistel mithilfe naturheilkundlicher Therapien weiterzuführen. Eine akzeptable Vorgehensweise bei der Behandlung einer Fistel wäre z.B., präoperativ die Entzündungs- und Entgiftungsprozesse zu hemmen, die Fistel dann operativ zu entfernen und den „Toxinstau" im Körper nach der schulmedizinischen Therapie durch geeignete Maßnahme zu beseitigen. Im günstigeren Falle, wenn abseits einer bestehenden Fistel ein gutes Allgemeinbefinden vorliegt, können entgiftende Maßnahmen ohne vorhergehende schulmedizinische Behandlung (Antibiotika-Therapie, Operation) eingeleitet werden: Fleisch- und Allergenabstinenz (vgl. Kap. „Ernährung"), homöopathische Behandlung, Heilerde, Entsäuerungsmaßnahmen, Symbioselenkung etc.

Wird nach der chirurgischen Entfernung einer Fistel – auch wenn die übrigen Entzündungssymptome zum Abklingen gebracht worden sind – keine Entgiftung eingeleitet, werden sich nach einiger Zeit wiederum Entzündungssymptome sowie auch u.U. eine neue Fistel einstellen, denn: Es ist wohl die Entzündung behandelt worden, nicht aber die Ursache der Krankheit: die Vergiftung („Homotoxikose") oder Schadstoffbelastung. Selten ist eine Fistel bereits durch eine Ernährungsumstellung zu beseitigen. Gelegentlich handelt es sich bei einer Fistel auch um die Folgen einer Besiedelung mit extrem aggressiven, krank machenden Keimen im Darmtrakt. Diese setzen ebenfalls Stoffwechselprodukte frei, die auf den Organismus giftig wirken (z.B. Parasiten, Pilze, pathogene Bakterienstämme). Auch Viren tun dies, indem sie Körperzellen „besetzen" und ihre DNS einschleusen. Auch solche Schadstoffe lassen sich über eine Anregung der körpereigenen Giftabwehrmechanismen rasch aus dem Körper ausschleusen. Vorher müssen allerdings die lebenden Keime beseitigt worden sein.

Die „Neigung zu Fisteln"

Wer bereits öfter unter Fistelnfistelbildung gelitten hat, bei dem kann sich eine Neigung zu weiteren Fistelbildungen einstellen, auch wenn die Toxinbelastung des Körpers nicht sonderlich hoch ist: Eine Bindegewebsschwäche in den vormals betroffenen Bereichen (z.B. in der Analregion) kann dafür sorgen, dass sich selbst bei leichten Belastungen wieder eine Fistel einstellt, u.U. sogar ein Abszess. Daher ist bei jedem, der an einer solchen Bindegewebsschwäche leidet, besondere Aufmerksamkeit geboten, zusätzliche Schadstoffe über die so genannte „Grundbelastung" (= Schadstoffe, die wir nicht vermeiden können) hinaus zu vermeiden und darüber hinaus das Bindegewebe zu stärken. Fistelbildungen dieser Art sind sehr langwierig und schwierig zu behandeln. Hier sollte man m.E. nach an Schwermetallausleitungen denken, denn eine Belastung mit diesen Schadstoffen schwächt oft das Bindegewebe in ganz erheblichem Maße, so dass Fistelbildungen relativ häufig sind.

Kann der Körper sich selbst vergiften? – die Problematik von Krankheitsherden und Autointoxikation

Es müssen keineswegs immer Gifte und Schadstoffe von außen sein, die eine Krankheit erzeugen und in Gang halten. Indirekt kommt natürlich jede Belastung von außen auf den Körper zu, selbst wenn wir die Anlagen für Immundefekte oder fehlgeleitete Stoffwechselprozesse „ererbt" haben. Dennoch kann eine innerkörperliche Ursache eine einmal bestehende Krankheit unbemerkt oft Jahre, ja Jahrzehnte am Leben erhalten. Die Rede ist von chronischen Herdgeschehen, die beständig und subtil den Organismus belasten.

Herde befinden sich zu über 80 % im Kopfbereich, und davon wiederum mehrheitlich im Bereich der Zähne. Als erster und wichtigster Faktor wären hier natürlich Metallfüllungen, insbesondere Amalgam, zu nennen. Auch Schäden an der Zahnwurzel, unsachgemäße Behandlung kranker Zähne, chronische Eiterherde an der Zahnwurzel, quer liegende Zähne oder auch Weisheitszähne, die nicht zum Durchbruch gelangen oder „Nachbarn" verdrängen, sind hier zu nennen. Des Weiteren chronische Herde im Bereich der Stirn-

und Nebenhöhlen. Auch ständig vereiterte, ja gar entfernte Mandeln können ein Herdgeschehen darstellen. Überhaupt, so haben auch Untersuchungen gezeigt, scheinen chirurgisch entfernte lymphatische Organe die Inzidenz von Autoimmunerkrankungen allgemein zu erhöhen. Neben Mandeln und Lymphknoten gehört dazu z.B. auch der Blinddarm.

Chronisch-entzündliche Darmerkrankungen können ebenso als „progressive Vikariation" von Herden im Kopfbereich gesehen werden, also eine Verlagerung des Krankheitsgeschehens an einen anderen Ort unter Chronifizierung und Intensivierung.

Ein Heilpraktiker oder naturheilkundlicher Arzt wird Sie unter Umständen gleich zu Beginn der Behandlung nach Vorerkrankungen oder Krankheiten der Kindheit fragen. Bei wahrheitsgemäßer Beantwortung erkennt er, ob z.B. das lymphatische System mitbehandelt werden muss (was fast immer der Fall ist).

Wenn Sie sich eines solchen Herdes bewusst sind oder noch unsanierte Amalgam- oder andere Metallfüllungen haben (Gold ist weniger problematisch, aber nur, wenn es nicht mit anderen Metallen zusammen im Mund vorkommt!), weisen sie Ihren Therapeuten darauf hin. Es könnte sein, dass es sich dabei um den „Missing link" handelt, den letzten noch fehlenden Hinweis. Sie können keine vollständige Gesundheit erlangen, solange Sie an einem chronischen Herdgeschehen leiden, diese noch nicht saniert ist oder Sie noch Amalgamfüllungen tragen. Nach der Sanierung muss sofort eine umfassende Entgiftung erfolgen!

Natürlich sind Herde nicht die einzige Möglichkeit, eine „Vergiftung von innen" zu erzeugen. Auch vom Darm selbst können Vergiftungen, Schadstoffbelastungen und Stoffwechselbeeinträchtigungen ausgehen, schließlich handelt es sich hier um das größte immunologische Organ des Menschen. Das Problem von **Dyspepsien, Dysbiosen** und **intestinaler Autointoxikation** (Selbstvergiftung durch den Darm) wird im Detail im folgenden Kapitel über Darmsanierung durchgesprochen werden.

Wege der Entgiftung

Die ganze im wahrsten Sinne des Wortes „schwer verdauliche" Theorie ist notwendig, um zu verstehen, was ein naturheilkundlich orientierter Arzt oder Therapeut tut, wenn er Sie behandelt. Wenn Sie ein grundlegendes Verständnis über die Vorgänge in Ihrem Körper haben, wird Ihnen dies die Kraft verleihen, eine begonnene Therapie nicht einfach abzubrechen, wenn sich z.B. Symptome einer „Erstverschlimmerung" in Ihrem Körper einstellen (s.u.). Diese Theorie ist zugegebenermaßen kaum interessant zu gestalten. Auch die Wichtigkeit einer gesunden Ernährung begründend in Worte zu fassen ist nicht gerade wie ein spannender Krimi. Doch all dies benötigen Sie als „Rüstzeug" für den Start ins gesunde Leben.

Stellen Sie sich einfach einmal vor, sie würden sich beruflich selbständig machen. Zu Beginn ihrer Zeit als Freiberufler werden Sie bestimmt nicht mit wenig Aufwand viel Geld verdienen. Eher werden Sie am Anfang enorm viel arbeiten müssen, kaum Kunden haben, ständig mit der Bank Schwierigkeiten bekommen, und die Gefahr, dass Sie Pleite gehen könnten, begleitet Sie mit Sicherheit einige Jahre. Doch irgendwann einmal läuft es „wie von selbst" und Sie werden Ihren Arbeitsaufwand auf das Maß reduzieren können, der es Ihnen ermöglicht, ein gutes Auskommen zu erzielen. Genauso ist es mit einer naturheilkundlichen Therapie. Sie arbeiten Wochen und Monate mit Ihrem Therapeuten zusammen, halten sich strikt an eine vorgeschriebene Diät – und ein Erfolg will sich partout nicht einstellen. Sie werden mehrere Male drauf und dran sein, alles aufzugeben und sich wieder in die Bequemlichkeit der Schulmedizin (Analog: eines Angestelltenverhältnisses) begeben, die symptomatisch viel besser und schneller hilft. Doch wenn Sie aus sich selbst heraus Kraft schöpfen können oder Freunde haben, die Ihnen diese Kraft geben, werden Sie weitermachen.

Die Grundzüge der Theorie einer Entgiftung zu kennen ist, den Weg zu kennen, der den Körper schlussendlich gesunden lässt. Es ist nicht angenehm, es ist auch mit Kosten verbunden – genau so, wie es die Selbständigkeit zu Beginn auch ist – und die Erfolge werden lange auf sich warten lassen. Doch das Ergebnis erfolgreicher Selbständigkeit und erfolgreicher Therapie ist exakt das Gleiche: Freiheit und Unabhängigkeit.

Die hier vorgestellten Wege zur Entgiftung sind nur einige, nämlich genau die, mit denen der Autor bereits langjährige Erfahrungen sammeln konnte. Sie passen in unseren kulturellen Kontext der westlichen (Natur-)Medizin. Scheuen Sie sich aber nicht, auch andere Wege kennen zu lernen als die hier im Buch beschriebenen. Lösen Sie sich von dem Gedanken, dass eine Sache, die **einer** Person hilft, automatisch für **alle** mit ähnlichen Beschwerden gut sein muss. Doch eines sollten Sie in Ihrem eigenen Interesse tun: Ziehen Sie das, was Sie begonnen haben, konsequent bis zum Ende durch! Probieren Sie nicht heute das eine, morgen das andere. Sie werden sich verzetteln, und abgesehen davon wird es Ihnen langfristig keinerlei Erfolge bringen.

Ihr Körper ist wie eine Tür: Alle Türen erfüllen eine Funktion, sie trennen, und sie verbinden auch – nämlich unterschiedliche Räume. Und doch passt auf jede Tür ein anderer Schlüssel, obwohl alle Türen doch das Gleiche tun. Finden Sie den Schlüssel, der zu **Ihrem Körper** passt.

Wie der Körper sich selbst hilft: das System der großen Abwehr

Es ist ausgesprochen bemerkenswert, wie die Natur vorgesorgt hat. Evolutionstechnisch bedingt, hatte der Mensch nicht sehr viel Zeit, sich Schadstoffen, Belastungen und falscher Ernährung (Über-, Unter- oder Fehlernährung) anzupassen. Dennoch schafft es der Organismus, fühlbare Fehlfunktionen (Krankheitserscheinungen) über einen langen Zeitraum zu verdecken. Die Krankheit beginnt, wie wir schon oft festgestellt haben, bereits erheblich früher, als Krankheits**zeichen** im Organismus auftreten. Jahrelange subchronische, nicht wirklich schwerwiegende Erkrankungen wie Stirn- und Nebenhöhlenvereiterungen, Allergien, die verschiedensten Hauterkrankungen, hartnäckig und lästig zwar, aber nicht wirklich lebensbedrohlich (von sehr wenigen Ausnahmen einmal abgesehen), haben lange – in der Jugend zumeist – darauf aufmerksam gemacht, dass „etwas nicht in Ordnung ist". Oft aus einer Unwissenheit heraus wurden diese medikamentös unterdrückt, und die für lineares, nicht ganzheitliches Denken typische Gleichung wurde aufgemacht. Dass solche Scheingesundheit dann oftmals Jahre, sogar Jahrzehnte im Körper die immer noch vorhandenen Krankheitsursachen – nämlich die Schadstoffe! – kaschieren kann, ist ein Verdienst des Systems der „großen Abwehr", wie es Reckeweg selbst genannt hat.

Um dies nicht misszuverstehen: Das System der großen Abwehr ist keine Ausrede, sich weiterhin unablässig mit allen möglichen Giften voll zu stopfen. Dieses System versucht immerhin, solange es noch irgendwie möglich ist, Körpergifte aus dem Organismus zu entsorgen, und sobald dies eben nicht mehr möglich ist, die Gifte im Körper unschädlich zu machen bzw. zu halten oder sie eben an einen Ort zu binden, wo sie möglichst wenig Schaden anrichten, sprich: alle Körperfunktionen für einen möglichst langen Zeitraum optimal erhalten bleiben. Dies ist der Grund für die „Normalität" von Entgiftungsvorgängen, denn wir nehmen sie schlicht und einfach nicht als solche wahr. Mal abgesehen von banalen kleineren Erkrankungen, die nur lästig sind, scheiden wir permanent Gifte aus, wie oben bereits festgestellt wurde. Die Vorgänge der ersten Phase, also die Ausscheidungen (Sekrete, Exkretionsphase), laufen fortwährend auch im Inneren des Körpers ab (Hormone und Verdauungsdrüsen), ja sogar im Bindegewebe.

Die Leber ist eines der wichtigen Entgiftungsorgane im menschlichen Körper. Für den Körper giftige Substanzen werden hier in eine ungiftige und vor allen Dingen ausscheidbare Form übergeführt. So können zum Beispiel mehrere „Menschengifte" (Homotoxine), miteinander gekoppelt, solch eine unschädliche und ausscheidbare Substanz ergeben. Reckeweg nannte die Endprodukte „Homotoxone".

Der zweite große Teil des Giftabwehrsystems ist die spezifische und unspezifische Immunabwehr. Erstere beruht im Wesentlichen auf der Antikörperbildung. Der Organismus reagiert damit spezifisch auf das Eindringen bestimmter Mikroben, indem es sozusagen aus deren Anwesenheit „lernt" und bei einer wiederholten Infektion nach dem „Schlüssel-Schloss-Prinzip" die richtigen Antikörper sofort zur Verfügung stellt, sodass eine schnelle Abwehr der Infektion erfolgt. Dieses „Immungedächtnis" kann jahre-, ja jahrzehntelang bestehen (u.U. sogar für den Rest des Lebens). Bei der unspezifischen Abwehr kommen die berühmten Fresszellen, Killerzellen etc. ins Spiel, die alles Körperfremde identifizieren und attackieren. Durch diese Zellzerstörung entstehen Sekrete, evtl. Eiter, die, auf verschiedenen Wegen an die „Oberfläche des Körpers" transportiert (eitriger Schnupfen!), die Ausleitung eben jener Gifte darstellen.

Zum großen System der Abwehr gehören auch die Hormondrüsen, was einleuchtend genug ist. Wenn Sie an Crohn oder Colitis leiden, haben Sie mit an Sicherheit grenzender Wahrscheinlichkeit bereits mit dem Hormon Kortison, in der ein oder anderen Form, Bekanntschaft geschlossen. Die Nebennierenrinde produziert es, und wie das Kortison, das ja entzündungshemmend wirkt, gibt es viele weitere Hormone, die Entzündungsvorgänge im Körper kontrollieren, d.h. je nach Bedarf „aufpuschen" oder „dämpfen". Andere Hormone steuern die Giftausscheidung sowie die Gewebserneuerung. Es ist nicht nötig, an dieser Stelle im Einzelnen auf die Funktionen unterschiedlicher Hormone einzugehen, denn sie tun in der ganzheitlichen Therapie nichts zur Sache.

Sogar unsere Nerven sind an der Giftabwehr beteiligt: Nervenimpulse steuern – auch lokal – Stoffwechselvorgänge im Körper, Durchblutung, und haben damit einen nicht unerheblichen Einfluss auf die lokale und allgemeine Entgiftung.
Der wichtigste Partner im System der großen Abwehr ist das Bindegewebe, das seinen Namen eben daher hat, weil es „verbindet" – und nicht nur das: Im Bindegewebe können nahezu alle Schadstoffe relativ gefahrlos für einige Zeit „zwischengelagert" werden, sollte der Giftstau für eine spontane Entgiftung zu groß werden. Das Bindegewebe ist es deshalb schlussendlich, das dafür sorgt, dass wir uns nicht permanent krank fühlen, wenn man von der Überschreitung einer gewissen Belastungsgrenze einmal absieht.

Sicher ist allerdings, dass es diese Grenze gibt, und sicher ist auch, dass man bei Überschreiten dieser Grenze dem Körper unterstützend unter die Arme greifen muss, was die Entgiftung angeht. In der westlichen Naturheilkunde und Komplementärmedizin kommt diese Aufgabe in hohem Maße der medizinischen Richtung zu, auf der auch die Behandlungsweise der Homotoxikologie fußt …

Das Erbe Hahnemanns

Gerade in Kreisen chronisch Kranker ist sie in aller Munde. Jedermann spricht über sie, jeder beschäftigt sich mit ihr, viele glauben an sie, doch kaum einer weiß, wie sie eigentlich funktioniert: die **Homöopathie**. Als Samuel Hahnemann vor nunmehr über 200 Jahren bereits das allopathische System kritisierte, entdeckte er das Simile-Prinzip mehr durch Zufall. Er fand heraus, dass eine größere Menge Chinin (Chinarinde) bei einem Gesunden ähnliche Symptome auszulösen vermag, die sie in kleinerer Menge heilt, wenn die gleichen Symptome bei einem Kranken auftreten. Mittlerweile schwört ein Großteil der Bevölkerung auf die „versteckte Kraft" der kleinen Kügelchen. Es ist erstaunlich, dass sie gerade dort, wo die konventionelle Medizin mit ihren Mitteln ratlos ist, die größten Erfolge erzielt.

Homöopathie hat in einem engeren Sinne nichts mit Naturheilkunde zu tun, obwohl sie in ihrer ursprünglichen Variante auf den Zubereitungen von in der Natur vorkommenden Stoffen (Tier, Pflanze und Mineral) beruht. Was allerdings nicht natürlich ist, sind die extrem hohen Verdünnungen. Am bekanntesten in der Homöopathie sind die D- und C-Potenzen. Für die Herstellung einer D-Potenz nimmt man einen Teil des Ausgangsstoffes und vermischt diesen mit zehn Teilen eines Trägermediums (Milchzucker als Verreibung, alkoholische Lösung oder Wasser als Verschüttelung), sodass eine Potenzstufe („D1") einer Verdünnung von 1:10 entspricht. Bei einer C-Potenz liegt das Verhältnis bei 1:100. Eine C1 entspricht in ihrer Konzentration einem Hundertstel der Ausgangssubstanz. Die Abkürzungen leiten sich von den lateinischen Begriffen „Dezimal" (D = Dezimalpotenz) und „Centesimal" (C = Centesimalpotenz) ab. Mit der Verdünnung der Arzneien bezog sich Hahnemann auf Paracelsus: „Allein die Dosis macht, dass das Ding kein Gift sei." Der Knackpunkt: die in ihrer ursprünglichen Form oftmals giftige Ausgangssubstanz ihrer Giftigkeit zu entledigen. Hahnemann nahm damit Erkenntnisse aus der modernen Physik und Biophysik um nahezu 200 Jahre vorweg.

Die Avogadrosche Zahl besagt, dass in einem Mol (= Molekülmasse gleich 1) einer Substanz ca. 6 mal 10^{23} Moleküle dieser Substanz vorhanden sind. Im Umkehrschluss: Verschütteln oder verreiben wir eine Substanz nach homöopathischen Kriterien, ist ab einer D24 oder ab einer C12 (das entspricht jeweils einer Verdünnung von einem Teil der Ausgangssubstanz zu 10^{24} Teilen der Trägerlösung) kein einziges Molekül der Ausgangssubstanz mehr vorhanden. Das bedeutet, dass man im streng materialistisch-naturwissenschaftlichen Sinne mit „Nichts" arbeitet. Wenn wir aber mit „Nichts" definitiv Reaktionen im Körper hervorrufen, so kann man nicht mehr von Naturheilkunde sprechen. In der Tat hat die Homöopathie auch heute noch, in unserer „aufgeklärten" Zeit, etwas Mystisches an sich.

Dabei ist die Homöopathie einer anderen Therapieform, die heute noch in weitesten Kreisen hohe Anerkennung findet, nicht unähnlich. Die Rede ist von Impfungen. Der Impfung liegt – in etwas gröberer Form – auch das Simile-Prinzip zugrunde. Es wird eine kleine, für das Immunsystem quasi „überschaubare" Menge eines Toxins (Erreger in abgeschwächter Form) verabreicht, um den Körper resistent gegen eine „Attacke" des Bakteriums (oder Virus) in seiner natürlichen Form zu machen, quasi eine Art von „Gewöhnungs"- oder „Abhärtungstherapie".

Nun, wenn Sie vielleicht einmal sauniert haben, werden Sie sich unter dem Begriff der Abhärtung eine Reiztherapie vorstellen können: Die Sauna härtet ab mittels Wärme- und Kältereizen, um das Immunsystem zu stärken. Reiztherapie ist das Stichwort, wobei sich die Schulmedizin (Impftherapie) und die Homöopathie einzig und allein darin unterscheiden, wie stark der Reiz eigentlich sein darf.

Der „Impfreiz" ist relativ gegenüber dem Ausgangstoxin geschwächt – absolut gesehen hingegen immer noch stark genug, um das System der großen Abwehr (s.o.) zu blockieren und daher mannigfaltige Schäden anrichten zu können –, wie der englische Arzt Edward Jenner vor rund 200 Jahren erfahren musste, als er die Urform der Pockenschutzimpfung anzuwenden begann – er ritzte bei pockengefährdeten Personen Pockenlymphe in die Haut ein. Dass die Entdeckung des Prinzips der Impfung historisch betrachtet in den gleichen Zeitraum fiel wie Hahnemanns Entwicklung der Homöopathie und des Simile-Prinzips, sei hier nur am Rande erwähnt.

In der Homöopathie arbeitet man, wie gesagt, mit **viel stärkeren Verdünnungen.** Die Homöopathie ist ebenso eine Reiztherapie wie die Impfung, doch arbeitet man hier nicht mehr im strengen Sinne mit materiellen Arzneireizen, sondern mit **Information.**

Die „wissenschaftliche" Basis für die Homöopathie

Die in der Pharmakologie heute noch allgemein gültige Dosis-Wirkungs-Beziehung („Je stärker die Dosis, desto größer die Wirkung") stellt den Sinn der Homöopathie in Frage, hat aber den Nachteil, dass sie eine sehr einseitige Betrachtung darstellt. Die Wirkung einer bestimmten Substanz auf ein lebendes System verläuft **niemals** linear, sondern ist den verschiedenen Einflüssen und Wirkungen des Umfeldes unterworfen. Abgesehen davon wird dieses rein materialistisch-naturwissenschaftliche Prinzip vom Wirken der Homöopathie ad absurdum geführt: Eine **sehr kleine** Dosis einer Substanz vermag u.U. die **gegenteilige Wirkung** einer sehr großen Dosis derselben Substanz auszulösen („homöopathischer Umkehreffekt").

Eine gute wissenschaftliche Erklärung für diesen Effekt liefert das **biologische Grundgesetz** von Arndt und Schulz. Es erklärt die gegenteilige Wirkung sehr schwacher und sehr starker Wirkreize auf ein biologisches System: „Schwache Reize fachen an, mittelstarke Reize beschleunigen, starke Reize hemmen und sehr starke Reize heben auf". Selbst in der Natur gibt es für diese Grundregel einleuchtende Beispiele: Im Frühling initiiert ein „Anfangsreiz", nämlich das Steigen von Temperatur und Tageslänge, Wachstum in der Natur. Liegen die Temperaturen im Mittel permanent bei etwa 10° C, wird ein Baum beginnen, auszutreiben (schwacher Reiz, in diesem Falle Temperaturreiz). Eine weitere Steigerung der Temperatur wird diesen Prozess beschleunigen. Bei etwa 20° C wird unser Baum sehr schnell zur Blüte und zur Blattbildung kommen. Allerdings: Dem Prozess des Erwachens der Natur sind nicht nur nach unten hin – auf die Temperatur bezogen –, sondern eben auch nach oben Grenzen gesetzt. Stiege die Temperatur auf 40° C, wäre das Wachstum bereits deutlich gehemmt, bei noch höheren Temperaturen würde unser Baum das Wachstum ganz einstellen.

Auf die Homöopathie übertragen: Käme ein Patient in eine homöopathische Praxis mit dem, was alternative Therapeuten als „Therapieblockade" bezeichnen, müsste man eine sehr niedrige Dosis eines Arzneimittels oder – richtiger – eines Arzneireizes setzen (sprich: eine hohe Potenz!), um, wie es so schön heißt, die „Dinge ins Rollen zu bringen". Zeigt der Patient nun eine Reaktion, z.B. eine Erstverschlimmerung, wäre nun das korrekte Vorgehen, mit mittleren oder tieferen Potenzen die Ausleitung (Ausleitung und Erstverschlimmerung sind dasselbe!) am Laufen zu halten, auch wenn dies für den Betroffenen sicherlich alles andere als angenehm ist. Die Krankheit wird im oben genannten Sinne aus dem Körper abgeleitet, eine chronische Phase in eine akute übergeführt oder, in dem oben besprochenen Phasenschema gedacht, von der 4., eventuell 3. Phase in die 2. oder 1. Phase übergeführt.

Würde man jedoch in obigem Falle die Arznei in ihrer Urtinktur wählen, käme der Prozess zum Erliegen, denn „stärkste Reize heben auf". Diese Regel ist natürlich auch umgekehrt anwendbar. Wenn eine Arznei einer tieferen oder mittleren Potenz eine zu heftige Reaktion auslösen sollte, könnte man diese mit einer hohen Potenz derselben Arznei dämpfen. Insgesamt haben homöopathisch potenzierte Substanzen – in aller Regel etwa ab der D6 – die gegenteilige Wirkung ihrer „Ursubstanzen". Hat ein Patient bestimmte Symptome, die sich auch der Vergiftung mit einer bestimmten Substanz in ihrer Urtinktur zuordnen lassen, so wird dieselbe Substanz, in einer höheren homöopathischen Potenzierung, diesen Patienten heilen. Und dieses Simile-Prinzip (nach Hahnemann) begründet auch den Wert der Homöopathie bei Vergiftungen im homotoxikologischen Sinne (s.o.).

Was hat Homöopathie mit Entgiftung zu tun?

Wer sich bei der Entgiftung fragt, wie das wohl funktionieren mag, wenn die Ursache für die Vergiftung doch unbekannt ist, wird wieder mit dem Simile-Prinzip konfrontiert. Denn „simile" – aus dem Lateinischen – heißt ähnlich und nicht gleich. Nehmen wir einmal eine Kalotte von Symptomen her: Empfindlichkeit gegen kalte Luft und Erkältungen, gegen Geräusche und andere Sinneseindrücke, Verschlimmerung aller Symptome morgens, Ärger, Wut und

Verdrießlichkeit, Folgen von Reizmittelmissbrauch, Neigung zu Entzündungen längs des gesamten Verdauungstraktes, abends allgemeine Besserung des Gesamtbefindens. Ein klassisch arbeitender Homöopath würde diese Symptome der Nux vomica (Strychnos-Nux vomica, lateinisch: die Brechnuss) zuordnen. Nun haben sicherlich die wenigsten, die einige oder alle der oben genannten Symptome aufweisen, größere Mengen an Brechnuss konsumiert.

Damit sei nur gesagt, dass die Brechnuss solche Symptome – wie die oben genannten – bei einer Vergiftung auszulösen vermag. Offensichtlich können auch andere „Gifte" Beschwerden auslösen, die dem Symptomenbild einer Vergiftung mit der Brechnuss ähneln. So können z.B. Reizmittel (Alkohol oder Tabak) ganz ähnliche Beschwerden auslösen wie die Brechnuss. Einige praktizierende Homöopathen nehmen sogar bewusst vor anstehenden abendlichen Feierlichkeiten einige Tropfen Nux vomica ein, um den sich höchstwahrscheinlich am darauf folgenden Morgen einstellenden „Kater" elegant zu umschiffen. Was hier geschieht, ist „Informationsvermittlung". Der Körper wird nämlich durch die Gabe „Nux vomica" gleichsam „informiert", sich der Zellgifte Alkohol und Tabak so schnell wie möglich zu entledigen. Nichts anderes geschieht bei allen homöopathischen Arzneien: ein „Informations-Reiz", einen Schadstoff schnell auszuscheiden. Diesbezüglich entspricht das Wesen der Homöopathie tatsächlich dem des Impfens mit einer Art von „aktiven Immunisierung". Wer vor dem Fest eine Gabe Nux vomica nimmt, „immunisiert" sich damit gleichsam gegen den am darauf folgenden Morgen höchstwahrscheinlich auftretenden Kater. Womit allerdings niemand ermutigt werden soll, jeden Abend ausgelassen mit Alkohol und Tabak zu feiern, denn auch die Homöopathie hat ihre Grenzen.

So jemand Ekel beim Anblick oder Geruch gekochter Speisen empfindet, hat er dies höchstwahrscheinlich einer schadhaften Substanz im Körper zu verdanken, die diesen Ekel auslöst. Mit einer Arznei, die, in konzentrierter Form eingenommen, einen Ekel beim Anblick oder Geruch gekochter Speisen auslösen würde (Colchicum autumnale – die Herbstzeitlose), könnte man – in homöopathisierter Form – den Körper informieren, sich eben der Substanz zu entledigen, die den Ekel ausgelöst hat – auch wenn wohl niemand freiwillig Herbstzeitlosen frisch vom Felde frühstücken würde –, das ist das „Simile-Prinzip"!

Nicht zuletzt dank Reckeweg, auch dank anderer Naturheilkundler (wie Enderlein) hat sich in der modernen Homöopathie neben dem Simile-Prinzip auch das Aequale-Prinzip (aequale = gleich, aus dem Lateinischen) etabliert. In der Homotoxikologie, der Lehre von den Giften und der Entgiftung, kommt dieses Prinzip in homöopathisch potenzierten körpereigenen Substanzen wie etwa Stoffwechselkatalysatoren oder aber auch in Form der so genannten „Nosoden" zum Einsatz. Wenn der Homöopath also gelegentlich Mittel mit so seltsamen Namen wie „Natrium oxalaceticum" oder „Anthrachinonum" verordnet, wendet er dieses Prinzip an. Er geht davon aus, dass eine Schadstoffbelastung auf irgendeiner Ebene den Zellstoffwechsel blockiert und dadurch auch die allgemeine Entgiftung erschwert, weswegen er einen Katalysator zur Anregung des Zellstoffwechsels in homöopathisch potenzierter Form zuführt. Diese Thematik ist so komplex, dass sie ein eigenes Buch wert wäre, und geht deutlich über den Rahmen einer Einführung hinaus.

Wunder dauern etwas länger – mit dem Körper heilen

Mit der Gabe einer passenden Arznei nach den Kriterien des „Simile-Prinzips" ist es jedoch selten getan, weswegen sich Heilungen oder Verbesserungen des Allgemeinbefindens häufig erst nach einiger Zeit einstellen. Es darf nicht vergessen werden, dass gerade bei so komplexen Erkrankungen wie den Autoimmunerkrankungen, also auch Morbus Crohn und Colitis ulcerosa, einiges im Körper in Bewegung gesetzt werden muss. Bei schwerwiegenden Erkrankungen vergeht daher meist eine so genannte „Latenzzeit", in der sich objektiv im Körper einiges tut, der Patient selbst jedoch noch nichts von einer Verbesserung merkt. Man darf auch nicht vergessen, dass Hahnemann, der Entdecker der Homöopathie, noch nicht mit den ganzen Belastungen und Umständen konfrontiert war, die unser Leben heute bestimmen, insbesondere viele künstliche Substanzen.

Sollten Sie eine Therapie bei einem Homöopathen oder Homotoxikologen aufnehmen, sehen Sie eine eventuelle Phase der Latenz, in der sich „rein gar nichts tut", nicht als Beweis für die „Nichtwirksamkeit" der Homöopathie, sondern geben Sie Ihrem Körper Zeit. Homöopathie wirkt besonders gerne im Verbund mit einer gesunden Lebensführung, mit vernünftiger Ernährung und regelmäßigen Schlafzeiten, reichlich Bewegung in frischer Luft usf., ihre Wirkung ist vor allem bei gleichzeitiger Einnahme stark wirkender Allopathika und allgemein ungesunder Lebensweise stark eingeschränkt, wenn auch nicht aufgehoben.

Die „Erstverschlimmerung" – das erste Signal für Genesung!

Nahezu jeder, der bereits homöopathisch therapiert wurde, kennt das Phänomen der „Erstverschlimmerung". Die Symptome, die einen quälen, werden bei der Gabe einer homöopathischen Arznei zunächst verstärkt, was viele an der Wirksamkeit zweifeln lässt. Auch hier wieder ein Beispiel, dass subjektive und objektive Besserung nicht ein und dasselbe sind! Wenn – laut Reckeweg – eine Krankheit bzw. Symptome eine Vergiftung und zugleich der Versuch des Organismus, diese Vergiftung zu beseitigen, sind, so kann die „Erstverschlimmerung" als eine verstärkte Entgiftung gewertet werden – unangenehm, aber heilsam.

So kann auch die Erstverschlimmerung wunderbar homotoxikologisch begründet werden: Der Körper beginnt, sich aktiv mit den ihn belastenden Schadstoffen auseinander zu setzen und mobilisiert alle Kräfte, sich dieser Substanzen zu entledigen. Was dazu führen kann, dass sich auch krankhafte Ausscheidungen erst einmal verstärken, etwa Fisteleiterungen oder Durchfälle. Während Sie sich subjektiv schlechter fühlen, geht es Ihnen objektiv besser, denn die Giftbelastung Ihres Organismus entspannt sich. Der Reiztherapie erfolgt eine körpereigene Reaktion: Schwache Reize fachen an, mittlere verstärken …

Zu den starken und stärksten Reizen, die diese Reaktion wieder schwächen bzw. zum Stillstand bringen würden, zählte z.B. die Gabe von Kortikoiden. Eine Entzündungsreaktion wird gedämpft, der Mechanismus der Giftabwehr wird unterbrochen. Wenn Sie bereits länger an einer chronisch-entzündlichen Darmerkrankung leiden, werden Sie sicherlich nicht leichtfertig behaupten, dass, wenn Kortison einem Schub ein Ende bereitet hätte, dies bereits die Heilung von der Krankheit wäre. Das Bestreben eines Therapeuten wird immer sein, der Symptombelastung des Kranken ihre Spitzen zu nehmen, aber gleichzeitig behutsam für eine kontinuierliche Entgiftung zu sorgen.

Wie Sie sehen, schließt sich hier der Kreis, und Homöopathie bzw. Homotoxikologie werden zu einem begreifbaren und vor allen Dingen in sich abgeschlossenen Therapiesystem. Sie lebt sozusagen in friedlicher Koexistenz mit vielen weiteren Ableitungs- und Entgiftungstherapien, ja sogar mit der Schulmedizin, auch wenn viele ihrer Protagonisten – auf beiden Seiten – dies nicht erkennen und sich gegenseitig „bekriegen". Denn auch die Schulmedizin ist – richtig angewandt – in vielen Fällen sinnvoll, wenn man nur das vorschnelle „Drauflostherapieren" herausnimmt.

Jeder Kranke hat das Recht auf ein grundlegendes „Basisverständnis" der Vorgänge in seinem Körper, um sowohl mit der Schulmedizin als auch mit der Naturheilkunde und der Homöopathie weise umgehen zu können und bedarfsgerecht zu wählen. Die Folge wäre, dass mit Sicherheit weniger schulmedizinische Therapeutika und Therapien eingesetzt würden, diese dafür umso umsichtiger und bewusster. Das wäre ein „Gesundschrumpfen" im wahrsten Sinne dieses Wortes, denn auch unser Gesundheitssystem ist krank.

Viele engagierte Therapeuten auf beiden Seiten haben dieses Problem bereits erkannt und bewegen sich aufeinander zu, mehr werden dazukommen. Der Schlüssel zu allem ist der zufriedene und letztlich natürlich gesunde Patient. Dass Entgiftung nicht nur Therapeutensache ist, sondern auch von Ihnen selbst betrieben werden kann, zeigen die folgenden Kapitel.

Entgiftung einmal ganz „unmedizinisch"

Reines Wasser – gesunder Körper

Wann haben Sie zuletzt getrunken? Diese Frage klingt zwar auf den ersten Blick lächerlich, ist es aber durchaus nicht. Denn viele so genannte „Getränke" sind eigentlich keine. Der Flüssigkeitshaushalt des Körpers bedarf zur Aufrechterhaltung reinen, unbelasteten, natürlichen Wassers. Bereits Wasser, dem Kohlensäure zugefügt wurde, ist kein solches reines, natürliches Wasser mehr. Mineralwässer sind nur dann natürlich, wenn sie von selbst an die Erdoberfläche treten und nicht etwa durch Bohrung an das Tageslicht befördert werden. Dann ist ein Wasser sozusagen „reif". Wenn wir schon mit dem Wasser so kritisch umgehen, dann fallen natürlich Limonaden, Colas, Kaffee, Säfte, Alkoholika, ja sogar Tees als Getränke im ursprünglichen Wortsinne aus dem Rahmen!

„Ihr Körper ist nicht krank – er ist durstig", formulierte es ganz unwissenschaftlich der iranische Arzt Faridum Batmangelidj, der in Gefangenschaft viele Mithäftlinge einzig und allein durch Wassertrinken heilte – jawohl, durch **Trinken**!

Warum Wasser zu trinken so wichtig ist

Wir werden locker geboren und wir sterben steif – die eindrucksvolle Beweglichkeit eines kleinen Kindes können wir uns nicht über das ganze Leben hinweg erhalten. Natürlich gibt es einige wenige Ausnahmen, aber ohne Training, ohne optimale Ernährung und nicht zuletzt ohne Wasser verliert unser Körper spätestens ab 25 Jahren an Elastizität. Was aber das rechte Training für Muskeln, Sehnen und Bänder ist, ist Wassertrinken für die „inneren Gewebe", Organe, Zellen, Bindegewebe.

Ohne Wasser wäre Leben überhaupt nicht möglich, und dennoch trinken wir viel zu wenig davon. Ohne Wasser würde nichts in unserem Körper funktionieren: Es macht Stoffwechsel, Verdauung, Blutkreislauf, ja sogar die Funktionen unseres Gehirns überhaupt möglich. Wasser ist – im Körper und insgesamt – ein Informationsträger. Es wirkt im Körper als Lösungs-, Transport- und Reinigungsmittel, indem es Abbauprodukte des Stoffwechsels ausschwemmt. Ohne eine ausreichende Menge Wasser würde keine Entgiftungstherapie von irgendeinem Nutzen sein, denn Schlacken- und Schadstoffe wollen nicht nur chemisch gebunden, gelöst oder unschädlich gemacht werden, sondern auch aus dem Körper abtransportiert werden. Deswegen sagt Ihnen jeder naturheilkundliche Therapeut – ob Arzt oder Heilpraktiker – nach Festlegung einer Therapie: „Bitte das Trinken nicht vergessen!" Die Ausscheidung von Giftstoffen über Lunge, Niere, Haut und Darm erfolgt mit Wasser. 1400 Liter Blut durchströmen jeden Tag das Gehirn, gar 2000 Liter die Nieren. Und jeden Tag scheidet der Organismus etwa 2–2½ Liter Wasser aus – über Urin, Schweiß, Tränen, Atmung. Dieses Wasser muss ersetzt werden. Limonaden (Colas) entziehen dem Körper durch Zucker und Säure mehr Wasser, als sie ihm liefern. Kaffee ist der schlimmste „Wasserräuber": Sie müssten für jede Tasse Kaffee zwei Tassen Wasser zum Ausgleich trinken nur wegen des Flüssigkeitsverlustes, wegen der Veränderung des Säure-Base-Haushaltes gar 16 Tassen Wasser! Nur sehr milde Kräutertees liefern dem Körper tatsächlich noch Wasser. Wertvollstes Wasser finden wir hingegen in frischen Früchten, Obst, Gemüse und Salaten. Diese können zum Teil das Wassertrinken ersetzen, weswegen Rohköstler kaum trinken müssen. Doch wer nicht gerade Rohköstler werden will, der sollte mindestens zwei Liter am Tag, besser 2½–3 Liter reines Wasser trinken – ohne Kohlensäure.

Mineralien im Wasser – Freund oder Feind?

Dass Wasser aus Früchten so wertvoll ist, liegt nicht zuletzt auch an den Mineralien und Spurenelementen, die hier im organischen Verbund vorliegen. In den Mineralwässern ist dies allerdings nicht der Fall. Es ist kein Zufall, dass gerade Mineralwässer so häufig mit Kohlensäure versetzt sind: Abgestandenes Wasser hat meist einen „schalen" Geschmack. In diesem Falle sollten wir auf den Geschmackssinn hören. Denn Wasser hat neben vielen anderen Eigenschaften hauptsächlich eine Spülfunktion. Sie werden diesen Effekt aus der Waschmaschine kennen. Nach einigen Jahren des Betriebs plötzlich: mechanisches Versagen durch Verkalkung. So kommt auch des Wassers reinigende Kraft im Organismus durch seine Reinheit. Ein höherer Mineralstoffgehalt ist da eher hinderlich, frei nach dem Motto: „Das Gegenteil von gut ist gut gemeint". Ist das Wasser bereits mit Mineralstoffen gesättigt, kann es die Schlacken aus Zelle und Gewebe nicht mehr aufnehmen und fortschwemmen. Mineralstoffarmes Wasser entschlackt die Zellen und Gewebe am besten. Die Müllabfuhr geht mit leeren LKW auf Tour und nicht mit vollen. Will man Schlacken beseitigen, ist die Aufnahmekapazität des Wassers wichtiger als der Gehalt an Spurenelementen. Der Umstieg auf Leitungswasser ist ebenso keine optimale Lösung: Die Wasserwerke bemühen sich sicherlich redlich, sauberes Trinkwasser zur Verfügung zu stellen, doch kann man kaum Bergquellwasserqualität aus der Leitung erwarten. Bestimmte Schadstoffe sind in den Klärwerken auch mit großem Aufwand nicht zu beseitigen wie organische lösliche Substanzen (z.B. Pflanzenschutzmittel), zudem belastet die Desinfektion des Trinkwassers dieses noch zusätzlich.

Es gibt einige Wässer auf dem Markt, welche die Anforderungen an ein wirklich reines Wasser erfüllen wie z.B. Plosè, Evian, Vittel oder Volvic. Die Alternative wäre die Anschaffung eines Filters auf Umkehrosmosebasis, eine teure, dennoch lohnende Investition, die sich mit Sicherheit nach einigen Monaten bezahlt machen wird und davon abgesehen die mühselige Arbeit des Kistentragens erspart.

In diesem Zusammenhang ist auch die Bedeutung von Nahrungsergänzungsmitteln neu zu überdenken. Denn nicht alles, was in quantifizierbarer Form vorliegt, ist auch wirklich für den Körper nützlich. Wer eine Kalziumtablette mit Wasser zu sich nimmt, hat zwar seinem Organismus Kalzium zugeführt, doch noch lange nicht mit Kalzium versorgt. Mineral ist nicht gleich Mineral. In anorganischer, sprich: Tablettenform, ist es für den Körper nutzlos, denn die Zellen, die dieses Mineral benötigen, können es nicht aufnehmen. Stattdessen gelangt das Kalzium aus der Tablette im Körper irgendwohin – unter Umständen sogar dahin, wo es schadet wie in die Nieren oder in die Blutgefäße. Unser Körper kennt genetisch bedingt weder Kalziumtabletten (oder andere Mineralstofftabletten oder Nahrungsergänzungsmittel) noch eigentliches „Mineralwasser" in dem strengen Sinne, in dem es heute bekannt ist. Mineralstoff bezieht der Körper nach wie vor aus der Nahrung. Wasser sollte in diesem Sinne wirklich nur „Lösungsmittel" sein und nichts anderes, der Motor, der unseren Kreislauf und den Stoffwechsel in Gang hält.

Um keinen „Konflikt" mit den Verdauungssäften zu provozieren, sollten Sie eine halbe Stunde vor und zwei Stunden nach einer Mahlzeit nichts trinken. Reichliches Trinken während einer Mahlzeit führt zu Unwohlsein, Völlegefühl, ja Durchfall. Ihre Verdauung wird enorm davon profitieren, wenn Sie zu einer Mahlzeit höchstens sehr wenige kleine Schlucke nicht kalten, kohlensäurefreien Wassers nehmen, wenn überhaupt.

Das Säure-Base-Gleichgewicht: neue Konzepte zur Gewebeentschlackung

Durch das alternative Gesundheitswesen geistert seit einigen Jahren ein Begriff, der mittlerweile auch in breiten Bevölkerungsschichten auf Interesse stößt: der Säure-Base-Haushalt. Da ist die Rede davon, dass wir alle übersäuert sind aufgrund von falschem Essverhalten, Stress, Bewegungsmangel, schlechter Atmung usf. Man spricht davon, dass viele chronische Erkrankungen und Zivilisationskrankheiten das Ergebnis der chronischen Übersäuerung sind. Was bei Gicht und entzündlich-rheumatischen Erkrankungen noch leicht nachvollziehbar ist (Harnsäurekristalle, die sich an den Gelenken ablagern), ruft bei vielen Erkrankungen doch noch Verständnislosigkeit hervor. Was sollen Arterienverkalkungen, Krebs oder auch die chronisch-entzündlichen Darmerkrankungen mit Übersäuerung zu tun haben? Inzwischen ist man differenzierter vorgegangen und betrachtet entzündliche Prozesse als „Kompensationsmaßnahmen" des Körpers bei Übersäuerung. Daher macht es auch wenig sind, mit einer „Basentherapie" gezielt gegen einen bestimmten entzündlichen Prozess im Körper vorgehen zu wollen. Gewebsentschlackung wird vielmehr einen allmählichen Einfluss auf das Befinden des ganzen Körpers, seine Leistungs- und Regenerationsfähigkeit haben. So darf sich allgemein ein Mensch, der sich gesund, ausgewogen und seinem Stoffwechseltyp entsprechend ernährt, beispielsweise über eine höhere Belastbarkeit bei sportlichen Aktivitäten sowie weniger Muskelkater (ein Zeichen für akute Gewebsübersäuerung!) freuen.

Das Problem mit der Übersäuerung ist in kleinerem Maßstab ein ähnliches wie bei den chronischen Vergiftungen, nur dass hier eben in „Gut" (basisch) und „Böse" (sauer) unterschieden wird. Es lohnt, das Konzept vom Säure-Base-Haushalt einmal zu überdenken und zu erweitern. Magensäure ist eine Säure und wird benötigt (z.B. um Eiweiße aufzuschließen), auch wenn der Körper in seiner Gesamtheit übersäuert ist. Übersäuerung ist ein Zivilisationsproblem und wirkt sich in erster Linie im Körper dort aus, wo es der Natur nach eher basisch zugeht – z.B. am Skelett, an den Zähnen, Hautanhangsgebilden (Haarwurzeln, Nägeln), sogar im Blut (dessen pH-Wert bei 7,4 liegt, also im schwach basischen Bereich), das den menschlichen Säure-Base-Haushalt „puffert".

Das blinde „Drauflostherapieren" bei einer chronischen Übersäuerung ist fast immer völlig fehl am Platze, da es die Ursachen der Übersäuerung nicht berührt und zudem zu Heilkrisen ähnlich den Fastenkrisen führen kann. Denn Übersäuerung zeigt sich nicht direkt am Vorhandensein gefährlicher Säuren, sondern am Fehlen von (basischen) Mineralstoffen im Körper, die zur Neutralisierung der Säuren herangezogen werden. Die Theorie ist die gleiche wie in der Homotoxikologie (s.o.), und vielfach überschneiden sich beide Ansichten auch: Der Körper, mit seiner ureigenen Intelligenz, versucht Schadstoffe (in diesem Fall Säuren) so lange wie möglich unschädlich zu machen und zu halten – nämlich durch Neutralisierung. Hierzu zieht sie die im Körper vorhandenen Spurenelemente heran. Man denke an Haarausfall, Karies und Osteoporose – drei typische Zivilisationskrankheiten. Um Säuren zu neutralisieren, entzieht der Körper die Mineralstoffe aus dem Haarboden (Kopfhaut), aus den Knochen und Zähnen. Das Ergebnis begegnet uns tagtäglich auf der Straße: Die Haarpracht geht aus, die Zähne zerfallen, und der Rücken wird krumm.

Kenner der Materie halten gar den oft mit einer Chemotherapie (Krebstherapie) verbundenen „akuten" Haarausfall für eine instinktive Säure-(Gift-)Abwehr des Körpers, indem die Mineralstoffe des Haarbodens zur Neutralisation der Zellgifte herangezogen werden. Wie wir sehen, sorgt der weise Organismus also für alles vor – bis zu bestimmten Grenzen.

Der große Unterschied zwischen der Homotoxikologie und der Therapie von Entgleisungen des Säure-Base-Haushaltes besteht in dem Umstand, dass der Betroffene beinahe alles alleine in der Hand hat und nicht auf die Hilfe eines Therapeuten angewiesen ist, von einer akuten Azidose (selten!) oder einer Therapieblockade durch in ihrer Funktion geschwächte Stoffwechsel- und Ausscheidungsorgane einmal abgesehen, die doch eher ein Fall für den Homöopathen oder Homotoxikologen sind.

In der ganzheitlichen Therapie von Morbus Crohn und Colitis ulcerosa ist die Entsäuerung integrativer Bestandteil. Alleine hätte sie keine nennenswerte Wirkung auf das Entzündungsgeschehen, auch da sich die Entsäuerung unter Umständen über Jahre hinzieht. Die wichtigste Bedeutung einer Entsäuerung ist nicht die schnelle Gesundung, sondern die langfristige Gesunderhaltung nach der Genesung, weswegen auch nach vollständiger Heilung für eine gesunde Ernährung zu sorgen ist.

Wenn der Körper sauer ist – was tun?

Auch bei der chronischen Übersäuerung gilt: Viel reines Wasser hilft dem Körper, zu entschlacken. Der zweite wichtige Punkt liegt in der Abstimmung der Ernährung auf die Säurebelastung. Einige Tipps wurden ja schon im vorangegangenen Kapitel gegeben. Es gilt auch hier wieder: bei den meisten von uns tierisches Eiweiß, bei ausnahmslos allen Zucker, Weißmehl und andere „raffinierte" (denaturierte) Nahrungsmittel zu vermeiden und verstärkt auf Gemüse, Obst, Dinkel, Salate, Nüsse und Vollwertprodukte zurückzugreifen. Heilerde ist zur Entsäuerung optimal, wird allerdings bei empfindlicher oder gar entzündeter Darmschleimhaut nicht vertragen. Es kann unter Umständen zu Krämpfen führen und eine abführende Wirkung haben, abgesehen von einer mechanischen Reizung der Schleimhaut. Auf die Einnahme von Heilerde sollte bei mittleren und stärkeren Entzündungserscheinungen verzichtet werden. Bei Manifestationen der Erkrankung außerhalb des Darms wie bei den häufig vorkommenden Gelenkentzündungen haben sich Heilerdeauflagen (neben Kohlauflagen, s. Anhang) bewährt. Bei leichten oder nicht vorhandenen Entzündungen ist es gut, auf nicht zu große Mengen der Luvos Heilerde Ultra zurückzugreifen. Sie ist sehr fein und reizt die Darmschleimhaut mechanisch weniger. Sie wird oft besser vertragen als Luvos Heilerde I.

Eine interessante Alternative stellt die grüne Tonerde da (Vertrieb: Fa. Argiletz). Heilerde reinigt den Darm auch sanft von alten Schlacken, insbesondere während des Fastens. Von Basenpräparaten auf salinischer Basis (Beispiel: Bullrichs Vital) ist im Falle von Verdauungsproblemen grundsätzlich abzuraten. Sie werden erfahrungsgemäß nur sehr schwer vertragen.

Das beste Konzept, Säureüberschüsse im Körper allmählich abzubauen, wurde von Peter Jentschura und Josef Lohkämper entwickelt, der so genannte „Dreisprung der Entschlackung". Er besteht aus Trinken einer gewissen Kräuterteemischung, die für Lösung alter Säureschlacken im Körper sorgt, Einnahme einer Gewürz-Kräuter-Mischung, die diese gelösten Schlacken bindet, sowie Bädern in mit basischen Mineralien angereichertem Wasser, das die Schlacken schlussendlich über die Haut zur Ausscheidung bringt. Diese Entschlackung kann man messen, indem man vor und nach dem Bad den pH-Wert des Badewassers untersucht.

Entschlackung ohne „Gewaltakte"

Beim Entsäuern und Entschlacken des Körpers gilt, dass Regelmäßigkeit und Kontinuität an erster Stelle stehen müssen, nicht schnelle Ergebnisse, die sich durch dieses Verfahren sowieso nicht erzielen lassen. Nicht umsonst sind Stress und Hektik auch Säurebildner. Wir wissen, dass Nahrung anders (sprich: schlechter) verstoffwechselt wird, wenn man sie schnell und ungenügend kaut und so mehr Schlackenstoffe im Körper hinterlässt, insbesondere im Dickdarm. Oder wie sich Jentschura selbst so schön ausgedrückt hat: „Muse und Muße sollten gepflegt werden."

Einige Therapeuten arbeiten sehr erfolgreich mit „Procain-Basen-Infusionen", die vor allem bei akuten Azidosen schon so manchen Betroffenen gerettet haben, aber auch in der Schmerztherapie mit einigem Erfolg eingesetzt werden. Doch darf man nicht vergessen, dass Heilung immer vom Patienten selbst ausgeht. Eine solche Therapie kann Ihnen für den Moment helfen, dauerhafte Heilung entsteht allerdings erst durch Eigenverantwortung und durch Beseitigung körperlicher (und natürlich auch geistig-seelischer!) Blockaden.

Der wichtigste Punkt des Patienten ist und bleibt die Ernährung. Diäten sind nicht leicht über Monate und Jahre hinweg durchzuhalten und bedürfen äußerster Disziplin. Man muss immer davon ausgehen, dass es Jahre brauchte, um zu der Krankheit „zu kommen", und ebenso benötigt man Jahre, um sich vollständig auszuheilen.

Fasten – der optimale Weg zur Entgiftung?

Auf den ersten Weg scheint das Fasten eine „Schnellstraße" zur Gesundheit zu sein, viele Kranke haben auch Erfolg damit. Bei den chronisch-entzündlichen Darmerkrankungen bringt das Fasten jedoch nur gelegentlich schnell spürbare Erleichterung. Der Fastenmechanismus ist mit einem „Verbrennen" abgelagerter Stoffwechselschlacken begründet, das in Phasen normaler Ernährung nicht stattfinden kann, da der Körper nicht seine Energiedepots angreifen kann. Für den Fastenmechanismus ist es ausreichend, anzunehmen, sich den Körper wie einen Ofen vorzustellen. Er bringt Leistung, indem man ihn „befeuert", also Brennstoffe zuführt. Doch dieser Körperofen entwickelt eben nicht umso mehr Zug, je stärker wir ihn befeuern. Es gibt einen Punkt, ab dem wir zu viele Brennstoffe (oder in zu kurzer Zeit) zuführen. Auch hier kommt es zur Verschlackung. Unter optimalen Voraussetzungen würde unser Körper mit erheblich weniger „Brennstoff" auskommen, vor allen Dingen mit weniger Eiweiß, was – unter eben diesen Bedingungen – Fleisch im Grunde genommen überflüssig macht, jedenfalls für die große Mehrheit von uns. Und wenn Sie die „Checkliste" im vorangegangenen Kapitel einmal durchgearbeitet haben, erahnen Sie vielleicht, wie wenige von uns für den optimalen Ablauf aller Stoffwechselvorgänge Fleisch tatsächlich brauchen.

Die Überernährung unserer Tage und unserer Zivilisation (mit zudem noch meist energetisch minderwertigen Nahrungsmitteln, zu viel Zucker, Fett, zu wenig Mineralstoffe und Vitamine) stellt einen guten Anteil der Vergiftungen dar. Wie es so schön in „Gesundheit durch Entschlackung" von P. Jentschura und J. Lohkämper heißt: „Die Überversorgung wird durch eine temporäre Unterversorgung ausgeglichen." Daher ist es nötig, bei vielen Krankheiten, die auf Überernährung beruhen (insbesondere an tierischem Eiweiß), zumindest eine Zeit lang völlig vegan zu leben oder eben – zu fasten. Gleich dem Ofen werden alte Rückstände an „Brennmaterial" (Schlacken) hier verbrannt.

Nun ist das Ganze in einem komplexen System wie dem menschlichen Organismus nicht ganz so einfach. Schlacken sind irgendwo in kristalliner Form abgelagert (z.B. an den Gelenken, in den Muskeln, im Bindegewebe, in den Organen) und müssen zunächst „gelöst" werden, um ausscheidbar gemacht zu werden. Während einer Fastenperiode geschieht dies stark beschleunigt. Dies ist auch der Grund dafür, warum sich während des Fastens die Harnsäurekonzentration im Blut erhöht.

Wie lassen sich Fastenkrisen begründen?

Schlacken in auskristallisierter Form können Gelenke, Organe und das Bindegewebe schädigen, in gelöster Form jedoch sind sie unter Umständen gefährlicher. Mit der erhöhten Säurekonzentration des Blutes sinkt auch der pH-Wert des Urins, und ab einem bestimmten pH-Wert (etwa zwischen 4,0 und 4,4) können die Nieren den Urin nicht mehr zur Ausscheidung überführen. Das Ergebnis ist eine so genannte „Rückvergiftung", bei welcher der Körper aus all seinen Regionen Wasser zurückhält, um die Säurekonzentration der gelösten Säuren nicht noch weiter ansteigen zu lassen und Vergiftungen und Verätzungen von Organen und Körperteilen vorzubeugen. So kommt es z.B. bei einer Kniearthrose während eines Heilfastens zu Schwellung, Schmerz, Hitze und Rötung, nebst eingeschränkter Funktion, also alles Zeichen der akuten Entzündung.

Sind der Darm und insbesondere seine Schleimhaut bereits angeschlagen durch eine chronisch-entzündliche Darmerkrankung, kann ein Heilfasten (z.B. ein reines Teefasten oder Wasserfasten ohne körperchemische „Neutralisationsmaßnahmen" wie Basenzufuhr) durch Rückdiffusion der gelösten Schlacken (Säuren, Gifte) in das Darmlumen die Beschwerden erst einmal deutlich verschlimmern. Dies ist der Grund, warum die Durchfälle, die dann allerdings nur noch Blut, Schleim und/oder Eiter enthalten, trotz des Fastens fortbestehen.

Gifte, Schlacken und Schadstoffe werden gelöst und der Körper sieht sich mit einer Säureflut konfrontiert, mit der er ohne Neutralisationsmaßnahmen von außen – Entschlackungsbäder mit basischen Badesalzen, Basenzufuhr in Form von Heilerde oder Basenpulvern (Basica, Wurzelkraft etc.) – überfordert ist. Ohne geeignete Bindungs- und Ausleitungsmaßnahmen sollte weder eine Entgiftung wie nach Reckeweg noch eine Entschlackung, ein Ausgleich des Säure-Base-Haushaltes oder gar das Fasten vonstatten gehen!

Es ist daher wichtig, Vorkehrungen zu treffen. Während des Fastens sollten eine kontinuierliche Mineralstoffzufuhr gewährleistet sein, um die wieder frei im Körper zirkulierenden Giftstoffe zu binden und ausscheidbar zu machen. Dies kann gewährleistet werden durch Einnehmen von Heilerde (LUVOS Heilerde ULTRA oder ARGILETZ grüne Tonerde), ist aber bei den chronischen Darmerkrankungen ein mechanisches Problem, falls noch eine Darmentzündung besteht. Auch die Zufuhr von Mineralsalzen (Bullrichs Vitalsalz) kann problematisch sein, da sie zu Durchfällen führt. Gut vertragen werden in aller Regel die Produkte der Firma P. Jentschura GmbH wie Wurzelkraft. Daneben sollte man der Haut helfen, die überschüssigen Säuren aus dem Körper zu bekommen. Dies kann durch Wickel (Salzwickel), Salzsocken oder durch entschlackende Fuß-, Teil- und Ganzkörperbäder in basischer Lösung (mit einem pH-Wert von mindestens acht) geschehen.

Auch bei anderen Formen der Entschlackung und Entgiftung ist es hilfreich, über die Haut auszuleiten und den Körper mit hochwertigen organischen Mineralstoffen zu versorgen. Hier und hauptsächlich hier machen Nahrungsergänzungsmittel Sinn und sind von Vorteil, während man ansonsten sehr zurückhaltend mit ihnen sein sollte.

Wann ist ein Heilfasten nicht angezeigt?

Man sollte als Crohn- und Colitiskranker nicht fasten, wenn die Krankheitszeichen noch zu ausgeprägt sind, unter laufender Medikation mit Kortikoiden und Immunsuppressiva und nicht im akuten Schub, obwohl es sinnvoll sein kann, die Nahrungszufuhr zu drosseln. Bei leichten Schüben und bei allgemeinem Unwohlsein im Bereich des Verdauungstraktes ohne heftigere Symptomatik hilft oftmals, die Abendmahlzeit zu reduzieren oder ausfallen zu lassen. Die Nahrungskarenz im Falle einer Ernährung über Infusion ist als solche kein eigentliches Fasten. Hier gilt es zu differenzieren. Auch die Elementardiäten haben nichts mit eigentlichem Fasten zu tun, sondern sorgen für eine Aufrechterhaltung der Nährstoffzufuhr bei gleichzeitiger Entlastung der unteren Dünndarmabschnitte und des gesamten Dickdarms. Kinder unter zehn Jahren sollten nicht fasten, bei starkem Untergewicht, Schilddrüsenerkrankungen und Herzrhythmusstörungen sollte ebenso nicht gefastet werden.

Kombinierte Entgiftung: Ernährungsumstellung, Entsäuerung, Homotoxikologie

„Eure Nahrungsmittel sollen eure Heilmittel und eure Heilmittel eure Nahrungsmittel sein!" Homöopathie und Homotoxikologie, als Therapie, werden oftmals missverstanden. Es wird gelegentlich der Eindruck erweckt, als wären neben der Therapie beim Arzt oder Heilpraktiker keine weiteren Maßnahmen zur Wiedererlangung der Gesundheit mehr nötig. Es ist von Vorteil, Genussmittel sowie Süßspeisen zu meiden und dabei viel frische und lebendige Nahrung zu sich zu nehmen mit einem Ballaststoffgehalt, den der Zustand des Darmes zulässt (natürlich kann man bei einer akuten Entzündung nicht ballaststoffreich essen). Es ist wichtig, die Gift- und Schadstoffe, die bei der Therapie wieder frei werden und im Körper zirkulieren, zu binden und auszuscheiden. Dies kann mit den oben erwähnten Möglichkeiten sanft, aber wirkungsvoll geschehen. Mit diesen Maßnahmen wird auch die so genannte „homöopathische Erstverschlimmerung" abgedämpft oder gar vermieden, denn die Homöopathie und die Homotoxikologie sind nichts weiter als sehr fein abstimmbare Möglichkeiten, durch einen „Arzneireiz" die fest im Gewebe verankerten „ähnlichen" Gifte zu lösen und ausscheidbar zu machen, was zu einer Heilkrise, wie oben dargestellt, führen kann – eben die „homöopathische Erstverschlimmerung"!

Sie werden Ihre Eigenverantwortung niemals abgeben, auch wenn ein Therapeut die wesentlichen Schritte in ihrem Heilungsprozess initiieren muss. Wir sind mit so vielen „neuen" und künstlich-chemischen Umweltgiften belastet, dass man die normalen Entschlackungsmaßnahmen des Körpers fast immer homöopathisch unterstützen muss.

Ihr eigentlicher Therapeut sind Sie, denn ohne eine Anpassung Ihrer Lebensweise an die Therapie (hinsichtlich Ess-, Arbeits- und Schlafverhaltens usf.) wird es keinen Erfolg geben. Dies ist das größte Missverständnis bei der Homöopathie sowie bei allen anderen „alternativen" Methoden. **Die Naturmedizin wie auch die Homöopathie liefert keinen „ungefährlichen" Ersatz für Pharmapillen, sondern wendet sich an eigenverantwortliche, zielstrebige Menschen, denen ihre Gesundheit am Herzen liegt und die zur (Wieder-)**

Erlangung derselben bereit sind, auch das ein oder andere Opfer in Kauf zu nehmen.

Umgekehrt können Ihre ehrlichen Bemühungen wie etwa Ernährungsumstellung, regelmäßige Schlafgewohnheiten, moderate sportliche Aktivitäten, Meditation etc. bei Nichterfolg einen entscheidenden letzten „Kick" durch den Therapeuten erhalten, der die Sache schlussendlich ins Rollen bringt.

Wie man Schadstoffe vermeidet

Zunächst einmal das Wichtigste: Von den oben erwähnten **Herden** gehen permanent Schadstoffe für den Organismus aus, die diesen im Millionstel Milligrammbereich vergiften und belasten. Als Erstes und Wichtigstes: **Amalgam!** Sind diesbezüglich noch „**Altlasten**" in Ihrem Körper vorhanden – **raus damit! Ohne Dentalsanierung sind die übrigen Maßnahmen dieses Buchs zwar nicht vollkommen nutzlos, aber eben doch sehr eingeschränkt von Nutzen – eine vollständige Ausheilung werden Sie dann kaum erzielen.** Wie auch immer, bei starken Belastungen durch mehrere Plomben und bei objektiv und subjektiv starker Symptomatik kann es notwendig sein, die Amalgamentfernung und die Quecksilberentgiftung in mehreren Schritten vorzunehmen. Es sollte eine körperlich einigermaßen stabile Situation bei der Entfernung bestehen, da die Akutbelastung des Körpers bei einer Amalgamentfernung sehr hoch ist.

Ansonsten gilt: Es sind – langfristig gesehen – viele Kleinigkeiten des Alltages, die mittel- und langfristig unsere Gesundheit beeinträchtigen. Über die Ernährung noch weitere Worte zu verlieren wäre überflüssig. Allerdings, es kommt nicht nur auf den Inhalt, sondern auch auf die Verpackung an, eine Erfahrung, die ich selbst auch schon gemacht habe.

Leider sind heutzutage auch die als biologisch-ökologisch ausgewiesenen Lebensmittel ansprechend verpackt – in PVC-Frischhaltefolie. Man sollte PVC-, Plastik- und Kunststoffverpackungen meiden, wo dies nur möglich ist: bei Gewürzen, bei Obst und Gemüse und vor allen Dingen bei Ölen und Fetten. Diese gibt es – jede gute Hausfrau weiß dies – in den mittleren und oberen

Regalen in den altbewährten, aber schwereren und teureren Glasflaschen und ein oder zwei Regale tiefer in PVC- und Plastikflaschen. Nach meiner Erfahrung sind diese Öle bestenfalls noch als Massageöle zu gebrauchen. Das Gleiche gilt leider für die allzu appetitlich aussehenden, mittlerweile in jedem Supermarkt erhältlichen Horsd'œuvres, die in großen Plastikschüsseln ruhen und ebenso in Plastik verpackt werden! **Grundsätzlich gilt: Vermeiden Sie in Plastik- und PVC-Material Abgepacktes soweit wie irgend möglich!** Alternativen sind der eigene Garten oder das Frischobst und -gemüse vom Markt. Etwas Ähnliches gilt für Getränkedosen. Mal ganz abgesehen davon, dass Sie diese Getränke sowieso nicht genießen sollten, sollten Sie säurehaltiges in (Aluminium-)Dosen meiden wie der Teufel das berühmte Weihwasser. Die toxischen Verbindungen, die aus solchen Gemeinschaften erwachsen, spielen sich im Mikro- bis Nanogrammbereich ab, reichen aber aus, langfristig einen schädigenden Einfluss auf die Gesundheit zu nehmen.

Kaufen Sie vor allem außerhalb der Saison kein konventionell gezogenes Obst und Gemüse wie Paprika oder Erdbeeren im tiefsten Winter oder Vorfrühling. Die ökologisch gezogenen Alternativen sind dann zwar meist sehr teuer, aber gerade beim Essen sollte man als Darmkranker **nicht sparen!**

Geschirr sollte aus Gusseisen und Porzellan/Keramik bestehen, Töpfe und Bestecke zumindest aus Edelstahl. Plastikgeschirr ist ebenso zu vermeiden wie die **teflonbeschichtete Pfanne.** Ein erfahrener Homöopath wird Sie auf diese versteckte Gefahr hinweisen! Wärmen Sie Ihre Speisen niemals ein zweites Mal auf und achten Sie peinlichst genau darauf, nichts, aber auch gar nichts aus der Mikrowelle zu essen.

Auch diese Strahlung können Sie vermeiden: **Elektrogeräte allgemein gehören nicht ins Schlafzimmer!** Stellen Sie Ihr Bett nicht in unmittelbarer Nähe von Steckdosen auf und entfernen Sie – falls vorhanden – den Radiowecker vom Nachttisch (die mit den roten Ziffern erzeugen gefährlichere Strahlungen als die mit den grünen!). Einen simplen Quarzwecker stellen Sie in **mindestens 60 cm Entfernung** von Ihrem Körper auf. Auch er verursacht eine für den menschlichen Organismus disharmonische Schwingung.

Auch in der Chemie, unserem „Freund und Helfer in allen Lebenslagen", lässt sich so mancher Fehltritt vermeiden. In der Kosmetik sollten Sie zunächst alle so genannten „pH-hautneutralen" und „den Säureschutzmantel stärkenden" Cremes, Lotionen und Tinkturen von Ihrem Kosmetiktisch entfernen und Kosmetik stattdessen mit Naturprodukten betreiben (hier ist die Firma WELEDA eine sehr gute Adresse – auch für fluoridfreie Zahnpasta!). Auch bei Reinigungs-, Wasch- und Spülmittel sollten Sie auf ökologisch unbedenkliche Alternativen zurückgreifen, ebenso bei Farben, Lacken und Insektenvertilgungsmitteln. Motten z.B. lassen sich durch ein Sträußchen Lavendel fast genauso zuverlässig fernhalten wie durch das weitaus giftigere Naphthalin. Insekten und Moskitos können den penetranten Geruch von Teebaumöl kaum ertragen, das übrigens auch bei Stichen wunderbar hilft.

Sie müssen nicht neurotisch werden, denn dies ist ein Zeichen von Angst. Wenn Sie die gerade beschriebenen Punkte beherzigen, haben Sie von Ihrer Seite alles getan, um sich selbst möglichst wenig mit Schadstoffen zu belasten. Auf andere Einflüsse können Sie nur schlecht – oder gar nicht – einwirken. Auch Reckeweg selbst hat geschrieben, dass kein Mensch sich heutzutage gegen die Grundbelastung mehr wehren kann.

Wenn Sie ökologische Lebensmittel und umweltverträgliche Kosmetika, Reinigungsmittel etc. erwerben, tun Sie sich nicht nur selbst, sondern auch der Umwelt sowie den biologisch produzierenden, meist kleinen Betrieben einen Gefallen, was zudem den Wettbewerb erhält und diese Betriebe stärkt. Wie Sie sehen, ist Gesundheit nicht nur reiner Egoismus!

Wenn Sie darüber hinaus noch weitergehen wollen, können Sie für Ihr Zuhause Naturmöbel und -auslegewaren auswählen und z.B. einen **Geopathen oder einen Baubiologen** auf Störfelder chemischer und physikalischer Art in Ihrer Wohnung/Ihrem Haus ansetzen. Eine nicht ganz preiswerte, gleichwohl lohnende Investition genauso wie die Anschaffung eines **Umkehrosmosefilters** für Ihr Trinkwasser – Ihre Gesundheit wird es Ihnen früher oder später danken!

Eine kleine Ergänzung: das Immunsystem „dämpfen" oder „stärken"?

In der schulmedizinischen Praxis ist es seit einigen Jahren gebräuchlich, im Falle einer Autoimmunerkrankung wie Morbus Crohn oder Colitis ulcerosa die Immunreaktion durch suppressive Medikamente zu dämpfen. Unter diesem Aspekt scheint es wenig Sinn zu machen, wenn Naturheilkundler die Stärkung des Immunsystems bei einer chronischen Darmentzündung anstreben. Hier liegt ein Missverständnis vor, wahrscheinlich auf beiden Seiten, wie auch beim Patienten. Wie hier offensichtlich zwei Seiten „gegeneinander" arbeiten, erklärt sich wiederum aus der Sicht der Homotoxikologie.

Ohne Immunsystem würden wir in kürzester Zeit sterben, doch mit dem Immunsystem haben wir in den letzten Jahrzehnten, insbesondere seit den 70er Jahren, verstärkt Probleme, in Form der verschiedensten Hauterkrankungen, Asthma und Allergien. Statt also das Immunsystem unspezifisch zu unterdrücken oder sogar zu stärken, sollten die körperlichen Ursachen für eine verstärkte Immunreaktion, die sich u.U. sogar gegen den eigenen Körper richtet, hinterfragt werden. Was lässt das Immunsystem denn „über sein Ziel hinausschießen?"

Nun, zum einen sind Hygienemaßnahmen auch in Privathaushalten erheblich verstärkt worden. Nachdem der Erreger zum Generalfeind des Menschen erklärt war, hatte er sich da, wo sich Menschen aufhielten, gefälligst zu verziehen. Was in Kliniken und Hospitälern längst zu einem überbordenden Problem geworden ist, nämlich den resistenten Keimstämmen, wächst sich auch im normalen Leben zu einem Dilemma aus, nur eben durch die übersteigerte Reaktion des Organismus. Zum einen wird der Körper ob der keimfreien Sterilität, die es ermöglichen würde, auf so mancher Toilette eines Privathaushaltes eine Not-OP zu vollziehen, permanent unterfordert.

Der Mensch wächst bekanntlich mit seinen Aufgaben, und so auch das Immunsystem. Wo aber keine Gegner sind, an denen es sich reiben kann, wird es schwach, demotiviert und desinteressiert, um das Dilemma auf menschliche Charakterzüge zu übertragen. Wer „dort draußen" keine Gegner hat, sucht sich eben welche in den eigenen Reihen. Diese bildgewaltige Sprache, in nüchterne Tatsachen übersetzt, bedeutet, dass der Körper sich schlussendlich selbst als Feind „auswählt" und entsprechend bekämpft. Kinder, die auf dem

Land aufwachsen und entsprechend öfter „schmutzige" Arbeiten verrichten, haben weniger unter Allergien und Asthma zu leiden als ihre in der Stadt heranwachsenden Altersgenossen.

Dass das Immunsystem verwirrt und fehlgeleitet ist, liegt indes nicht nur an den fehlenden natürlichen Gegnern. Kontakt mit Tieren, mit Schmutz etc. ist „Training" des Immunsystems. Das heißt aber nicht, dass nunmehr überhaupt keine „Feinde" in Form körperfremder Stoffe mehr auf den Organismus einwirken, denn das Fehlen dieser wird durch das Vorhandensein künstlicher, chemischer Substanzen ersetzt, wenn auch nicht gut und sinnvoll.
So steckt die Forschung auf diesem Felde immer noch in ihren Kinderschuhen, dennoch ist es sicherlich nicht zu weit hergeholt, zu behaupten, dass die vielen chemischen Substanzen, die auf und in uns (ein-)wirken, die Funktionen des Immunsystems untergraben bzw. fehlleiten. Ohne hier weiter ins Detail gehen zu wollen, wird eine Entgiftungs- und Ausleitungstherapie unter diesen Aspekten Sinnvolles zu Wege bringen, wobei weder eine unspezifische Dämpfung noch eine Steigerung der körpereigenen Abwehr das Ziel ist, sondern vielmehr eine Stabilisierung und Koordinierung, die das Immunsystem wieder zu dem macht, als das es ursprünglich einmal gedacht war: zu einem effizienten „Hüter der Schwelle" zwischen Mensch und Umwelt.

Die Homöopathie „heilt" auch hier nicht direkt von der Allergie oder der Autoimmunerkrankung, sondern sie setzt durch einen Reiz die Substanz frei, die das Immunsystem in seiner Funktion blockiert, und setzt so vielmehr die Heilung in Gang, als sie selbst zu bewirken.

Der „Missing link" zur optimalen Funktion Ihres Immunsystems sitzt im Darm selbst, und zwar nicht nur bei den chronischen Darmerkrankungen, sondern bei ausnahmslos fast allen Krankheiten, auch wenn sie vordergründig nichts mit dem Darm zu tun haben. Deswegen setzt ein naturheilkundlicher Therapeut an den Schluss einer Therapie auch bei Allergien, Asthma, Atemwegserkrankungen, Hauterkrankungen wie Neurodermitis, Psoriasis, fast immer eine Darmsanierung, obwohl diese Erkrankungen vordergründig nichts mit dem Darm zu tun zu haben scheinen. Andererseits ist eine Darmsanierung ohne vorausgegangene gründliche Entgiftung und Ausleitung und ohne Ernährungsumstellung wie Saatgut, das auf steinigen Boden fällt: Gut gemeint wohl, doch zu konkreten Ergebnissen wird sie nicht führen. Diese beiden, eine Entgiftungtherapie und eine Darmsanierung, gehen bei der Therapie von Crohn und Colitis Hand in Hand, und wenn eine fehlt, wird die andere fehlschlagen. Dies ist der Grund dafür, warum auch zweifelsfrei exzellente Biotherapeutika (Prä- und Probiotika) in der therapeutischen Anwendung gelegentlich versagen. Doch hierzu mehr im nächsten Kapitel.

6. Der dritte Schritt – Darmsanierung:

Der perfekte und reibungslose Ablauf der Verdauung und das optimale Funktionieren des Immunsystems werden durch zahllose Milliarden von Bakterien und anderen Mikroorganismen gewährleistet, die ihre Heimat im Verdauungstrakt des Menschen haben. Von Organ zu Organ, mit der Funktion des jeweiligen Organs, ja bisweilen sogar innerhalb des gleichen Organs, wechseln ihre Anzahl und ihre Zusammensetzung je nach Erfordernissen des Körpers. Viele Faktoren von außen verändern die Darmflora und ihre Zusammensetzung. Natürlich die Ernährung, die Stoffwechsellage des Körpers, aber sogar Faktoren wie Stress modulieren ihre Zusammensetzung über psychovegetative Faktoren, die sich wiederum auf den Säftehaushalt und damit auf Dinge wie pH-Wert des Verdauungskanals auswirken. Die Zusammensetzung der Darmflora ist bei chronischen Entzündungen im Darm fast ausnahmslos immer verändert, mit entsprechenden Auswirkungen auf das Immunsystem. Die Stoffwechsel- und Vergiftungslage des Körpers spielt die entscheidende Rolle, und ebenso wie der Mensch sich von außen durch die verschiedensten Schadstoffe belastet, so kann sich der Organismus durch eine Fehlbesiedelung des Darms indirekt selbst mit allerlei Toxinen belasten. Wenn etwa ein bestimmter pH-Wert in einem Darmabschnitt die Garantie für das Vorhandensein eines lebenswichtigen Mikroorganismus darstellt, kann eine kleine Abweichung bereits gravierende Folgen für das Gesamtbefinden haben. Es ist wiederum der großartigen Regulationsfähigkeit des menschlichen Körpers zu verdanken, dass in diesem Bereich nicht noch mehr Probleme auftreten, als ohnehin – aufgrund unserer modernen Lebensweise und der vielen Schadstoffe, die auf uns einwirken – schon vorhanden sind.

Bereits mit Ihrem Verhalten, veränderten Essgewohnheiten (sowohl was die Nahrung selbst als auch ihre Zubereitung und ihren Genuss angeht) betreiben Sie kontinuierlich Darmsanierung. Es ist schon ausreichend, wenn ein „Schlinger", eine Person, die ihre Nahrung kaum kaut, zu ausdauerndem Kauen und optimaler Mundverdauung übergeht, um die Darmflora in ihrer Zusammensetzung mittelfristig zu beeinflussen. Gleiches gilt natürlich auch – mit umgekehrtem Vorzeichen –, wenn ein vormals bedächtiger Esser seine Nahrung plötzlich „herunterwürgt".

Vielleicht haben Sie es selbst schon an sich festgestellt: Sie können am Vortage exakt das Gleiche gegessen haben und trotzdem haben Sie unterschiedlichen Stuhlgang, auch bei gleichem Allgemeinzustand. So mancher hat mir diese Frage schon gestellt: „Ich habe gestern genau das Gleiche gegessen wie letzten Freitag und dennoch fühle ich mich völlig anders! Wie kommt das bloß?" Hier haben wir es: Die Geschwindigkeit, ob im Stress oder in Muße gegessen wurde, und sogar zu welcher Uhrzeit, kann über die Stuhlbeschaffenheit und den -geruch entscheiden. Gerade wenn man an einer chronischen Darmerkrankung leidet, ist der Stuhlgang sozusagen ein sensibles Messinstrument für die Bekömmlichkeit einer Mahlzeit. Vielleicht sind Ihre Verdauungsenzyme an einen bestimmten zeitlichen Ablauf gewohnt und reagieren nun, wenn Sie Ihre Abendmahlzeit statt um 19 Uhr um 20.30 Uhr einnehmen – was z.B. die Probleme erklären würde, die so mancher im Urlaub hat, auch wenn die Kost an sich vielleicht nicht umgestellt wurde.

Wie man sieht, ist nicht nur das „Was", sondern auch das „Wie" der Nahrungsaufnahme entscheidend. Insbesondere auch für das Immunsystem im Darm.

Das Immunsystem im Darm oder: ein eigentlich unmöglicher Spagat

Dem Darm obliegt die vielleicht schwierigste Aufgabe des gesamten Organismus: Mehr noch als jedes andere Organ muss er sich beständig mit Fremdeinflüssen auseinander setzen, zwischen „Freund" und „Feind" unterscheiden. Er stellt das größte Kontaktorgan zwischen dem menschlichen Körper und seiner Umwelt dar. Nicht nur die bereits erwähnten Nahrungsbestandteile passieren das Darmrohr, sondern auch Schadstoffe, Parasiten und Mikroorganismen. Sie und deren Stoffwechselprodukte greifen fortwährend die Darmschleimhaut an. Das Gleichgewicht, das das optimale Funktionieren dieses wichtigen Verdauungsorganes sicherstellt, ist sehr sensibel. Umso mehr ist es eine Meisterleistung des Organismus, dass die meisten von uns so lange relativ beschwerdefrei leben können.

Viele Menschen nehmen ihre Gesundheit für selbstverständlich hin. Ein fataler Irrtum, wie das ständig wachsende Heer der chronisch Kranken zeigt. Die

Rolle des Darms und der anhängenden Organe bei der Manifestierung der unterschiedlichsten Krankheiten auch außerhalb des Darms wird nicht mit der notwendigen Sorgfalt erforscht, selbst in der Naturheilkunde fehlt oftmals der Sinn für Zusammenhänge, weswegen diese Art der Forschung noch in den Kinderschuhen steckt. Das sensible Zusammenspiel mit der Entgiftungsarbeit des Körpers, der Umgang mit den Schadstoffen unterschiedlichster Herkunft, ist das Wunder des Lebens im Darm. Da überrascht es kaum, dass der Volksmund weiß, dass auch der Tod im Darm sitzt. Der Darm ist, das kann ohne zu übertreiben behauptet werden, ein Reich innerhalb des Reiches, eine Welt für sich im menschlichen Körper, der viele gegensätzliche Dinge unter einen Hut bringt.

Da der Darm ja die in ihre Bestandteile zerlegte Nahrung aufnehmen (resorbieren) muss, muss die Darmschleimhaut gleichzeitig als Kontaktorgan und Abgrenzung fungieren. Der so genannte „Mukosablock" – die Schleimhautbarriere – stellt eine mechanische und immunologische Barriere dar, die das massenweise Übertreten von Nahrungs- und sonstigen Antigenen verhindert, erwünschte Stoffe – Aminosäuren, Fettsäuren, Spurenelemente, Vitamine und andere Mikronährstoffe – aber resorbiert.

Das darmassoziierte Immunsystem wird diesen beiden gegensätzlichen Ansprüchen gerecht, indem es beständig sehr geringe Mengen von Antigenen aufnimmt, wobei winzige Partikel durch Lücken der Darmepithelia (Oberflächenschicht der Darmschleimhaut) in die Darmwand eintreten, andere wiederum durch aktive Resorption aufgenommen werden. Diese Vorgehensweise könnte man – übertragen auf den militärischen Bereich – als „Manöver" des Immunsystems bezeichnen, die gleichsam der „Abhärtung" wie der ständigen Bereitschaft für eine Konfrontation mit schweren Schadstoffen, Giften und Erregern dienen. Das „Training" des Immunsystems ist auch der Hauptgrund dafür, warum z.B. auf dem Land aufgewachsene Kinder – mit mehr natürlichen Antigenen konfrontiert – wesentlich weniger zu Allergien und Autoimmunerkrankungen neigen als „hygienischer" aufgewachsene Stadtkinder. **„Sieben Gramm Dreck am Tag braucht der Körper"** vernahm ich einmal vor ein paar Jahren beim Besuch von Verwandten einer Freundin. Dieser etwas salopp-schnodderig dahingeworfene Satz beinhaltet eine tiefe Weisheit: In einer nahezu sterilen Umgebung kann sich niemand selbst „sauber halten", da er nicht weiß, wie er zu putzen hat. Das trifft auch auf den menschlichen Körper zu, und neben vielen anderen Ursachen gibt es vielsagende Hinweise darauf, dass eine extreme Hygiene die Inzidenz chronischentzündlicher Darmerkrankungen ansteigen lässt. Auch die Hochschulmedizin erkennt diesen Zusammenhang an.

Interessanterweise finden sich auch vermehrt allergische wie Autoimmunreaktionen bei solchen Kindern, bei deren Familien sehr stark auf Hygiene und Desinfektion geachtet wird. Chemische Reinigungsmittel schwächen das Immunsystem durch Schadstoffbelastung (mit für den Körper unnatürlichen Stoffen), das ist die zweite Komponente einer übertriebenen Hygiene (s. auch vorangegangenes Kapitel).

„Milliarden kleiner Helfer …"

Diese Feststellung ist zunächst sicherlich einmal erstaunlich: Im menschlichen Organismus finden sich in etwa zehnmal so viele körperfremde Keime wie Zellen vor. Alle Schleimhäute des menschlichen Körpers sind mit Bakterien besiedelt. Da diese nicht, wie man annehmen sollte, schädigend auf den Menschen einwirken, sondern diesem viel mehr nutzen, nennt man sie auch „Symbionten" (Symbiose, sinngemäß: „Lebensgemeinschaft"). Wie in einer multikulturellen Lebensgemeinschaft profitieren letztlich alle von der Verbindung. Die Werbung macht sich diese Tatsache sowie die wachsende Aufklärung und Sensibilisierung der Bevölkerung diesbezüglich zu Nutze und wirbt mit probiotischen Lebensmitteln. Nun ist die Versorgung mit Darmsymbionten eine Sache, die Voraussetzungen für ihre optimale Arbeit zu schaffen eine ganz andere. Gerade hier scheitern sowohl das gelegentliche Verzehren eines probiotischen Joghurts als auch eine ernsthaft betriebene Symbioselenkung: Mit einer Einnahme der kleinen Helfer des Immunsystems ist es nämlich in den seltensten Fällen getan. Die guten Darmbakterien können nur da ihren Aufgaben nachkommen, wo ein optimales Milieu für sie vorherrscht, insbesondere im pH-Wert und im Sauerstoffgehalt der Umgebung, die wiederum von einer optimalen Funktion der Drüsen (Galle, Bauchspeicheldrüse und Magendrüsen) abhängen.

Die besonders im letzten Dünndarmabschnitt (dem Ileum) sowie im Dickdarm massenweise vorkommenden Keime sind integrativer Bestandteil des darmassoziierten Immunsystems. Ihre Stoffwechselleistungen, die in etwa denen der Leber gleichkommen, kommen nicht nur den verdauungsassoziierten Schleimhäuten, sondern allen Schleimhäuten des Körpers zugute, natürlich auch denen des Atemtraktes. Beim Stoffwechsel insbesondere von Lactobazillen und Bifidobakterien entstehen Peptide – Bruchstücke von Proteinen –, welche die Schleimhautbarriere stärken und das unspezifische Immunsystem stimulieren. Auch entstehen in solchen Stoffwechselprozessen Vitamine und Aminosäuren (man denke an das zur Blutgerinnung essentielle Vitamin K), die wichtig für unsere allgemeine Gesunderhaltung sind. Symbiotische Bakterienstämme hemmen die Aufnahme krebserregender Stoffe durch die Darmschleimhaut.

Noch ein weiterer interessanter Effekt gründet auf die Anwesenheit der symbiotischen Bifidobakterien: die Cholesterinsenkung. Bifidobakter dekonjugieren Gallensalze, die dadurch nicht mehr für die Darmschleimhaut resorbierbar sind. Ich selbst habe in der Vergangenheit ab und an beobachtet, dass Patienten insbesondere mit Morbus Crohn oftmals erhöhte Blutcholesterinwerte aufweisen, ein sehr gutes Indiz dafür, dass eine bakterielle Fehlbesiedelung als eine der Ursachen für das Zustandekommen einer chronisch-entzündlichen Darmerkrankung angesehen werden kann. Natürlich kann eine Erhöhung des Blutcholesterins auch in einer nicht stoffwechseltypengemäßen Ernährung liegen, doch die Tatsache, dass eine Erhöhung des Blutcholesterins bereits bei **Kindern (!)** beobachtet wird, gibt zu denken.

Überhaupt findet durch die Stoffwechselaktivität der Symbionten bereits eine gewisse „Vorselektion" statt, im Übermaß schädliche oder allgemein giftige Substanzen und Antigene werden abgebaut oder ihre Vermehrung und Ausbreitung verhindert, sodass das darmassoziierte Immunsystem nicht mehr mit ihnen in Berührung kommt. Insbesondere Laktobazillen regulieren den pH-Wert ein, dass sich bestimmte schädliche Bakterienstämme gar nicht erst ausbreiten können. Einige Bakterienstämme produzieren Stoffe, die das Wachstum gramnegativer Bakterien oder Sporen bildender Mikroorganismen (Candida!) hemmen. Andere fungieren als Radikalfänger oder Antiallergen.

Die positiven Eigenschaften „nützlicher" Bakterien in der Darmschleimhaut und -wand aufzuzählen würde alleine ein ganzes Buch füllen. Sie sind ohne Zweifel von höchster Bedeutung für unser Immunsystem.

Wie kommt der Mensch zu seiner Darmflora?

Unter Laborbedingungen bei völliger Sterilität aufgezogene Mäuse, die in der „wirklichen Welt" nicht überlebensfähig waren, beweisen, dass ohne die Bakterienbesiedelung der Schleimhäute letztendlich „nichts geht". Der Fetus im Mutterleib ist noch keimfrei und mit dem mütterlichen Immunsystem „verbunden", weswegen ein Fehlverhalten der Mutter während der Schwangerschaft auch so oft drastische Konsequenzen für die Gesundheit des Kindes hat. Die erste Phase der Keimbesiedelung beginnt bereits während und kurz nach der Geburt. Die mütterliche Darm- und Scheidenflora nimmt während des Geburtsvorganges Einfluss auf die Keimbesiedelung des Kindes. Die so genannte „Primärflora", die als Erstes den Verdauungstrakt des Neugeborenen besiedelt, dient der Milieuvorbereitung, also der Schaffung optimaler Bedingungen für die Folgeflora. Es handelt sich hierbei um aerobe Keime, also solche, die unter Anwesenheit von Sauerstoff leben und Stoffwechsel betreiben. Sie reduzieren Sauerstoff und ermöglichen die Besiedelung des Terrains durch anaerobe Keime, die unter Luftabschluss leben und Stoffwechsel betreiben.

Die zweite Phase der Besiedelung erfolgt durch die erste Nahrungsaufnahme. Während die Flora der ersten Keimbesiedelungsphase milieuvorbereitend wirkt, wirken die Keime der zweiten Phase stabilisierend. Hauptsächlich Bifidobakterien der zweiten Phase sind in der Lage, den in der Muttermilch vorkommenden Milchzucker zu Milch- und Essigsäure zu reduzieren. Hierdurch wird der pH-Wert gesenkt, was die Besiedelung durch unerwünschte (pathogene) Keime unmöglich macht. Wie man hier feststellen kann, ist Säure im Körper nicht unbedingt überall etwas Unerwünschtes. Die Regulierung des Säure-Base-Haushaltes allgemein berührt den Grund-pH-Wert einzelner Organe nicht oder zumindest nur indirekt. Es ist vielmehr so, dass eine latente Azidose des Gesamtorganismus eine kompensatorische Alkalose von Teilen des Verdauungstraktes hervorzurufen vermag, was wiederum den Nährboden für die Besiedelung durch unerwünschte Mikroorganismen bereitet. Deswegen wundern Sie sich beispielsweise bei einer Stuhluntersuchung nicht, dass der Kot einen basischeren pH-Wert aufweist, als er sollte, auch wenn Ihnen nur kurz zuvor ein Therapeut gesagt hat, Sie seien übersäuert! Diese Wirkmechanismen an dieser Stelle zu klären würde den Rahmen des Buches bei weitem sprengen. Auch muss gesagt werden, dass die Forschung diesbezüglich noch in ihren Kinderschuhen steckt. Insbesondere Naturheilkunde und Komplementärmedizin haben in diesem Bereich in den letzten Jahren Vorstöße gewagt. Man kann davon ausgehen, dass neben den im vorangegangenen Kapitel strapazierten Schadstoffen die Nahrungszusammensetzung und der Zustand des vegetativen Nervensystems – in ihrem Einfluss auf den Enzymhaushalt des Verdauungstraktes – die größte Rolle spielen.

Die dritte und letzte Phase der Keimbesiedelung erfolgt durch die so genannte „putride" Flora, fäulnisbildende Anaerobier, sobald durch Zufütterung kohlenhydratreicher Kost deren Ballaststoffe in den Dickdarm gelangen. Für den Menschen selbst sind diese unverdaulich. Diese Ballaststoffe werden von der Fäulnisflora verwertet und verstoffwechselt. Ein gewisser Anteil an Fäulnisflora im Darm ist normal, auch wenn der Ausdruck „Fäulnis" beim Laien sicherlich Angst und Schrecken auszulösen vermag. Diese Fäulnisflora im Dickdarm produziert durch ihre Stoffwechselaktivität Stoffe, die zur Nährung und Erhaltung der Darmschleimhaut essentiell sind. Schädlich ist allein das Übermaß, was bei den Ernährungsgewohnheiten der westlichen Zivilisation leider sehr häufig vorkommt. Fäulnisbakterien bilden ein alkalisierendes Gegengewicht zur Säuerungsflora des Dünndarms. Ab bestimmten Keimzahlen jedoch verursachen sie u.U. schwere Darmschleimhautentzündungen und können mit ihren giftigen Stoffwechselprozessen die Leber nachhaltig schädigen (s.u., s. vorangegangenes Kapitel). Das Gleichgewicht zwischen aerober und anaerober Säuerungsflora auf der einen Seite und der Fäulnisflora auf der anderen sorgt, sofern es denn besteht, für eine gewisse „Kolonisationsresistenz", also einen Schutz gegen Störeinflüsse von außen (z.B. durch schädigende Mikroorganismen).

Probleme bei der „Erstbesiedelung"

Eine „fehlerfreie" Erstbesiedelung des Verdauungstraktes mit ausschließlich physiologischen, nützlichen Bakterienstämmen muss unter den heute in den so genannten „zivilisierten" Ländern herrschenden Lebensbedingungen leider eher als Ausnahme denn als Regel betrachtet werden. Vom Moment der Geburt an sind wir in unserer modernen Zeit den mannigfaltigen Attacken pathogener, also schädlicher Mikroorganismen ausgesetzt. Dies beginnt bereits mit der unphysiologischen Zusammensetzung der Vaginal- und Analflora der Mutter: Medikamenteneinnahme und chronische Übersäuerung aus den verschiedensten Ursachen heraus sorgen für Candida-Befall der Schleimhäute und andere Abweichungen von der „optimalen" Besiedelung von Scheide und Verdauungskanal. Aber dies ist beileibe nicht alles. So setzt sich z.B. bei Kaiserschnittkindern die „Erstflora" anders zusammen als bei normal entbundenen Kindern. Die Attacken auf das noch nicht funktionsfähige Immunsystem gehen weiter: Da die meisten Säuglinge dieser Tage in Kliniken auf die Welt kommen, ist eine Konfrontation des kindlichen Immunsystems mit den hospitalisierten, also Krankenhauserregern vorprogrammiert. Diese wiederum haben durch Mutation und Stoffwechselveränderungen Resistenzen gegen gebräuchliche Antibiotika und Desinfektionsmittel entwickelt. Dass solche strukturveränderten und Fremdkeime dem Neugeborenen alles andere als einen optimalen Start ins Leben bieten, dürfte klar sein.

Die Attacken auf das frühkindliche Immunsystem setzen sich in den Wochen nach der Geburt fort. Als äußerst problematisch ist die frühzeitige Konfrontation des jungen Immunsystems mit den Fremdeiweißen Gluten (Klebereiweiß) und Kuhmilcheiweiß anzusehen, insbesondere nach einem vorzeitigen Abstillen. Sie bewirkt eine Verschiebung des mikrobiologischen Gleichgewichtes hin zur Fäulnisflora. Gezuckerte, verkochte und vitalstoffarme Ernährung aus dem praktischen Gläschen können bereits im frühkindlichen Verdauungstrakt zu Verpilzungen (= Candidosen) führen, falls das Baby nicht bereits bei seiner Geburt mit Candida konfrontiert wurde.

Die Konsequenzen bleiben nicht aus: Verschleimung des Atemtraktes, erhöhte Infektanfälligkeit, Blähungen und Koliken über das normale Maß hinaus, im schlimmsten Falle Asthma, Allergien, Neurodermitis und Psoriasis. Doch diese Krankheiten stellen erst den Beginn einer „Autoimmunkarriere" dar. Der Mensch vergiftet sich selbst durch diese Dysbiosen, denn nicht nur die Bakterien an sich können schadenbringend sein, sondern auch deren Stoff- wechselprodukte, wobei die Entgiftungsorgane (Leber, Nieren, Darm, Lunge, Haut) bei der gleichzeitig immer vorhandenen „Grundbelastung" mit Schad- stoffen in ihrer Arbeit überfordert werden.

Ein solches mikrobielles Ungleichgewicht – eine Dysbiose – kann zu einem sich selbst erhaltenden System werden, und der Mensch, der darunter leidet, kann sich noch so gesund ernähren und verhalten und dabei durch die chronische Giftbelastung unter den unterschiedlichsten Allgemeinsymp- tomen leiden (Stichwort: „intestinale Autointoxikation", siehe unten). In Fällen, in denen diese Krankheitserscheinungen Überhand nehmen und eine Dysbiose klar diagnostiziert ist, kann u.U. sogar aus naturheilkundli- cher Sicht eine antibiotische Therapie notwendig werden – natürlich mit daran anschließender Entgiftung und Darmsanierung. Dieser Umstand ist bei den chronisch-entzündlichen Darmerkrankungen recht häufig gegeben, weswegen die Hochschulmedizin hier auch aus Sicht einer komplementären Medizin zumindest zum Teil durchaus nachvollziehbar vorgeht (Antibiotika- therapie bei Fisteln u.ä.).

Die ganzheitliche Medizin verbindet hier Diät, probiotische und Entgiftungs- therapie und macht dadurch quasi einen „Neuanfang" für das Immunsystem möglich. Bei starken und stärksten Beschwerden, die auch auf eine solche Therapie nicht ansprechen, ist auch nichts gegen den zeitlich begrenzten Einsatz von Antibiotika einzuwenden. Unter solchen Prämissen lassen sich Humoral- und Zellularpathologie, (Hoch-)Schulmedizin und Komplementär- medizin zu einem sinnvollen Ganzen zusammenfügen: die akuten „Spitzen" der Erkrankung symptomatisch behandeln, die Krankheit als solche mit einer umfassenden Sanierung im naturheilkundlichen Sinne zur Ausheilung bringen oder wenigstens so weit, dass eine normale Teilnahme am Leben dauerhaft möglich ist. Von allem „so viel wie nötig, aber so wenig wie möglich" lautet die Forderung. Das gilt natürlich nicht nur für die Schulmedizin, sondern ebenso für die Naturheilkunde und für die Homöopathie.

Ein einseitiges und halbherziges Vorgehen bringt hier letzten Endes nur kurz-fristige Erfolge: Fehlschlagende Darmsanierungen lassen sich durch schlechte Stoffwechsellage, Verschiebung des Säure-Base-Gleichgewichtes, Enzymblo-ckaden, Unterfunktionen der Entgiftungsorgane oder gelegentlich auch durch halbherziges Angehen einer Diät, massive Dysbiosen oder psychische Pro-bleme erklären. Nur ein ganzheitlicher Ansatz macht bei so schwerwiegenden und komplexen Erkrankungen wie Crohn, Colitis oder anderen Immunerkran-kungen die Chance einer Ausheilung möglich.

Das frühkindliche Immunsystem ist nach all den oben erwähnten „Attacken", erst recht, wenn noch schlechte Anlagen hinzukommen, bereits schwer ge-schädigt, bevor es überhaupt „ausgereift" ist. Sicherlich könnte man in dieser frühen Phase der katastrophalen Entwicklung sinnvoll entgegensteuern, doch aus Unwissenheit geschieht leider nur allzu oft das Gegenteil: Die besorgte Mutter des infektanfälligen Kleinen wird für eine übertriebene Hygiene im Haushalt sorgen, die, statt das Kind vor den angeblich so bösen Keimen zu schützen, zwei negative Konsequenzen hat: Zum einen werden die aggres-siven, meist chemisch definierten Desinfizierungsmittel über Haut, Schleim-häute und Atmung aufgenommen, Stoffwechsel und Immunsystem weiter schädigen und schwächen, zum anderen die merkwürdig „sterile" (und damit lebensfeindliche!) Umwelt durch Abwesenheit wirklicher „Herausforderun-gen" das Immunsystem noch schwächer und träger werden lassen – oder sie werden das Abwehrsystem vorzugsweise gegen körpereigenes Gewebe „hetzen", sprich: die Autoimmunreaktion ist in vollem Gange!

Ist das Kind erst einmal in den sprichwörtlichen Brunnen gefallen, geht es zum Arzt, der – wenn man Pech hat – auch bei banalen, vermutlich sogar durch Vi-ren ausgelösten Infektionen Antibiotika verschreibt (wobei angemerkt werden darf, dass mittlerweile viele Ärzte weiterdenken und nicht mehr so leichtfertig die „chemische Keule" verordnen!), was der sowieso bereits vorgeschädigten Darmflora den „Rest" gibt. Wäre es bis dahin eventuell noch möglich gewe-sen, mit einer Darmsanierung im Sinne einer probiotischen Therapie alleine Abhilfe zu schaffen, kommt man spätestens ab diesem Zeitpunkt um eine generelle Umstimmungstherapie nicht herum. Auch Impfungen können dem frühkindlichen Immunsystem ihren Stempel aufdrücken, indem sie – mit zu hohen Dosen der dann als Zellgifte wirksamen Impfstoffe – das Immunsystem in Verlegenheit bringen bzw. überfordern. Deswegen sagen Homöopathen, ein Teil der Impftoxine bleibt im Körper und setzt die Grundlagen für so genannte „Impfschäden".

In diesem Zusammenhang ist der Milieuverbesserung durch unspezifische Entgiftung (Entsäuerung, Entschlackung) und Diät mindestens die gleiche Bedeutung beizumessen wie der Darmsanierung selbst. Dies ist insbesondere dann der Fall, wenn das junge Leben bereits vorgeschädigt das Licht der Welt erblickt, z.B. durch Medikamenteneinnahme, Rauchen, falsche Ernährung oder Krankheit der Mutter während der Schwangerschaft. Sind diese Einflüsse nämlich gegeben, wird auch unter sonst optimalen Bedingungen (was kaum der Fall ist) keine ausgewogene Keimbesiedelung der Schleimhäute des Kindes erfolgen.

Die Folgen einer bakteriellen Fehlbesiedelung

Erschreckend, aber kaum noch verwunderlich ist die Tatsache, wenn Kinder bereits mit den unterschiedlichsten Hauterkrankungen behaftet das Licht der Welt erblicken. Da Kind und Mutter während der Zeit der Schwangerschaft auch immunologisch eine Einheit bilden, machen sich sowohl eine bakterielle Fehlbesiedelung des Darmtraktes der Mutter als auch gröbste Verstöße gegen allgemeine Gesundheitsregeln beim Neugeborenen bemerkbar. Das Drama kann also bereits vor der Geburt seinen Lauf nehmen, ergänzt und verstärkt durch die eben erwähnten „Fehltritte" der ersten Lebensmonate/-jahre nach der Geburt. Grundsätzlich, und sehr stark vereinfacht, wirkt eine Darmdysbiose zweigleisig auf die menschliche Gesundheit ein: Die immunologischen Folgen rühren von einer vergrößerten Darmschleimhautdurchlässigkeit her, die nunmehr nicht nur für die von den verschiedenen Verdauungssäften aufgeschlossenen, d.h. aufnehmbar gemachten Mikronährstoffen offen steht, sondern in zunehmendem Maße auch für Nahrungsantigene, Chemikalien, Farbstoffe und andere schädliche Substanzen.

Durch deren Aufnahme in Lymph- und Blutbahn werden systemische Immunreaktionen ausgelöst, der ganze Körper kann – übrigens auch in einer Art

„Rückkopplung" der Darm – mit Zeichen einer Autoimmunerkrankung oder einer Entzündung reagieren. Der zweite Faktor sind die Stoffwechselprodukte dieser pathogenen Keime oder durch Zersetzung und Fäulnis unverdaut bis in den Dickdarm gelangter Nahrungsbestandteile: Indol, Skatol, Ammoniak- und Schwefelverbindungen, Fuselalkohole etc. Der Betroffene reagiert mit Allgemeinsymptomen im Sinne einer generellen Stoffwechselbelastung, wenn die Vergiftung mit diesen Substanzen die Entgiftungsfähigkeit des Organismus übersteigt: Müdigkeit, Kopfschmerz, Konzentrations- und Gedächtnisschwächen, Gereiztheit, Schwindel, Ohrensausen, sogar Migräne. Mein Tipp daher an Therapeuten: Bei allen Allgemeinsymptomen, auch wenn der Betroffene **nicht** über Symptome im Verdauungstrakt klagt – mal den Darm anschauen! Ich selbst habe mit einer Darmsanierung sogar schon so manche chronische Ischiasnervenentzündung in den Griff bekommen, nachdem nahezu alles andere versagt hatte, auch manuelle Therapie, Neuraltherapie oder Homöopathie! Solche Zusammenhänge sind erstaunlich, aber sie sind wahr, wenn man bedenkt, dass Cholesterin auch integraler Bestandteil der Nervenzellen ist und der Cholesterinhaushalt natürlich auch mit dem Zustand des Darms (für Therapeuten: enterohepatischer Kreislauf!) steht und fällt.

Jemand, der trotz gesündester Lebensweise oben genannte Symptome sowie eventuell von der Norm abweichende Leberwerte aufweist, sollte nicht zuletzt an eine Störung der Darmflora denken. Stoffwechselprodukte aus Clostridien stehen sogar im Verdacht, bei der Krebsentstehung mit beteiligt zu sein.

Der Abbau der Schleimhautbarriere des Darms erfolgt primär durch die Stoffwechselprodukte der schädigenden Mikroorganismen und sekundär – wenn der Prozess weit fortgeschritten ist – durch die sich allmählich einstellende herabgesetzte Verwertung der Nährstoffe, die das Darmlumen passieren („Malabsorption"). Vor nicht allzu langer Zeit konnte nachgewiesen werden, dass sich die Darmschleimhaut mit all ihren Funktionen zumindest zu einem Teil aus den passierenden Nährstoffen selbst versorgt, wie auch aus den Stoffwechselprodukten der physiologischen, also „guten" Darmflora. Die Schädigung durch bakterielle und Mykotoxine wird also durch die zunehmende Malabsorption aufrechterhalten. Bildlich gesprochen „werfen" sich hier zwei (für den Organismus ungünstige) Phänomene „den Ball zu". Die Stoffwechselprodukte unphysiologischer Keime sind es, die auch im Falle einer erfolgten Darmsanierung den Teufelskreis weiter am Laufen halten.

So ist dann auch die übliche schulmedizinische Vorgehensweise einer Antibiotikatherapie, gefolgt von einer Darmsanierung, nur „die halbe Miete", eine Antibiose **nur** mit anschließender Gabe von Milchzucker sogar völlig am angestrebten Therapieziel vorbei, mal abgesehen von der zusätzlichen Giftbelastung durch Antibiotika und die sterbenden Keimkolonien. Eine Mykose (Verpilzung) kann die unmittelbare Folge einer solchen Vorgehensweise sein. Es ist nichts grundsätzlich gegen den Einsatz von Antibiotika zu sagen, es gibt Fälle, wo diese – auch aus naturheilkundlicher Sicht – unumgänglich sind. Doch sollte man ihren Einsatz genau abwägen und natürlich eine Antibiotika-Ausleitung vornehmen, wofür heute in der Naturheilkunde und der Homöopathie viele Möglichkeiten zur Verfügung stehen.

Übrigens werden auch probiotische Medikamente oftmals unkritisch und ohne flankierende Maßnahmen eingesetzt. Die Stoffwechseltoxine der Dysbiose sind nach wie vor vorhanden, wenn die Fehlbesiedelung des Darms auch beseitigt ist, und sind Darmschleimhaut und Darmwand (Morbus Crohn) noch geschädigt, werden die in wohlmeinender Absicht verabreichten E. Coli 1917 Nissle (Mutaflor), Acidophilus- und Bifidobakterien im wahrsten Sinne des Wortes nicht viel mehr als nur „heiße Luft" produzieren und Darmkrämpfe und Durchfälle bewirken. Wer bei der Einnahme etwa von Mutaflor keinen heilenden Effekt sieht, sondern die erwähnten Symptome, sollte an solche Belastungen denken und Entgiftung sowie eine umfassende Darmsanierung, selbstverständlich flankiert von entsprechenden diätetischen Maßnahmen, denken.

Wie kommen nun die chronisch-entzündlichen Darmerkrankungen aus mikrobiologischer und immunologischer Sicht zustande? Das Drama beginnt – wie oben erwähnt – bereits im Kleinkindesalter, dessen Darmflora krankhaft verändert ist. Wenn die Fäulnisflora überhand nimmt, wird sie die erwähnten Toxine produzieren, die nicht nur die Stoffwechsel- und Giftentlastungsmechanismen des Organismus in Atem halten, sondern auch Mikroläsionen und

Verätzungen in der Darmschleimhaut auslösen. Es kann zu zunächst lokal begrenzten Immunprozessen – kleineren Entzündungsherden – kommen, welche die Schleimhautbarriere weiter lockern. Kommen hierzu noch Schadstoffe von außen, etwa durch ungesunde Ernährung, muss das Immunsystem gleichsam „an mehreren Fronten" kämpfen. Entzündung führt zu Funktionsverlust, die Nährstoffresorption ist herabgesetzt. Die Auswirkungen dehnen sich schließlich allmählich auf den gesamten Darm aus. Gleichzeitig nehmen die Schädigungen der Mukosa zu. Schleimhautlockerungen im Sinne des „Leaky-Gut-Syndrome" lassen mehr Antigene durch die Mukosabarriere zum lymphatischen System vordringen. Aus der lokalen Immunreaktion wird eine systemische, d.h. den ganzen Organismus betreffende. Auch Morbus Crohn und Colitis ulcerosa sind systemische Autoimmunkrankheiten, weil sie sich zwar hauptsächlich im Darm bemerkbar machen, aber dennoch den gesamten Körper betreffen, wie die zahlreichen Symptome, die außerhalb des Verdauungstraktes auftreten, belegen.

Weiterhin zählen Allergien aller Art, Asthma, Hauterkrankungen, sogar entzündlich-rheumatische Erkrankungen zu den systemischen Autoimmunerkrankungen. Bei den chronisch-entzündlichen Darmerkrankungen treten gelegentlich sogar Jahre vor der eigentlichen Diagnosestellung Gelenkentzündungen auf. Aber zurück zum Darm. Bei dem besprochenen Ablauf – dem Übergang von der lokalen zur generellen Darmentzündung – ist die Darmmotilität, die Peristaltik, gesteigert (Durchfälle), was das mikrobiologische Ungleichgewicht und den Nährstoffverlust weiter steigern. Der „Darm-GAU" tritt dann ein, sobald die Mischung aus bakterieller Fehlbesiedelung, endogenen und exogenen Schadstoffen, die allgemeine Toxinbelastung, Entzündungs- und Atrophievorgänge der Darmschleimhaut mit zunehmendem Nährstoffmangel sowie systemische Autoimmunreaktionen jeglicher Kontrolle entgleiten und zum „Selbstläufersystem" werden.

Äußere Gifte und Schadstoffbelastungen sind in der heutigen Zeit unvermeidbar. Die Homotoxikologie schließt neben den äußeren auch die inneren Schadstoffe, die Selbstvergiftung durch Darmtoxine, mit ein.

Näher beleuchtet: die „intestinale Autointoxikation" (Selbstvergiftung)

Wie entstehen diese Giftstoffe, die den Darm so schädigen und den ganzen Organismus in Mitleidenschaft ziehen, jedoch genau? Bereits vor 100 Jahren, also vor dem Aufkommen unserer „Zivilisationskost" auf breiter Front, beschrieb der Franzose Bouchard den Begriff der „intestinalen Autointoxikation", der Selbstvergiftung über den Darm. Insbesondere der österreichische Arzt F. X. Mayr beschrieb diese „Selbstvergiftung" als eine Fehlverwertung, eine unzureichende Verdauung. Bereits an diesem Punkt können Sie mit Ihrem bis hierher erarbeiteten Wissen erkennen, dass die intestinale Autointoxikation sowohl **Ursache** als auch **Promoter,** also Inganghaltung der chronischen Darmentzündung, darstellt. Ursache deshalb, da die in der Fehlverwertung (Gärung, Zersetzung, Fäulnis) entstehenden Schadstoffe zu einer Dysfunktion des darmassoziierten Immunsystems führen, das mikroökologische Gleichgewicht weiter stören etc. Krankheitsmanifestationen innerhalb und außerhalb des Darms sind die Folge.

Andererseits ist sie auch Promotor, da die aufgrund der prekären Stoffwechsellage und mikrobiologischen Situation entzündete und/oder atrophisierte Schleimhaut einer effizienten Verdauung nicht dienlich ist und es dadurch auch weiterhin zu Zersetzungsprozessen kommt, die wiederum Fäulnisgifte und andere Schadstoffe entstehen lassen, womit sich dieser Kreislauf schließt und letzten Endes selbst in Gang hält. Hier erscheinen auch die so genannten „funktionellen" Verdauungsstörungen – also Verdauungsstörungen, bei denen keine organischen Schädigungen nachweisbar sind – in einem ganz neuen Licht. Erkrankungen wie Reizdarmsyndrom, auch wenn sie wirklich „nur" psychisch bedingt sein sollten, gehen mit einer beschleunigten und manchmal auch verzögerten Darmpassage einher und werden über diese Schiene langfristig das „ökologische Gleichgewicht" im Darm auch ziemlich sicher kippen können, insbesondere in Verbindung mit der entsprechenden Ernährung, vor allem aber bei ungenügendem Kauen. Eine Verstopfung führt zu einer allmählichen Zunahme der Fäulnisflora und ist ebenso mitnichten nur eine „Befindlichkeitsstörung", die man nur mit Abführmitteln behandeln muss. Wie viele chronische Krankheiten durch diese Fäulnisaktivität im Darm direkt oder indirekt entstehen können, ist bis heute noch nicht hinreichend erforscht.

Dennoch können wir davon ausgehen, dass die Fäulnis im Darm, insbesondere dann, wenn sie das physiologische Maß überschreitet, ein Prozess der Zivilisation ist, insbesondere der fatalen Kombination aus tierischen Eiweißen und Fetten sowie denaturierten Kohlenhydraten. Es gibt sogar Gesundheitslehrer, die behaupten, dass Fäulnis ein **ganz und gar** unphysiologischer Prozess im Verdauungstrakt ist. In letzter Konsequenz betrachtet, ist dies sicherlich richtig, doch gehört der „fäulnisfreie" Dickdarm ins Reich der Legende. Selbst bei gesündester Lebensweise und regelmäßiger Darmsanierung lässt sich ein gewisses Maß an Fäulnis nicht vermeiden.

Gärung und Fäulnis sind die zwei entscheidenden Prozesse, durch die – auch durch an sich unbelastete, gesunde Nahrung – Schadstoffe im Darm selbst entstehen können. Die Gärung kommt bei einer unzureichenden Verdauung vor allem faserreicher Kohlenhydrate zustande wie Vollwertkost, vor allem wenn diese ungenügend gekaut wird, auch bei entsprechender Disposition, denn nicht jeder verträgt aufgrund seiner Darm- und Stoffwechsellage Vollwertkost. In Gärungsprozessen entstehen immer Alkohol, Säure und Gas (CO_2). Diese Alkohole, die so genannten „Fuselalkohole", werden im Darm zumindest zum Teil rückresorbiert, sodass sie zu den unterschiedlichsten Allgemeinsymptomen führen können. Sie sind in Körperausscheidungen und der Atemluft nachweisbar. Die bei der Gärung entstehenden Säuren führen mit der Zeit zu einer latenten Azidose, weswegen viele Gesundheitslehrer mit Recht sagen, dass nicht nur das Nahrungsmittel selbst sauer oder basisch verstoffwechselt wird, sondern auch das Essverhalten, das Kauen, die Tageszeit etc. über diesen Prozess mit entscheiden. Die wertvollste Kost, z.B. Rohkost, wird zur tickenden Zeitbombe, wenn sie ungenügend gekaut oder zur falschen Tageszeit eingenommen wird. In einem kranken Darm werden zudem auch an sich basische Lebensmittel meist sauer verstoffwechselt, wenn sie dem Organismus überhaupt in irgendeiner Weise zugute kommen.

Spätabends zu essen ist an sich ein Fehler, wenn der Darm erkrankt ist und/ oder man von Natur aus nicht auf spätes Essen eingestellt ist. Die Darmdiät betont, dass ein Fasten an ein oder zwei Abenden in der Woche eine der besten langfristigen Maßnahmen für die Darmgesundheit ist, die man treffen kann, auch ohne direkt krank zu sein. Bedenken Sie, dass an solchen Tagen die Verdauungsorgane bis zu 18 Stunden Zeit haben, sich zu erholen und zu regenerieren, was einer Art „Kurzfasten" gleichkommt.

Zurück zu Gärung und Fäulnis: Die durch Gärung entstehenden Gase sind meist sehr aufdringlich in ihrer Lautstärke, weniger jedoch im Geruch, im Gegensatz zur Gasbildung der Eiweißfäulnis. Eiweißfäulnis im Darm enthält fast immer eine gewisse „Schwefelwasserstoffnote", der Geruch von Ihnen vielleicht noch aus Ihrer Schulzeit vertrauten „Stinkbomben". Die Toxine der Eiweißfäulnis, hervorgerufen durch einen übersteigerten Eiweißkonsum in Verbindung wiederum mit ungenügendem Kauen, sind für den Organismus gefährlicher und können bei entsprechender Disposition und Stoffwechsellage sogar zur Krebsbildung beitragen. Wenn es also nicht Ihrem Stoffwechseltyp entsprechen sollte, tierische Eiweiße verstärkt in Ihre Ernährung mit einfließen zu lassen, reduzieren Sie den Fleischkonsum auf höchstens ein- bis zweimal pro Woche. Ihre Gesundheit wird es Ihnen relativ schnell danken.

Beleuchtet man die Prozesse der Eiweißfäulnis, stellt sich zwangsläufig eben auch die Frage, ob es sinnvoll ist, viele kleine Mahlzeiten einzunehmen oder aber doch drei große. Im Ayurveda gibt es einen Spruch, der besagt, man solle hungrig zu Tisch gehen, denn Hunger ist wie „Zug" in einem Ofen. Befeuert man einen Ofen mit Brennmaterial, bevor das alte vollständig abgebrannt ist, wird der Ofen sich zusetzen. Analog wird der Körper verschlacken, wenn Sie sehr oft essen. Die optimale Antwort auf die oben gestellte Frage muss daher heißen: „Am besten wären sicherlich **drei kleine Mahlzeiten!**" Durch intensives Kauen werden Sie Ihre Resorption um ein Drittel bis die Hälfte steigern können. Nehmen Sie normalerweise nicht mehr als drei bis höchstens vier Mahlzeiten zu sich, die letzte sollte bescheiden sein und nicht zu spät abends erfolgen. Allerdings machen bestimmte Krankheiten auch eine Ausnahme notwendig, dann sollten tatsächlich fünf oder mehr kleine Mahlzeiten eingenommen werden. Dies gilt insbesondere für Dyspepsien aufgrund von Gallen- und Bauchspeicheldrüsenerkrankungen, siehe unten.

Maldigestion als Ursache für Gärungs- und Fäulnisdyspepsien

Die richtige Ernährung ist bei den verschiedensten Verdauungsproblemen, die auf chronischen Schadstoffbelastungen und einer pathologischen Vermehrung von Gärungs- und Fäulnisprozessen beruhen, das A und O. Doch nicht immer ist eine falsche Ernährung die direkte Ursache für ein Kippen des ökologischen Gleichgewichtes im Darm, auch wenn sie (fast) immer mit beteiligt ist. Auch im Falle einer Leber- und/oder exokrinen Bauchspeicheldrüseninsuffizienz gelangen Nahrungsbestandteile unverdaut in tiefer gelegene Darmschichten, um dort von der residenten Fäulnisflora verwertet zu werden. Es ist bei den chronisch-entzündlichen Darmerkrankungen fast immer der Fall, dass Nahrungsbestandteile unverdaut in den Dickdarm gelangen, was meist auf die schlechte Absorptionsfähigkeit der geschädigten und entzündeten Darmschleimhaut zurückzuführen ist. Nicht ganz so offensichtlich ist, dass sich diese Veränderungen der Mukosa auch aufgrund eines Überschusses oder Mangels an Gallensaft entwickeln können.

Veränderungen in der Darmflora und der Sekretion von Gallen- und Bauchspeicheldrüsensäften können sich gegenseitig bedingen. Hinzu kommt die bereits stattgefundene Veränderung der Dünndarmschleimhaut, die nicht mehr in dem Maße befähigt ist, die ausgeschiedenen Gallensäfte wieder aufzunehmen. Normalerweise werden über 90 % der in den Zwölffingerdarm ausgeschiedenen Gallensäuren in den unteren Schichten des Dünndarms wieder aufgenommen. Funktioniert dies nicht, führt dies zu chronischen Durchfällen, da Gallensäure abführend wirkt, zu Flüssigkeitsverlust und nebenbei noch zu einem sekundären Gallensäuremangel, denn wo mehr verloren geht, sind bald die ausgleichenden Kapazitäten (in diesem Falle der Leber) erschöpft.

In einem anderen Fall, dem so genannten „Overgrowth-Syndrom" (s.u.), dekonjugieren Dickdarmkeime, die in den Dünndarm hinaufgewandert sind, die Gallensäuren, sodass diese nicht mehr von der Dünndarmschleimhaut wieder aufgenommen werden können. Auch in diesem Falle entsteht bald ein sekundärer Gallensaftmangel, der Nährstoffverluste und so genannte „Fettstühle" (Steatorrhoe) verursacht. Neben dem Overgrowth-Syndrom tritt ein sekundärer Gallensaftmangel oft bei Morbus Crohn und bei operativer Entfernung größerer Dünndarmabschnitte, insbesondere des Letzten, auf.

Es wäre falsch, alle Resorptionsstörungen, Nährstoffmängel und Durchfälle immer **direkt** auf die chronische Darmerkrankung und die daraus resultierenden Schleimhautentzündungen zurückzuführen. Hier muss insbesondere der Therapeut kritisch unterscheiden und die betroffenen Organe mit behandeln. Eine Stuhlanalyse gibt sichere Auskunft über den Zustand von Leber, Galle und Bauchspeicheldrüse.

Gallensteinleiden können ihre Ursachen ebenfalls teilweise im Darm haben. Beim gerade erwähnten „Overgrowth-Syndrom", also bei der Überwucherung von Teilen des Dünndarms mit der Dickdarmflora, können die dekonjugierten Gallensäuren bei einer Rückresorption – wenn sie denn stattfindet – zu Gallensteinen führen.

Die nicht von der Dünndarmschleimhaut wieder aufgenommenen Gallensäuren werden zu mindestens 85 % im Dickdarm (physiologischerweise) dekonjugiert und als so genannte „freie Gallensäuren" (3-alpha-Hydroxy-Gallensäuren) wieder ausgeschieden. Nur 15 % der mit dem Stuhl ausgeschiedenen Gallensäfte liegen in konjugierter Form vor, als 7-alpha-Hydroxy-Gallensäuren. Gallengangsverengungen und -sklerosen (man denke an die PSC = primär sklerotisierende Cholangitis!), Gallensteine, -grieß, eine Eiweiß- oder tierisch fettreiche Kost oder häufiger Alkoholgenuss sind die Ursache für eine exokrine Bauchspeicheldrüseninsuffizienz. Der exokrine Anteil der Bauchspeicheldrüse produziert Verdauungsenzyme, von denen die bekanntesten die alpha-Amylase, die Lipase, Trypsin und Chymotrypsin sind. Sie spalten – in dieser Reihenfolge – Kohlenhydrate, Fette und Proteine auf und machen sie so für die Dünndarmschleimhaut resorbierbar. Der endokrine Anteil des Pankreas reguliert den Blutzuckerhaushalt (Insulin, Glukagon). Er gehört zum Hormonsystem. Exokrine und endokrine Störungen des Pankreas laufen ausgesprochen häufig parallel nebeneinander her, was oft übersehen wird, auch von erfahrenen Therapeuten. Galle und Pankreas scheiden ihre Enzyme über einen gemeinsamen Gang in den Zwölffingerdarm aus. Grundsätzlich gilt, dass sowohl Gallen- als auch Pankreassäftemangel (oder -überschuss) eine enorme Bandbreite an Darmstörungen unterhalten können, von der einfachen Dyspepsie bis hin zur chronisch-entzündlichen Darmerkrankung, insbesondere Morbus Crohn, aber auch Colitis ulcerosa. Andererseits können diese Erkrankungen, wie sie oben feststellen konnten, Leber, Galle und Pankreas beeinträchtigen. Die Marker, mit denen man leicht auf eine Leber- oder Pankreasinsuffizienz hin prüfen kann, sind im Falle des Pankreas die pankreatische Elastase 1, im Falle der Galle die 3- und 7-alpha-Hydroxy-Gallensäuren. Wenn eine CED-übliche Therapie nach über einem halben Jahr noch keinen erkennbaren Erfolg zeigt und man auch Krankheitsherde, Medikamente und physikalische Einflüsse ausschließen kann, sollte man in diesem Bereich unbedingt nachforschen, sofern dies noch nicht geschehen ist.

Sekundäre Lactoseintoleranz und Glutensensibilisierung (GSE)

Angesprochen wurde die Problematik mit Milch, deren Produkten und glutenhaltigen Getreidemehlen bereits im Kapitel Ernährung (s. dort). Die **primäre** Lactoseintoleranz beruht auf einem angeborenen oder erworbenen Mangel an Lactase, einem Enzym, das in den Dünndarmzotten vorkommt und Lactose in Galaktose und Glukose aufspaltet. Nur diese, und nicht die Lactose selbst, werden schließlich im Dünndarm resorbiert, weswegen diese im Falle eines Lactasemangels in den Dickdarm gelangt, wo sie von anaeroben Bakterien vergoren und fermentiert wird. Hierbei werden Milch-, Essig-, Kohlensäure und Wasserstoff frei, die den pH-Wert im Dickdarm senken, für saure Stühle, starke Blähungen, Krämpfe, Übelkeit und Durchfälle verantwortlich zu machen sind. Chronische Darmschleimhautentzündungen und die Spruekrankheit (Zöliakie) führen langfristig zur Zottenatrophie und damit zu einem sekundären Lactasemangel.

Glutensensibilisierung (GSE = **g**luten**s**ensitive **E**nteropathie) und Zöliakie sind Autoimmunreaktionen auf Gliadin, einem Bestandteil des Klebereiweißes Gluten. Auf eine gluten-, milcheiweiß- und unter Umständen sogar ganz lactosefreie Ernährung legt die hier besprochene Darmdiät sehr großen Wert. Gliadin wie Kasein (= Milcheiweiß) wirken als Antigene und führen dementsprechend zu Antikörperbildung, die sich wiederum zu Immunkomplexen verbinden und eine Lymphozytenaggregation mit entsprechenden Reaktionen führen. Die Zöliakie reagiert als absolute Glutensensibilisierung auch auf kleinste Mengen an Gluten, wohingegen die GSE erst ab bestimmten Mengen von Gluten zu einer Immunreaktion führt, die von Person zu Person verschieden ist.

Während das Vollbild der Zöliakie nur 0,3 bis 0,5 % der Bevölkerung betrifft, wird der prozentmäßige Anteil einer partiellen Glutenunverträglichkeit (GSE) nach neueren Untersuchungen auf etwa 40 % (!) veranschlagt. Es ist nicht auszuschließen, dass sich eine GSE verschiedenen Autoimmunerkrankungen, auch chronisch-entzündlichen Darmerkrankungen, „aufpfropfen" kann und eine GSE umgekehrt in den Ursachenkatalog für Crohn oder Colitis einfließen kann, neben vielen anderen Autoimmun- und sogar Allgemeinerkrankungen. Der exzessive Genuss von glutenhaltigen Brot- und Backwaren dürfte eine nicht unerhebliche Rolle beim „Krankenstand" der Bevölkerung spielen. Sogar Neuropathien und Erkrankungen wie Autismus werden teilweise auf GSE zurückgeführt, zumindest ließen sich Fälle von Autismus durch eine strikt glutenfreie Diät oder auch die „spezielle Kohlenhydratdiät" (SCD, siehe Kapitel: „Ernährung") beeinflussen.

Anmerkung zur „Darmdiät" aus diesen Erkenntnissen heraus

Diät und Darmsanierung sind unmittelbar miteinander verbunden. Wie Sie sehen, kommen die Ernährungsempfehlungen des Autors zur Behandlung von chronisch-entzündlichen Darmerkrankungen nicht von ungefähr, sondern weisen handfeste biomechanische und -chemische Grundlagen auf. Dazu gehört insbesondere die Freiheit von Milchprodukten und glutenhaltigen Getreidemehlen, ein weitgehender Verzicht auf tierische Eiweiße und Fette sowie ein stark reduzierter oder völlig unterlassener Zuckerkonsum, was Rohr- und Fruchtzucker mit einschließt. Diese Diät gründet einerseits auf jahrelangen Erfahrungen und Experimenten, andererseits auf den genauen Studien negativer direkter, indirekter und Wechselwirkungen von Nahrungsmitteln auf das darmassoziierte Immunsystem.

Der mikrobielle „Super-GAU": das Overgrowth-Syndrom

„Overgrowth" kommt aus dem Englischen und bedeutet so viel wie „Über-wucherung", und zwar wird die Dünndarmschleimhaut, physiologischerweise überwiegend von Acidophilus und Enterokokken besiedelt, von Anaerobi-ern aus dem Dickdarm überwuchert. Normalerweise ist dies unmöglich, da mehrere Faktoren ein „Hochwandern" der Dickdarmflora in höhere Darmabschnitte verhindern: der pH-Wert des Dünndarms, die Peristaltik, die immer nur in **eine** Richtung verläuft, und schließlich die Ileocaecalklappe (Bauhinsche Klappe), die den Dünndarminhalt immer nur in den Dickdarm übertreten lässt, niemals aber umgekehrt. Und hier liegt bereits das Problem, und darum wird diese an sich sehr seltene Form der Darmdysbiose auch in einem Buch, in dem es hauptsächlich um Morbus Crohn und Colitis ulcerosa geht, abgehandelt:

Im Rahmen chirurgischer Maßnahmen zur Behandlung des Morbus Crohn, der sich ja in 50 % aller Fälle im Übergangsbereich von Dünn- zu Dickdarm lokalisiert, wird die Ileocaecalklappe häufig mit entfernt, was es der aggressi-ven Dickdarmflora leichter macht, den Dünndarm teilweise oder in extremen Fällen auch ganz zu besiedeln. Von dieser Möglichkeit abgesehen, kann sich das Overgrowth-Syndrom bei pH-Wert-Veränderungen im oberen Verdauungs-trakt, verminderter Peristaltik, herabgesetzter Immunabwehr, Schädigungen der Schleimhaut sowie Leber- und Pankreasinsuffizienz ausbilden. Wie so oft bei Darmdysbiosen in Zusammenhang mit chronisch-entzündlichen Darmer-krankungen stellt sich einmal mehr die berühmte Frage nach der Henne und dem Ei, denn auch das Overgrowth-Syndrom ruft wie alle hier abgehandelten Dysbiosen und -pepsien sekundär mehr oder minder ausgeprägte Schleim-hautschädigungen und -entzündungen hervor.

Daneben sind starker Mundgeruch (Atem riecht nach Stuhl), massive Blähun-gen, Verdauungsstörungen, Durchfälle und fortschreitende Malabsorption Anzeichen eines Overgrowth-Syndroms. Später können sich über die Schä-digung der Darmschleimhaut weitergehende Abwehrschwächen aufgrund der erhöhten Schleimhautdurchlässigkeit ergeben wie bei allen Dysbiosen.

Diätetische Konsequenzen bei Dyspepsien und Overgrowth

Dyspepsien, also Mängel, Unregelmäßigkeiten oder Überschüsse in der Se-kretion von Verdauungssäften, sind Erkrankungen, die – im Gegensatz zu den oben besprochenen – die Einnahme mehrerer kleiner Mahlzeiten notwendig machen und intensivstes Kauen verlangen, damit eine vollständige Aufnahme der Nährstoffe bereits in den oberen Abschnitten des Dünndarmes gewähr-leistet werden kann. Die tieferen Darmabschnitte sollten nicht mit Verdau-ungsarbeit belastet werden und – beim Overgrowth – der in den Dünndarm aufgestiegenen Dickdarmflora die Lebensgrundlage entzogen werden. Beim Overgrowth ist auf ballaststoffarme Ernährung zu achten (Darmdiät Stufe II). Rohkost, Alkohol, Hülsenfrüchte, Nüsse, Hefeprodukte, Milchprodukte, tieri-sche Fette allgemein und Margarine sind strikt zu vermeiden. Jeder Diätfehler löst einen neuen „Schub" aus.

Bei Leber- und Pankreasinsuffizienzen sind Alkohol, tierische Eiweiße und Fette strikt zu vermeiden. Bei diesen diätetischen Regeln ist es nicht unbedingt leicht, den Überblick zu behalten. Doch wie Sie sehen, deckt die im Kapitel „Ernährung" besprochene Diät bereits einen Großteil der ernährungstech-nischen Behandlung der verschiedensten Darmerkrankungen ab, handle es sich dabei nun um Morbus Crohn, Colitis ulcerosa, Zöliakie, unspezifische Schleimhautentzündungen (sofern chronisch), Dysbiosen und Dyspepsien. Es gilt, nur Dyspepsien und Overgrowth verlangen nach vielen sehr kleinen Mahlzeiten, ansonsten sind drei Mahlzeiten pro Tag ausreichend, wenn die im vorletzten Kapitel besprochenen Verhaltensmaßregeln bezüglich der Er-nährung nicht grob mißachtet werden.

Postantibiotische Intestinalmykosen (Pilzbefall des Darmtraktes)

Das Kapitel „Pilze im Darm" ist besonders beachtenswert, denn es ist die häufigste vorkommende Dysbiose. Meist sind es pathogene Candida-Stämme, die an einer Darmverpilzung beteiligt sind wie C. albicans (der Bekannteste), crusei und glabrata. Obwohl Pilze physiologischerweise nicht zur Darmflora gehören, ist eine geringe Menge von ihnen im Darm als normal anzusehen.

Sie rufen – im Übermaß auftretend – sehr viele Darm- und auch Allgemein-symptome hervor: Blähungen, saure, breiige, „klebrige" Stühle, im Extremfall auch wässrige Stühle, chronische Müdigkeit und Unwohlsein, Kopfschmerzen, Hautkrankheiten, Allergien, Soor, im Extremfall auch Gelenkentzündungen und Nervenschädigungen.

Mykosen allgemein müssen als Zeichen von Übersäuerung des gesamten Organismus angesehen werden und sind in unserer „zivilisierten" Lebensweise entsprechend weit verbreitet. Einen Spezialfall stellen jedoch die Mykosen dar, die im Anschluss an eine Antibiotikatherapie auftreten, wie sie bei den chronisch-entzündlichen Darmerkrankungen ja nicht selten vorgenommen wird. Ein weiterer Fall, bei dem sich Mykosen manifestieren, sind sämtliche Immunschwächen, sprich: progrediente Systemerkrankungen wie AIDS oder auch fortgeschrittene Stadien von Krebs etc. Patienten mit Amalgamfüllun-gen scheinen ebenso gefährdet für den Hefepilzbefall zu sein. Auch bei Pa-tienten, die regelmäßig Immunsuppressiva einnehmen (Azathioprin!), kann es – ausgehend von einem Schleimhautbefall mit Candida – zu systemischen Erkrankungen mit schwersten Allgemeinsymptomen kommen, unter anderem auch zur hämorrhagischen oder ulcerösen Enterokolitis mit blutigen Durchfäl-len. Symptome verursachen Hefepilze jedoch erst bei entsprechendem Befall beziehungsweise entsprechender Disposition der befallenen Person. Sie sind daher auch bei so manchem Gesunden nachweisbar, obwohl sie **nicht** zur normalen Darmflora zu rechnen sind. Im Allgemeinen wird die körpereigene Abwehr recht gut mit Candida fertig.

Bei einer antibiotischen Therapie setzten sterbende Bakterien physiologische wie pathologische Stoffwechselgifte frei, welche die Abwehr schwächen. Die sterbenden Organismen lassen eine ökologische Nische entstehen, die von den robusteren Candida-Arten gerne genutzt wird, unter anderem auch ein Grund dafür, warum nach einer Antibiotikatherapie, wenn diese denn notwendig sein sollte, möglichst schnell mit einer Darmsanierung begonnen werden sollte.
Candida setzt besonders gut so genannte „raffinierte Kohlenhydrate" um, also Zucker, Weißmehl, andere Auszugsprodukte wie etwa weißen Reis, also Nah-rungsmittel mit einem hohen glykämischen Index (s.o.), weswegen diese bei ei-

ner Candidose aus der Ernährung zu streichen sind. Bei diesen sollte besonders viel Wert auf frische Lebensmittel gelegt werden, möglichst unverarbeitet, kohlenhydratarm (z.B. modifizierte Lutz-Diät mit geringerem Anteil an tierischen Eiweißen), frisches Gemüse, aber wegen des Fruchtzuckergehaltes kein Obst, auch keine sonstigen natürlichen Süßen (Honig, Trockenfrüchte, Sirups etc.). Für ein ausgeglichenes Säure-Base-Gleichgewicht ist unbedingt Sorge zu tragen!

Darmsanierung – die Therapie:

Kein „Standardkonzept" …

Wie Sie sehen, sind Störungen im Darm und allgemein im Verdauungstrakt äußerst vielgestaltig. Allen gemein ist, dass sie – direkt oder indirekt – zusätzlich zu den von außen kommenden Schadstoffen, mit denen wir jeden Tag konfrontiert werden, den Stoffwechsel und das Immunsystem belasten. Sie können daher **alle**, ausnahmslos, bei einer Manifestation einer chronisch-entzündlichen Darmerkrankung mitwirken.

In diesem Zusammenhang könnte man darüber philosophieren, ob das, was die Medizin als „chronisch-entzündliche Darmerkrankung" bezeichnet, nicht vielmehr eine Vielfalt von unterschiedlichen Erkrankungen mit einschließt, die alle zu einem ähnlichen Symptomenkatalog führen, der schlussendlich als „Morbus Crohn" oder „Colitis ulcerosa" klassifiziert wird, zumal alle „Darmerkrankungen" sich irgendwann – früher oder später – auch außerhalb des Verdauungstraktes mit Krankheitserscheinungen bemerkbar machen können. Genauso können, wie besprochen, „Herde" außerhalb des Darms zu Darmerkrankungen führen oder trotz Therapie eine chronische Darmentzündung am Laufen halten.

Für den Therapeuten ist es daher notwendig, sensibel auf die „Zwischentöne" in der Anamnese zu hören. Auch wenn er kein Homöopath sein sollte, sollte er sich intensiv mit Ihrer Vergangenheit (bezüglich Krankheiten und Symptomen!) beschäftigen! Und gerade weil die Krankheit so vielschichtig ist, muss sie von verschiedenen Seiten therapiert werden.

Am Ende des therapeutischen Teils werden die wesentlichen Punkte noch einmal in einer kurzen Übersicht zusammengefasst werden. Eine effektive Darmsanierung umfasst fünf Schritte, die im Folgenden kurz erläutert werden. Sie werden ähnlich im Buch „Gastroenterologische Aspekte in der Naturheilkunde" beschrieben (s. Literaturverzeichnis) und haben aus meiner Sicht sofort Sinn ergeben:

Beseitigung der „Störeinflüsse":

Dies ist eigentlich die Domäne der Hochschulmedizin mit ihren Möglichkeiten der antibiotischen und antimykotischen Therapie. Dennoch sollen hier auch die Möglichkeiten der Naturheilkunde aufgezeigt werden. Für Mykosen, also Verpilzungen, sowie für ein Überhandnehmen der (anaeroben) Fäulnisflora sind die naturheilkundlichen Alternativen zu einer Antibiotika- oder Antimykotikatherapie besonders interessant. Auch ein etwaiger Parasitenbefall (nach meiner Erfahrung eher selten) kann mit naturheilkundlichen Maßnahmen angegangen werden.

Neben den oben erwähnten diätetischen Maßnahmen, die immer in eine Darmsanierung oder auch generell in eine Behandlung von chronisch-entzündlichen Darmerkrankungen mit einfließen müssen, eignet sich initial – insofern gerade keine akuten Durchfälle bestehen – eine vorsichtige Behandlung mit **Ozovit** (Magnesiumperoxid), das im Dünndarm Sauerstoff abspaltet, zur einleitenden Behandlung. Es entzieht Anaerobiern die Lebensgrundlage und vermindert hierüber deren Anzahl, insbesondere dann, wenn Fäulnisdyspepsien im Darm manifest sind. **Vorsichtig anzugehen** ist eine Behandlung mit **ätherischen Ölen,** von denen die der Melaleuca-Gruppe (Melaleucal alternifolia = Teebaumöl, Melaleuca viridifolia = Niaouliöl) die besten keimabtötenden Eigenschaften aufweisen. Sie eignen sich auch sehr gut zur Behandlung von Mykosen. Man sollte von beiden Ölen allerdings nicht mehr als fünf bis sechs Tropfen am Tag einnehmen und nicht über einen längeren Zeitraum hinweg, da sie langfristig die Leberfunktion beeinträchtigen. Eine große Bedeutung in der Entgiftung des Darmlumens kommt der **medizinischen Kohle** zu, die Schwermetalle, Bakterien, deren Toxine sowie Histamin zu absorbieren vermag.

Myrrhinil-Intest, eine Kombination aus Kamille, Myrrhe und Kaffeekohle kann ebenfalls vor einer probiotischen Therapie eingesetzt werden: Sie hat gleichzeitig entzündungshemmende sowie adstringierende (zusammenziehende) Wirkung. Sie übt einen heilenden Effekt auf die Schleimhaut aus („innere Wundheilung") und kann Durchfälle vermindern. Die Kaffeekohle war bereits als Volksmedizin in den mittelalterlichen arabischen Kulturen anzutreffen. Sie weist – mehr noch als die medizinische Kohle – eine hohe Absorptionskraft für Toxine aller Art im Darmlumen auf. **Tormentillwurzelextrakt** weist ähnliche Eigenschaften auf. Das **Extrakt diverser Aloe-Arten** hat ebenfalls eine Wirkung als Darmdesinfiziens, allerdings muss man bei Aloe beachten, dass diese in größeren Mengen abführend wirkt. Sie wird seit alters her als natürliches Antibiotikum eingesetzt, etwa bei Wundsepsis.

Zu guter Letzt ist noch ein Medikament zu erwähnen, das auch bei der Beseitigung von Darmparasiten gute Dienste leistet und nebenher überschüssige Magensäure absorbiert, dabei aber die Tätigkeit der Verdauungsenzyme von Galle und Pankreas anregt: Es handelt sich um **Neo-Ballistol** (Klever Pharma), Weichgelatinekapseln oder Tropfen mit flüssigem Paraffin, Minz-, Anis- und Kümmelöl sowie Kalium-Oleat. Es bindet Blähungen und vermindert Durchfälle, sollte allerdings nicht länger als vier bis sechs Wochen eingenommen werden. Bei Letzterem ist mir von verschiedener Seite leider zu Ohren gekommen, dass die Kapseln nicht mehr oder zumindest vorübergehend nicht erhältlich sind.

Wie bereits im Kapitel „Entgiftung" erwähnt, ist unbedingt für eine Sanierung des Mundraumes Sorge zu tragen, insbesondere das Entfernen von Amalgaminlays oder gar Kombinationen verschiedener Metalle wie allgemein kritischer und unverträglicher Dentalwerkstoffe, hierzu können auch Dentalkleber und Kunststoffe gehören. Am sichersten sind Füllungen aus Keramik, gefolgt von Gold. Goldinlays sollten allerdings keinesfalls mit anderen Metalllegierungen zusammen verwendet werden! Leider sind diese Füllungen sehr unerschwinglich und werden nicht von den Kassen erstattet. Bei kleineren Zahnschäden sollte man auf Kunststoff bestehen, als besonders verträglich hat sich meiner Erfahrung nach Dual Cement erwiesen (Zahnmaterialien eventuell austesten lassen!).

Die so genannte „Herdsanierung" gehört auch in das Feld der Eliminierung von Störeinflüssen auf den Darm und dessen Flora. Dies die Forschung über die Zusammenhänge zwischen Krankheitsherden und einer fehlerhaften Bakterienbesiedelung des Darms sind allerdings kaum erforscht. Es ist – aus naturheilkundlicher Sicht – wahrscheinlich, dass sich beide gegenseitig bedingen und am Leben erhalten. Im Falle der Anwesenheit eines Herdes finden kontinuierlich Eiweißfäulnis und Zersetzung statt, die über Stoffwechselbelastungen und das Immunsystem auf die Darmflora einzuwirken scheinen. Würden Zusammenhänge im Körper mehr erforscht, gäbe es hier vielleicht schon Antworten. Bis es allerdings so weit ist, muss man sich mit dieser sehr allgemein gehaltenen Hypothese begnügen.

Eine Anmerkung nebenbei: Nach längerer Gesundheit hat keine der erwähnten Substanzen bei mir selbst zu einer Erhöhung der Stuhlfrequenz oder gar zu Durchfällen geführt. Tormentillwurzel, Kohle (medizinische und Kaffeekohle) vermindern die Peristaltik, was die meisten Betroffenen einer chronisch-entzündlichen Darmerkrankung sicherlich als angenehm empfinden werden. Es gilt, insbesondere mit der Anwendung von Ozovit oder ätherischen Ölen, sehr vorsichtig zu sein und diese nicht ohne Überwachung durch und Beratung mit einem Therapeuten vorzunehmen! Im Gedanken, es handele sich dabei ja um „Natur", die auf keinen Fall schaden könnte! Viele Schwierigkeiten, die „naturheilkundliche" Medikamente auf dem freien Medikamentenmarkt heute erfahren, resultieren aus ihrer unsachgemäßen Anwendung und vor allem Überdosierung! Ätherische Öle wirken allesamt ab einer bestimmten Konzentration toxisch, es kann auch zu allergischen Reaktionen kommen. Man kann die positiven und negativen Wirkungen verschiedener Substanzen als Therapeut z.B. durch kinesiologische Testverfahren („Muskeltest") abklären.

Optimierung der Schleimhautbarriere

Die Darmschleimhaut ist bei den chronisch-entzündlichen Darmerkrankungen, gelegentlich auch bei unspezifischen Darmschleimhautentzündungen gelockert, durchlässig und von verminderter Qualität, was ihre Zusammensetzung und ihre Funktionen angeht. Es gibt Bakterienarten, welche die Schleimhaut direkt schädigen bzw. schwächen, neben denen, die dies durch ihre Stoffwechselaktivität indirekt tun. Da natürlich das eine vom anderen abhängt, wird eine stabile und gesunde Mukosa erst dann dauerhaft etabliert sein, wenn der Darm wieder von einer physiologischen Flora besiedelt ist. Andererseits vermögen sich bestimmte, für unsere Gesundheit und unser Immunsystem wichtige Keimspezies nicht so gut zu etablieren, wenn die Darmschleimhaut geschädigt oder geschwächt ist. Um den Darm für eine probiotische Therapie zu „rüsten", ist es u.U. nötig, die Darmschleimhaut zu schützen.

Flohsamen (Plantago ovata) ist hierbei, insbesondere bei Reizungen und Schädigungen der Dickdarmschleimhaut, ein bewährtes Mittel. Es wirkt im Darm feuchtigkeitsbindend und wirkt durch diese Eigenschaften sowohl Durchfällen als auch Verstopfungen vor, was die Darmschleimhaut mechanisch schützt. Dem Flohsamen schreibt man darüber hinaus auch gewisse Bindungsfähigkeit gegenüber Schadstoffen zu. Solange genügend Wasser getrunken wird, verhilft Flohsamen zu einer optimalen Konsistenz des Stuhles, der dann die Darmschleimhaut nicht mechanisch reizt.

Für eine einleitende Therapie besonders geeignet ist **Smektit,** ein dreischichtiges Silikatmineral, das eine enorme Absorptionskraft für die verschiedensten Darmtoxine aufweist, andererseits die Eigenschaften der Mukosa verbessert, indem sie diese widerstandsfähiger gegen die Angriffe unphysiologischer Mikroorganismen macht.

Heilerde hingegen ist problematisch, da sie – neben all ihren positiven Eigenschaften – zu mechanischen Reizungen der Darmschleimhaut führen kann und so im Falle von Läsionen bei einer vorhandenen Entzündung diese noch verstärkt. Mindestens ab mittleren Entzündungssymptomen sollte keine Heilerde eingesetzt werden. Bei Entzündungsfreiheit eignet sich **Luvos Heilerde Ultra** (sehr fein) in geringen Mengen zur dauerhaften unspezifischen Entgiftung, auch zur Fastenbegleitung bewährt, da es frei im Organismus zirkulierende Säuren bindet und ausscheidungsfähig macht. **Glutamin,** das Amid der Glutaminsäure, trägt nachweislich zur Stärkung und Optimierung der Schleimhautbarriere bei. Es kann gelegentlich, insbesondere wenn generelle Nährstoffmängel aufgrund von Malabsorption bestehen, substituiert werden. Dies muss individuell entschieden werden. Normalerweise liegt, durch die Ernährung bedingt, kein Mangel an Glutamin im Körper vor. Einer besonderen Bedeutung der Ernährung der Schleimhäute kommen auch **Zink, Vitamin A und C, Folsäure und kurzkettige Fettsäuren** zu, die ebenso – im Bedarfsfalle – substituiert werden können. Allerdings ist bei der Substitution von Nährstoffen auch ein gewisses Maß einzuhalten.

Auch hierzu eine Anmerkung: In der Praxis hat sich gezeigt, dass das „orthomolekulare" Vorgehen oft über das Ziel hinausgeht, eine optimale Mikronährstoffbilanz zu erreichen. Wasserlösliche Vitamine wie Vitamin C werden im Übermaß vom Körper ausgeschieden, was zu Durchfällen führt. Im Kontext einer chronisch-entzündlichen Darmerkrankung sind Durchfälle jedoch nicht nur subjektiv besorgniserregend, sondern, auch wenn die Ursache wirklich in einer zu hohen Gabe von Spurenelementen liegen sollte und nicht in der Entzündung selbst, eine Verschiebung des vielleicht hart erarbeiteten „Gleichgewichts im Darm" zum Schlechteren hin. Die Frage lautet daher: **wie viel?** Die alte Regel von „So viel wie nötig, so wenig wie möglich!" gilt natürlich auch hier. Mittlerweile sind viele Therapeuten, Ärzte wie Heilpraktiker, auf den „Nährstoff"-Zug aufgesprungen und praktizieren orthomolekulare Therapie. Meine Empfehlung daher: Lassen Sie feststellen, was wirklich fehlt, und handeln Sie danach. Zuerst mit der Ernährung, später, wenn es notwendig sein sollte, auch mit Nahrungsergänzungsmitteln.

Wirkliches Misstrauen ist vor allem dann angebracht, wenn die Krankheit **allein** auf einen Nährstoffmangel reduziert wird. Es kommt nur extrem selten zu negativen Konsequenzen einer orthomolekularen Therapie, einer Substitution von Vitaminen, Mineralstoffen und Spurenelementen. Auch bei Kranken sind die individuellen Unterschiede sehr ausgeprägt. Der Punkt ist nicht, so viele Mineralstoffe, Vitamine, Spurenelemente zuzuführen, dass **trotz** einer schlechten Nährstoffverwertung der Bedarf gedeckt wird. Dies kann nur eine Zwischenlösung sein. Das Ziel ist, die Nährstoffverwertung so zu verbessern, dass auch bei einer einfachen, natürlichen Ernährung mit geringen Kalorienzahlen der Bedarf optimal gedeckt wird. Hier sind Entgiftung, Darmsanierung, Wiederherstellung des Säure-Base-Gleichgewichtes etc. von Bedeutung. Die

Substitution von Nährstoffen und die Optimierung der Schleimhautbarriere können nur den Beginn, nicht aber die eigentliche Therapie darstellen. Als problematisch hat es sich nach neueren Erkenntnissen erwiesen, dass Schwermetalle – insbesondere Quecksilber – durch Vitamine und Mineralstoffe organisch gebunden werden. Besonders B-Vitamine und Selen stehen hier in Verdacht, Quecksilber in das sehr viel gefährlichere Methylquecksilber überzuführen. Es ist also Vorsicht geboten.

Milieuvorbereitung („präbiotische" Therapie)

Bei den chronisch-entzündlichen Darmerkrankungen gleich zu Beginn der Therapie Probiotika, also lebensfähige Mikroorganismen, einzusetzen, das kann zu Problemen führen, da der gesamte, aus dem Lot geratene Stoffwechsel sowie das Milieu nicht hinreichend auf eine Wiederbesiedelung mit physiologischen Darmkeimen vorbereitet sind. Dies ist vor allem der Fall nach längeren Krankheitsverläufen, medikamentösen Therapien mit Immunsuppressiva, genereller Entgleisung des Säure-Base-Haushaltes und sonstigen Stoffwechselentgleisungen. Dies ist die Ursache dafür, dass viele Crohn- oder Colitispatienten auf den wohlmeinenden „Versuch", die Darmflora mit E. Coli, Enterococcus oder Acidophilus und Bifidus zu sanieren, mit entsprechend unangenehmen Symptomen reagieren: Blähungen, Völlegefühl und sogar eine Verstärkung des Durchfalls können die Folge sein.

Ist die Darmschleimhaut geschützt, eine allgemeine Entgiftungstherapie eingeleitet und eine verbesserte Versorgung mit den für den Schutz der Darmschleimhaut wichtigen Mikronährstoffen gewährleistet, kann mit einer Milieuvorbereitung begonnen werden. In der Praxis hat es sich gezeigt, dass diese, wenn alle anderen Faktoren stimmen und kaum noch Symptome auftreten, auch „übersprungen" werden kann. Zur Milieuvorbereitung eignet sich das **Pro-Symbioflor,** es ist u.U. nützlich, gleichzeitig dazu Smektit einzunehmen, um die Darmschleimhaut zu schützen. In den meisten Fällen muss, sofern eine volle mikrobiologische Therapie anschließt, Pro-Symbioflor eine ganze Weile, mindestens über einige Wochen, verabreicht werden. Die Entgiftungstherapie und die Diät müssen nebenher weiterlaufen.

Probiotische Therapie

Nach der Milieuvorbereitung kann die eigentliche probiotische Therapie begonnen werden. Erfahrungsgemäß hat es sich bewährt, die physiologischen
Darmbakterien nacheinander, leicht überlappend, „von oben nach unten" zu
verabreichen. Man beginnt mit den Dünndarmbakterien und geht von diesen
zu den Dickdarmbakterien. **Symbioflor I, Paidoflor, eventuell Symbioflor 2**
und im letzten Zuge **Mutaflor** sollten – leicht überschneidend – verabfolgt
werden. Bei einer stabilen gesundheitlichen Situation genügt es, die probiotische Therapie zwei- bis dreimal jährlich zu wiederholen. Das Programm sollte
über einen Zeitraum von sechs Wochen für die eigentliche probiotische Therapie angesetzt werden. Lassen die Beschwerden nur langsam nach, müssen
die Medikamente über einen längeren Zeitraum eingenommen werden.
Werden in diesem Zeitraum sowohl die Diät strikt eingehalten als auch die unspezifischen wie spezifischen Entgiftungsmaßnahmen konsequent verfolgt, so dürfte
sich spätestens dann eine deutliche Besserung des Gesamtzustandes einstellen.

Optimierung der Enzymaktivität

Wie bereits in dem Kapitel „Maldigestion als Ursache für Ernährungs- und
Fäulnisdyspepsien" besprochen, kann sogar ein Gallensaft- oder Pankreassaft-
mangel oder -überschuss über folgende Dyspepsien das mikroökologische
Gleichgewicht des Darmes zum Kippen bringen. Für eine Normalisierung
der Enzymaktivität ist daher Sorge zu tragen! Dies kann nur bis zu gewissen
Grenzen auf naturheilkundlicher Basis geschehen. Denn wenn ein Organ, in
diesem Fall die Bauchspeicheldrüse oder die Leber, irreparabel geschädigt
ist, kommt man um eine Enzymsubstitution nicht herum. Sollte allerdings
die Enzymaktivität aufgrund einer chronisch-entzündlichen Darmerkrankung
eingeschränkt sein, so handelt es sich meist um Organerschöpfung, die bei
entsprechender Therapie wieder reparabel ist.

Unter den Phytotherapeutica zur Anregung der Leber-/Gallentätigkeit haben sich **Schöllkraut** (Chelidonium) und **Mariendistel** (Carduus marianus)
bewährt. Auch die oben bereits erwähnten Neo-Ballistol-Kapseln können

hierzu eingesetzt werden. Zur Stimulierung der Bauchspeicheldrüse hat sich **Metaharonga** (Meta Fackler) sehr gut bewährt. Auch die Urtinktur der **Okoubaka** (Rinde eines westafrikanischen Baumes) kann sehr gut zur Pankreasstimulation benutzt werden. Davon abgesehen wird Okoubaka in seiner afrikanischen Heimat traditionell bei Lebensmittelvergiftungen eingesetzt. Ich konnte im Selbstversuch mit Okoubaka eine Verringerung der Stuhlfrequenz sowie eine Verfestigung der Stühle beobachten, gleichzeitig färben sich die Stühle dunkler, was sowohl ein Hinweis auf verstärkte Enzymaktivität als auch auf Verbesserung der Leber(entgiftungs)funktion sein kann.

All diese Maßnahmen fallen vor allen Dingen dann auf fruchtbaren Boden, wenn eine allgemeine Entgiftung im Sinne des vorangegangenen Kapitels bereits stattgefunden hat, eine Darmdiät aufgenommen wurde und die Psyche entlastet ist. Man sollte den Einfluss der Seele auf das Krankheitsgeschehen nie unterschätzen! Denn wenn „psychische Probleme" per se auch nur zu funktionellen Störungen führen („Reizdarmsyndrom", s.o.), so werden organische Störungen unweigerlich folgen, wenn das zugrunde liegende Problem nicht behoben wird. Seelische und körperliche Gesundheit, natürlich auch Krankheit, bedingen sich gegenseitig.

Eine Krankheit in jungen Jahren ist eine enorm belastende Situation, auch und gerade im gesellschaftlichen Kontext. In einer Welt, in der „jung" automatisch mit „dynamisch, aktiv, fit" gleichgesetzt wird, führen Krankheit, Ohnmacht und Schwäche gerade zu tiefen Komplexen und Minderwertigkeitsgefühlen. Der Körper-Seele-Wirkungskomplex zeichnet sich durch die gleiche Bedingtheit aus wie etwa Schadstoffbelastungen und Darmdysbiosen. Auch hier gilt es, mit seinem ganzen Bewusstsein aus dem „Teufelskreis" auszubrechen. Es gibt bei der chronischen Darmentzündung – wie überhaupt bei allen Krankheiten – viele, teils erstaunliche Parallelen zum menschlichen Dasein überhaupt. Wer heutzutage noch glaubt, das eine wie das andere sei ausschließlich körperbedingt, hat über 75 Jahre faszinierender Forschung und Wissenschaft verpasst. Nach einem jahrhundertelang bestehenden, fortwährenden Wechsel zwischen materialistischem und idealistischem Weltbild sind erste zaghafte Anzeichen für eine Fusion dieser beiden Weltanschauungen erkennbar. Die geistige, ja sogar spirituelle Dimension von Krankheit aus einem

Therapiebuch zu verbannen wäre eine grobe Missachtung der angestrebten Ganzheitlichkeit.

Auch der Körper selbst „schreit" nach Beachtung. Nichts kommt von ungefähr. Wie Bewegung und Aktivität auf den Organismus und seine Gesundheit – oder auf Krankheiten – wirkt, ist bis heute noch nicht ins Detail erforscht, nur die Zusammenhänge sind klar. Körper und Geist, das sind „zwei Welten", die komplett ineinander integriert sind wie das Radio und sein Programm. Das eine ist ohne das andere wertlos. Jedes mag für sich genommen existieren, doch das eine bleibt stumm, und das andere wird nicht gehört. Wie man die Seele nicht unterschätzen sollte, sollte man dies mit dem Körper ebenso wenig tun. Dem Körper und seinen Bedürfnissen ist Gehör zu schenken. Und zu den elementaren Urbedürfnissen gehört Bewegung.

Nur wenn wir **beides** bewegen, unser Bewusstsein und unseren Körper, dürfen wir Gesundheit erhoffen, nicht nur einen einigermaßen zufrieden stellenden Zustand, sondern die urwüchsige Vitalität, die aus einer Echtheit, einer Natürlichkeit von Körper, Geist und Seele erwächst …

7. Körperliche, mentale und seelische Fitness

Eine Zwischenbilanz …

Mit der Kombination aus Entgiftung, Diät und Darmsanierung werden Sie drei Phasen durchlaufen, wovon die erste besonders heimtückisch ist, aber jahrelanger Erfahrung nach sozusagen „die Spreu vom Weizen trennt". Bereits einige Tage bis Wochen nach dem Beginn des „Programms" wird sich in den meisten Fällen eine subjektiv deutlich empfundene Besserung des Allgemeinbefindens einstellen, einhergehend mit der Verbesserung vieler körperlicher Symptome und evtl. einer Gewichtszunahme. Hier endet bei vielen Leuten die Therapie, obwohl sie hier eigentlich erst anfängt. Bereits in dieser Phase bleibt über die Hälfte der Patienten „hängen" und verliert sich schnell wieder in alten Gewohnheiten, weswegen die Besserung des Gesundheitszustandes nicht von allzu langer Dauer ist. Es gilt, diesen Fehler zu vermeiden!

Die zweite Phase ist die härteste Phase: Es ändert sich subjektiv so gut wie gar nichts, Müdigkeit, Abgespanntheit, Blähungen und andere Symptome des Unwohlseins begleiten diese Phase monate-, manchmal jahrelang, je nach Länge der Krankengeschichte, trotz Beherzigen der Therapiegrundsätze. Der Zustand indes hat sich gegenüber dem Ursprünglichen bedeutend gebessert, erreicht jedoch noch nicht die „urwüchsige" Vitalität, die man sich ob seiner gesunden Lebensweise eigentlich erhofft hat. Auch in dieser Phase ist man wohl relativ gesund, dennoch noch lange nicht **geheilt,** was frustrierend sein kann. Dass die endgültige Heilung noch nicht stattgefunden hat, bemerkt man spätestens mit Begehen eines (oder mehrerer) groben Diätfehler(s) oder gröberer Schnitzer in der Lebensführung. Ich selbst bezeichne mich selbst nach beinahe einem Jahrzehnt des Wohlbefindens ohne chemische Pharmaka noch nicht als vollständig geheilt, obwohl ich mich sehr wohl fühle und diesem Ziel mit Sicherheit sehr nahe bin. Der fertigen Therapie ging in meinem Falle ja eine jahrelange Versuchsphase voraus, und abgesehen davon tue ich über die Dinge, die hier beschrieben sind, noch einiges hinaus. Doch wesentlich ist, und das sollte man sich immer klarmachen: Nur Konsequenz führt zum Ziel!

Irgendwann schließlich kommt der Tag, an dem man glaubt, irgendjemand hätte „einen Schalter umgelegt" – man fühlt sich plötzlich, als könnte man Bäume ausreißen, die letzten Reste des Unwohlgefühls gehen flöten, man ist ein anderer Mensch. In diesem Augenblick weiß man, wofür die Schinderei gut war. Jetzt sind Sie tatsächlich **geheilt** in diesem Wortsinne. Wenn Sie ab diesem Augenblick ernährungsmäßig oder anders ab und an „über die Stränge schlagen", wird Ihnen dies nichts mehr ausmachen. Nur, wenn Sie komplett alte Gewohnheitsmuster wieder aufnehmen, wird auch Ihre alte „Gesundheit" oder – besser – Ungesundheit nach einiger Zeit zuverlässig wieder zu Ihnen zurückkehren.

Alleine die drei ersten Ansätze zum Thema „ganzheitliche Gesundheit" – Ernährung, Entgiftung, Darmpflege – helfen Ihnen, ein sehr hohes Niveau auf der zweiten Stufe zu erreichen und auch zu erhalten. Wollen Sie allerdings je zur dritten Stufe gelangen, der vollständigen Ausheilung, sind sie nicht ausreichend. **Sie müssen sich verstärkt um körperliche und mentale Fitness sowie geistig-seelisches Wachstum bemühen.** Vielleicht reicht Ihnen persönlich diese „zweite Phase". Sie stellt in der Tat einen enormen Gewinn gegenüber den unsäglichen Leiden einer chronisch-entzündlichen Darmerkrankung dar, und wenn Sie mit diesem Stand zufrieden sind, mag dies für Sie gut sein. Sie haben einiges erreicht und können zu Recht stolz auf sich sein! Für diejenigen unter Ihnen, die da noch ein wenig unbescheidener sind und noch mehr erreichen wollen, sind die beiden folgenden Kapitel aber ein absolutes Muss.

Die Sache mit dem Sympathikus und dem Parasympathikus

Vielleicht werden Sie sich schon immer gefragt haben, wie die Gemütsverfassung Einfluss auf die Verdauung nehmen kann. Wenn Stress droht oder eine unangenehme Situation, ist „man" als Betroffener einer chronisch-entzündlichen Darmerkrankung oder auch nur eines Reizdarmsyndroms schneller am „stillen Örtchen", als einem lieb ist.

Seit Urzeiten, im wahrsten Sinne des Wortes, ist der Mensch es gewöhnt, in Stresssituationen seine körperliche Leistungsfähigkeit auf volle Touren zu fahren, um besonders wach, bereit und vor allen Dingen kampffähig zu sein oder volle Energiereserven für die Flucht zu mobilisieren. Hierzu werden – neben einigen anderen Vorgängen – die „Stresshormone" Adrenalin und Noradrenalin mobilisiert. Physiologisch sinnvoll, wenn man wirklich die Gelegenheit zum Kampf auf Leben und Tod oder zum Davonlaufen bekommt. Beide Varianten des Abbaus dieses unvermittelten Energieschubes sind allerdings in der heutigen „zivilisierten" Zeit extrem selten geworden. Wer meint, er könne bei der Unterredung mit dem Chef wegen einer Rüge davonlaufen oder sich mit ihm auf einen Zweikampf einlassen, verstößt aufs Gröblichste gegen allgemeine Sitten und Gebräuche.

Nun haben die Stresshormone den Körper auf Hochtouren gebracht: Der Blutzuckerspiegel ist gestiegen, der Blutdruck, der Puls, die Muskelgrundspannung (Tonus). Man könnte sagen, man ist wie „aufgezogen", bereit zum Lossprinten – und doch kann man nicht. Der Vergleich mit einem mechanischen Gebilde ist gar nicht so weit hergeholt, zumindest zu Zwecken der Vereinfachung. Der Stau dieser Kräfte führt mit der Zeit – so man ihn nicht „abreagieren kann" – zu einem Ungleichgewicht innerhalb der beiden Gegenspieler des autonomen (nicht willkürlich beeinflussbaren) Nervensystems. So ist für die Stressbewältigung der Sympathikus zuständig, für die Erholung der Vagus.

Eben diesem Vagus ist allerdings auch der gesamte Bereich der Verdauung zugeordnet. Und wenn man die Kräfte, die man wegen einer Stresssituation aufgebaut hat, auch naturgemäß abbauen kann, kann danach der Vagus seine wohltuende Wirkung entfalten. Jeder kennt die Erfahrung wohltuender Entspannung nach einem harten, intensiven Körpertraining – oder sollte sie zumindest kennen. Ist bei einer Stresssituation im Anschluss hingegen keine körperliche Betätigung möglich, wird auch eben jener Vagus (auch Parasympathikus genannt) in Mitleidenschaft gezogen.

Viele von Ihnen werden diese Situation aus eigener Erfahrung kennen: Ist irgendetwas Unangenehmes im Busch, scheint zwischen Gefühl und Darmentleerungsreflex eine Art „Standleitung" zu bestehen – ein Zeichen dafür, dass die Dinge aus dem Lot geraten sind. Hätten unsere Vorfahren bei jeder Begegnung mit einem Höhlenbären auf die Toilette „gemusst", hätten sie in der Tat schlechte Karten gehabt. Der natürliche Umgang mit Angst – das Wegrennen – war der Faktor, der ihnen oft das Leben gerettet hat.

Nun ist es ja beileibe nicht so, dass derartige Unpässlichkeiten nur einmal auftreten – sie kommen oft, manchmal sogar täglich vor, in einer offenbar nie enden wollenden, frustrierenden Lebenskrise, wenn z.B. die Arbeitsstelle auf dem Spiel steht. Ohne Kompensation der physischen und geistigen Stresssituation durch intensive Bewegungen läuft das körpereigene Regulationssystem aus dem Ruder. Was anscheinend „nur" die „geistige" Dimension der Erkrankung berührt, hat auch handfeste Auswirkungen auf der körperlichen Ebene:

Der über Gebühr geforderte Sympathikus lässt den Körper nicht mehr zur Ruhe kommen, der Vagus wird schwach. Die mit dem Vagus assoziierten Körperfunktionen werden über kurz oder lang ebenfalls nicht mehr optimal funktionieren wie auch die Verdauung, besonders die enzymatische Aktivität der Verdauungsdrüsen. Wo aber die Verdauungsvorgänge nicht mehr ordnungsgemäß ablaufen, werden mehr unverdaute Speisereste in tiefere Darmschichten gelangen, werden dort nicht verdaut, sondern zersetzt, fallen Gärungs- und Fäulnisprozessen anheim. Es tritt das, was in den Kapiteln vier bis sechs bereits trefflich als „intestinale Autointoxikation" beschrieben wurde, ein – eine Selbstvergiftung des Darmes. Entstehung diverser Fuselalkohole, Schwefelkohlen- und Kohlenwasserstoffverbindungen, der Stoffwechsel überlastet, der Darm über den enterohepatischen Kreislauf „rückvergiftet". Die Darmflora nimmt Schäden, die Mukosabarriere wird gelockert, mehr Antigene gelangen in das lymphatische System und lösen dort systemische Immunreaktionen aus, und die Spirale der chronischen Darmentzündung befindet sich in vollem Gange – nur wegen **Stress!**

Das gute Leben und die Stressbewältigung

Ihr Ausgangspunkt ist die **Krankheit.** Sollten Sie sich zu einer ganzheitlichen Therapie entschließen, Entgiftung, Entschlackung, eine Diät und Darmsanierung betreiben, sind Sie Ihrer Gesundheit wirklich ein gutes Stück näher.

Doch Sie werden niemals strahlende Gesundheit erlangen, wenn Sie **diesen** Punkt vernachlässigen: die Stressbewältigung. Sympathikus und Vagus wieder in das rechte Lot zu rücken und so die Über- und Fehlreaktionen der beiden Zweige des autonomen Nervensystems zu vermeiden, das erfordert nicht nur bestimmte Übungen, sondern auch eine gefestigte Persönlichkeit. Die wenigsten Menschen, die mit Erkrankungen des Verdauungstraktes zu tun haben, sind emotional stabil wie die berühmte „deutsche Eiche". Ein „dickes Fell" lässt sich auch nicht über Nacht zulegen. Zwei Personen, derselben Situation ausgesetzt, werden diese immer unterschiedlich empfinden. Sollten Sie – was sehr wahrscheinlich ist – sich manche Dinge mehr zu Herzen nehmen als Ihre Freunde oder Bekannten, benötigen Sie, bis Ihre Persönlichkeit gefestigt ist, ein Programm, mit dem Sie Stress im wahrsten Sinne des Wortes abbauen können. Sie sehen also, dass Sie nicht **erst dann wieder Sport betreiben sollten und können,** wenn Sie sich wieder wohl fühlen, sondern Sie **müssen sich bewegen, trainieren, sich verausgaben,** selbst während Sie noch krank sind – vorausgesetzt, Sie sind nicht gerade zu schwach, um das Bett zu verlassen. Und sollte dieses der Fall sein, sollten Sie **im Bett trainieren!**

Die Strategie

Zunächst einmal ist es wichtig, falls man mit einer stressauslösenden Situation konfrontiert ist, sich sofort oder möglichst bald Luft zu verschaffen. Das heißt nicht zu warten und irgendwann etwas zu tun, sondern gleich im Anschluss an die Situation. Nach einer Prüfung beispielsweise könnte man springen, hopsen oder eine Runde rennen. Wie auch immer, es ist dafür Sorge zu tragen, dass die überschüssige Energie abgebaut wird. Geschieht dies erst Stunden oder gar Tage später, ist es bereits **zu** spät. Alle Prinzipien, die den „Stressmotor" ins Rollen gebracht haben, sind verschlissen. Denken Sie an einen Wagen, den Sie auch nicht minutenlang im Leerlauf auf Drehzahl bringen würden. Das ist der eine Teil der Vorgehensweise.

Der andere Teil ist, dass Sie sich wenigstens zwei- bis dreimal die Woche so verausgaben, dass Sie nach dem Sport oder Training mit einigen Minuten Ruhe sofort in die parasympathikotone Phase „gleiten". Es ist wichtig, hier den

Punkt zu treffen. Ein Zuwenig an Aktivität lässt Sie nicht im erforderlichen Maße entspannen, ein Zuviel produziert einen solchen Überschuss an „Aktivitätshormonen", dass Ihr Organismus in einen Zustand des Dauerstresses gelangt. Vielleicht haben Sie diesen Zustand bereits kennen gelernt, wenn Sie spätabends intensiv Sport getrieben haben und danach noch stundenlang mit hoher Herzfrequenz wach im Bett gelegen haben, um am Ende der Nacht vielleicht zwei Drittel Ihrer üblichen Zeit schlafend verbracht zu haben.

Bewegen Sie sich bereits am Morgen einige Minuten nach dem Aufstehen ein wenig. Auf der Stelle springen, vielleicht unterbrochen von ein paar Kniebeugen, sind hier angebracht. Das bringt den Kreislauf zudem besser auf Touren als etwa Kaffee, auf den Sie als Kranker sowieso verzichten sollten. Danach sollten Sie ein bis zwei Gläser Wasser trinken. Mit einiger Sicherheit werden Sie danach das Bad aufsuchen müssen. Zwischen dem Wasser und dem Frühstück sollte mindestens eine halbe Stunde Zeit verstreichen.

Wenn Sie wie viele chronisch Darmkranke oft Stuhlgang mit nur kleinen Mengen haben, kann es hilfreich sein, sich gleich am Morgen kräftig zu bewegen. Wenn die Peristaltik dann in Gang gesetzt ist, zu warten, bis der Druck „unwiderstehlich" wird, und dann das WC aufsuchen. Mit etwas Glück werden Sie Ihren Darm dann trainieren, sodass sich die Frequenz der Stuhlgänge binnen weniger Tage bis maximal weniger Wochen verringert.

Abhilfe bei Blähungen: springen, stampfen, schütteln

Auch wenn Darmgase sie quälen, kann ordentliche Bewegung Abhilfe schaffen. Viele chronisch Darmkranke bewegen sich aus Angst vor einem Malheur gar nicht mehr. Das Gegenteil ist gut: Solange Sie ein WC in Ihrer sicheren Nähe wissen, bewegen Sie sich kräftig – springen, stampfen und schütteln, falls Sie nicht an einer Gelenksentzündung leiden sollten, was ja besonders bei Morbus Crohn leider vorkommen kann. Es ist von Vorteil, sich vielleicht vor dem Ausgehen noch einmal bewegenderweise aller Winde zu entledigen. Sollte Ihre Gesundheit bereits einen besseren Stand erreicht haben und Sie wissen, dass beim Ablassen der Blähungen „nichts Festes" (oder Flüssiges) mehr unter

Ihnen abgeht, verlagern Sie die „Springen-stampfen-schütteln"-Orgien in den Wald oder sonst an die frische Luft. Auch wenn Sie gerade eine Darmgrippe hinter sich gebracht haben und auf dem Wege der Besserung sind, kann ein kräftiges „Durchrütteln" der Eingeweide wahre Wunder bewirken.

Eine weitere Übung hilft bei Blähungen, vielleicht im Anschluss an die Bewegung: Legen Sie sich flach auf eine harte Unterlage (Fußboden oder harte Matratze), strecken Sie alle Ihre Glieder zunächst aus, so weit es geht. Das Gefühl der intensiven Dehnung und Streckung muss durch den ganzen Körper gehen. Dann atmen Sie tief ein, umfassen Ihren Unterschenkel und ziehen zunächst Ihr rechtes Knie an die Brust – während Sie das Knie zu sich heranziehen, atmen Sie durch den Mund aus und ziehen dabei noch den Kopf ein wenig auf die Brust, sodass der obere Rücken ein klein wenig von der Unterlage abhebt. Das Ganze wiederholen Sie zehnmal, wobei Sie das Bein immer kräftiger zu sich heranziehen. Dann wechseln Sie zur linken Seite und wiederholen die Übung dort. Sollte jetzt immer noch keine Abhilfe geschaffen sein, ziehen Sie beide Beine an die Brust, machen sich richtig rund (hierbei ausatmen) und strecken sich dann wieder (hierbei einatmen).

Den Parasympathikus aktivieren

Diese Übung hat sich am besten unmittelbar vor dem Einschlafen bewährt. Es ist vorteilhaft, wenn Sie einen „tickenden" Wecker der alten Machart in der Nähe haben, sodass Sie am Anfang die Sekunden abzählen können. Sie liegen auf dem Rücken, nehmen dabei eine Hand über den Bauchnabel auf dem Solarplexus, flach aufgelegt. Die andere Hand nehmen Sie unmittelbar unter den Bauchnabel, auf das Schambein. Atmen Sie vier Sekunden lang ein, anschließend vier Sekunden aus. Danach halten Sie für vier Sekunden den Atem (ausgeatmet) an. Das Ganze muss langsam und fließend geschehen, sodass zwischen Atmen und Nicht-Atmen sowie zwischen Ein- und Ausatmen ständig „Übergänge" bestehen, die das Atmen wie einen Fluss wirken lassen. Es darf zu keinerlei abrupten oder ruckartigen Atembewegungen kommen. Das erfordert ein wenig Übung. Sollte Ihnen die Zeitspanne zu lang erscheinen, verkürzen Sie sie, z.B. auf 3-3-3. Doch in der Praxis hat sich gezeigt, dass man auch als Ungeübter mit 4-4-4 Sekunden sehr gut leben kann. Eventuell können Sie die Zeitspanne auch auf 5-5-5 erweitern. Obwohl Sie langsam ein- und ausatmen, wird Ihre Atmung tief gehen. Sie soll immer tief in den Bauch erfolgen. Dies wird Ihnen zu Beginn vor allem beim Einatmen leichte Schwierigkeiten bereiten, die sich mit zunehmender Übung aber abstellen. Eventuell werden Sie nach einigen Minuten ein intensives Wärmegefühl im Bereich der Hände im Bauch empfinden, vielleicht sogar ein leichtes „Kribbeln". Die Übung kann neben der Aktivierung des Parasympathikus auch die Einschlafzeit deutlich verkürzen.

Sie können den Morgen auf die gleiche Weise beginnen, aber diesmal ohne das Handauflegen. Lassen Sie Ihre Hände locker an der Seite liegen. Diese Übung macht Sie allerdings nicht wach. Sollten Sie Probleme mit dem Frühaufstehen haben, lassen Sie besser die Finger von ihr. Sollte Stuhldrang Sie aus dem Bett treiben, was oft der Fall ist, wird diese Übung – nur zwei oder drei Minuten am Morgen ausgeführt oder solange es eben geht – die Situation langsam verbessern, wenn auch das sonstige Umfeld stimmt.

Training und Sport

Sport für chronisch Kranke? Aber sicher! Das Problem, bei den chronisch-entzündlichen Darmerkrankungen ist meist Untergewicht, körperliche Schwäche, Antriebslosigkeit, niedriger Blutdruck und Anämie. Viele Betroffene von Morbus Crohn und Colitis ulcerosa sind daher der festen Überzeugung, dass es im Sport besonders wichtig ist, zuzunehmen, Muskelmasse aufzubauen und kräftiger zu werden, womit sich dann alle anderen Probleme erledigt hätten. Dabei werden sie vielleicht auch noch bestärkt von ihren Ärzten. Sicherlich sind das Erreichen eines bestimmten Gewichtes und einer gewissen Kraft wichtig und von Vorteil. Doch irrt hier der, der meint, ein chronischer Darmkranker sollte den Schwerpunkt seiner sportlichen Bemühungen darauf legen. Egal ob Sie über- oder untergewichtig sind: Das Erreichen einer gewissen Ausdauer, auch Kraftausdauer, und einer gewissen Elastizität von Muskeln und Sehnen ist wesentlich wichtiger als der Aufbau einer Maximalkraftleistung. Mit Letzterer können Sie im Fitnessstudio glänzen – für den Alltag hilft Ihnen diese

Kraft aber nicht. Wenn Sie sich zudem noch künstlicher Nährstoffe, Eiweiße und Aminosäuren bedienen, um Kraft und Masse aufzubauen, werden Sie wohl Kraft und Masse hinzugewinnen. Was aber mit der gleichen Sicherheit bleibt, sind die gleiche Müdigkeit und Energielosigkeit außerhalb des Studios. Über den Einsatz anaboler Steroide braucht man in einem Buch, das der Gesundheit dienen soll, wohl kein Wort zu verlieren.

Vor allem junge Männer, gerade körperlich Benachteiligte, fallen auf den oberflächlichen Glanz großer Muskelentwicklung herein. Viele Bodybuilder oder Kraftsportler sind trotz ihrer beeindruckenden Körpermaße nicht so stark, wie sie aussehen, was sich an simplen Alltagssituationen zeigen kann. Um das zu überprüfen, bitten Sie einmal einen massigen Kraftsportler, 100 oder 150 korrekt ausgeführte Liegestütze zu absolvieren.

Als Frau werden Sie dieser Versuchung mit ziemlicher Sicherheit von vornherein widerstehen. Für alle gilt: Die „Darmdiät" lässt keine der kraftfördernden Nahrungsergänzungsmittel zu, lassen Sie also die Finger von Eiweiß-, Masse- und Aufbaudrinks, da diese leider fast ausschließlich auf Milchprotein basieren! Sie tun Ihrer Gesundheit einen großen Gefallen, wenn Sie auch beim Besuch eines Fitnessclubs von vornherein darauf verzichten.

Das Aufsuchen eines Fitnessstudios an sich ist gerade für den Einstieg in ein sportlicheres Leben von äußerstem Vorteil, gerade bei chronischen Krankheiten. Da viele mit einer chronisch-entzündlichen Darmerkrankung über Gelenkprobleme klagen, sind die immer gelenkschonenderen Trainingsgeräte im Fitnessclub von enormem Vorteil. Auf der anderen Seite gilt, dass Sie für ein effektives Training auch nur wenig Geräte oder Ausstattung benötigen. Es gilt: Ein behutsames Aufwärmen für den ganzen Körper sollte am Beginn eines jeden Trainings stehen, von mindestens einer halben Stunde Dauer. Alle Muskeln sollten gut durchwärmt sein, Sie selbst aber nicht übermäßig geschwitzt oder schon erschöpft. Für das Dehnen sollten Sie sich ausgiebig Zeit nehmen. Eine halbe Stunde ist das Minimum, Sie können aber auch auf eine ganze Stunde ausdehnen. Beim Krafttraining an sich, das eher kürzer sein sollte, können Sie mit niedrigen Gewichten arbeiten und das Augenmerk auf viele korrekt und langsam ausgeführte Wiederholungen legen. Für die

Ausdauer eignen sich die mittlerweile oft angebotenen gelenkschonenden Aerobic-Kurse bestens. Es gibt auch spezielle Stretchingkurse. Dies ist kein „Fitnessbuch", so wird an dieser Stelle auf weitere Details verzichtet. Ein Berater oder Trainer eines Fitnessstudios wird Ihnen sicherlich gerne weiterhelfen. Beschreiben Sie Ihre körperlichen Probleme (z.B. Gelenkschmerzen). Wärmen Sie sich zum Schluss eines Trainings immer für etwa zehn Minuten oder eine Viertelstunde ab, etwa mit moderatem Radfahren.

Sicherlich ist es erstrebenswerter, einen Sport in der freien Natur auszuüben, doch hat das Fitnessstudio den nicht zu unterschätzenden Vorteil: Eine Toilette ist immer in Ihrer Reichweite. Auch hier gibt es natürlich riesige Qualitätsunterschiede, auf die Sie beim Aufsuchen eines Studios achten müssen.

Verbessern sich Ihre Gesundheit und Fitness, sollten Sie sportliche Aktivitäten nicht mehr auf ein Studio beschränken. Sie können diesen Sport weiter ausüben, doch ist er als alleinige sportliche Aktivität kaum geeignet. Die sich wiederholenden Trainingszyklen sind – so sie es nicht auf beständig weiter schwellende Muskeln anlegen – mit der Zeit keine mentale Herausforderung mehr und das Studio wird Sie langweilen. Darum ist es besser, zu wechseln oder sich eine zweite Sportart herauszusuchen, als aufzuhören. Die Motivation zum Sport liegt im Interessanten und in der Herausforderung. Mit wachsender Leistungsfähigkeit und Fitness wird Ihr Interesse an diesen Aspekten wachsen. Es ist im Sport immer wichtig, das Interesse, die Motivation wach zu halten. Diese Faszination und dieses Interesse beziehen Sie aus der Sportart selbst. Wenn Sie dies für eine Lappalie halten, sollten Sie sich fragen, was Sie motivieren könnte, weiterzumachen: Wenn es sich dabei um Vergleich und Wettbewerb handelt, ist dieser Sport nicht der Richtige für Sie! Denn als fraglos körperlich Gehandicapter – und das sind die meisten chronisch Darmkranken – werden Sie feststellen, dass Leute, die zur gleichen Zeit mit dem Training gestartet haben, Ihnen in ihrer Leistungsfähigkeit auf und davon ziehen. Frustration wird sich einstellen – und die ist kein guter Begleiter beim Training.

Beziehen Sie Ihre Motivation daher aus der Faszination des Sportes selbst und aus dem Vergleich alleine mit sich selbst! Spüren Sie, wie Sie langsam aber sicher aufbauen, und vermeiden Sie den Vergleich mit anderen. Auf der einen Seite verleiht diese Art von Vergleich auch chronisch kranken Menschen geradezu übernatürliche Kräfte und eine enorme Motivation, „mitzuhalten", doch der Tag wird kommen, an dem Sie einen Menschen kennen lernen werden, der spielerisch und mit geringstem Aufwand die gleichen Trainingsergebnisse erreicht wie Sie unter allergrößten Anstrengungen. Es gibt diese „geborenen Talente", und der Vergleich mit ihnen ist nicht gut. Ein mentaler Zusammenbruch könnte die Folge sein. Die intensive Frustration bewirkt u.U. einen Rückfall in alte Lebensgewohnheiten und destruktive Muster, denen ein Wiederaufflammen der Krankheit nur allzu gerne auf dem Fuße folgt – und alles war umsonst.

Ein Weg, sich zu motivieren

Am besten ist es natürlich in diesem Zusammenhang, etwas zu finden, was einen bereits seit geraumer Zeit fasziniert hat. Faszinierend sind allerdings eher weniger so genannte „Massensportarten", sondern vielmehr solche, die ein hohes Maß an speziellem Training, enormer Körperbeherrschung, Kraft, Geschicklichkeit usw. erfordern. Ein Fußball- oder Tennismatch kann wohl spannend sein, wenn man ein Anhänger dieser speziellen Sportart ist, ob es wirklich faszinierend ist, hier zuzusehen, steht auf einem anderen Blatt. Faszinierend sind außergewöhnliche sportliche Leistungen: Turmspringen oder Eiskunstlauf oder Bodenturnen oder auch die speziell beim Biathlon verlangte Fähigkeit einer ruhigen Hand bei enormer körperlicher Belastung, sportliche Höchstleistungen wie beim Triathlon oder „Ironman" oder auch Marathon. Die Schlagkraft und die Körperbeherrschung von Kampfkünstlern sind bemerkenswert und wohl würdig, eingehender betrachtet zu werden. Kampfkunsttraining ist in vielerlei Hinsicht eine optimale Beschäftigung. Sie spricht alle Fähigkeiten des menschlichen Körpers an (Beweglichkeit, Ausdauer, Kraft und Schnelligkeit), sie sorgt dafür, sich mit den eigenen Aggressionen auseinander zu setzen, sie fördert Disziplin und Geduld. Natürlich ist nicht für jeden die Kampfkunst das Optimale. Doch Sie sollten sich einmal die Mühe machen, einer Gala oder Veranstaltung der Kampfkünste beizuwohnen. Was dort so leicht und mühelos aussieht, erfordert viele Jahre hartes Training, was man bei der Betrachtung solcher Darbietungen schon einmal vergessen kann.

In diesem „Vergessen" liegt zugleich eine Chance und eine Gefahr begründet. Die Chance selbstverständlich, beim sich Annähern an einen solchen Sport ein wenig Optimismus walten zu lassen, die Gefahr, sich erheblich selbst zu überschätzen, um bei der ersten Schwierigkeit zu strauchen und aufzugeben. Der folgende Satz hilft Ihnen dabei, sich zu motivieren, egal, was für eine Sportart Sie sich „aussuchen":

„Die Natur hat mich nicht mit den gleichen Fähigkeiten und Stärken wie einen normalen Menschen ausgestattet. Trotzdem will ich die Herausforderung annehmen und versuchen, das Beste aus mir herauszuholen!"

Laufen in der freien Natur

Das Laufen in der freien Natur ist viel befriedigender als ein stures Rundenlaufen oder ein ödes Straßenjogging. Mit beiden werden weder Ihre Sinne noch Ihre Abenteuerlust befriedigt. Wenn Sie sich gesund und fit genug fühlen, zu laufen, dann ab in die Natur! Wenn Sie dabei ab und an die „ausgetretenen" Waldpfade verlassen und querfeldein laufen, können Sie das Ganze mit einer Art von Hindernislauf garnieren: über Gräben und Böschungen springen, unter tiefen Ästen kriechen, über liegende Hindernisse – wie alte Baumstümpfe – steigen. Der ein oder andere Baum wird sich anbieten, einige Klimmzüge zu absolvieren oder gar eine kleine Kletterübung, wenn Sie sich dies zutrauen. Es muss dabei auch kein stures Laufen mit einer Geschwindigkeit stattfinden, sondern Sie können abwechselnd laufen und gehen, je nach Kondition. Machen Sie öfter Pausen! Sie sind nicht auf einem Wettbewerb! Das einzig Wichtige ist, dass **Sie sich bewegen!**

Viele Morbus-Crohn- und Colitis-ulcerosa-Kranke haben Probleme mit Knie-, Hüft- und Sprunggelenken. Es ist wichtig für Sie zu wissen, dass sich **auch diese Beschwerden** mit der Zeit unter der entsprechenden Diät und kontinuierlicher Basen- und Mineralstoffzufuhr bessern werden. Solange Sie unter akuten Beschwerden leiden, sollten Sie sich schonendere Bewegungsarten aussuchen, beispielsweise Schwimmen. Wenn sich die Beschwerden eine Weile gebessert haben und Sie diese kaum noch wahrnehmen, beginnen Sie zunächst mit flottem Gehen. Achten Sie, wenn Sie laufen möchten, auf gutes Schuhwerk. Am besten eignen sich in den meisten Fällen mit Luftpolstern versehene „stoßgedämpfte" Schuhe, die Ihre Knie nicht unnötig belasten. Bei grundsätzlich jedem Sport, den Sie beginnen, gilt: Langsam starten, sonst ist die Motivation vor der Zeit weg!

Die Bauchmuskeln brauchen Training!

Dieser Aspekt wird von chronisch Darmkranken besonders gerne vernachlässigt. Doch sollten Sie bedenken, dass die Darmperistaltik – auch wenn sie zur unwillkürlichen Muskulatur gehört – durch die Bauchmuskulatur mit beeinflusst wird. Eine gut durchtrainierte Bauchdecke beeinflusst zu einem gewissen Grade die Vollständigkeit der Darmentleerung mit. Frisch Operierte sollten natürlich von einem Bauchtraining Abstand nehmen und mindestens acht bis zwölf Wochen nach der Operation nichts in dieser Richtung unternehmen. Die Bauchmuskelübungen werden nicht mit Schwung ausgeführt, sondern **allein** mit der Kraft der Muskulatur!

Am besten gewährleisten dies „Crunches". Hierfür liegen Sie mit 90-gradig angewinkelten Beinen auf dem Boden, nehmen die Hände hinter den Kopf (Achtung! Nicht den Kopf mit den Händen nach oben/vorne „ziehen"!) und „rollen" den Bauch langsam ein, sodass sich der Oberkörper langsam vom Boden abhebt. Dabei atmen Sie aus. Lassen Sie den Oberkörper danach **langsam** wieder auf die Unterlage zurücksinken und atmen dabei ein. Zwei bis drei Minuten täglich genügen.

Kraftübungen

Überhaupt sollte man bei all den phantastischen Möglichkeiten, die Fitnessstudios heutzutage bieten, die ganz einfachen Dinge nicht vergessen. Mit den drei einfachen Kraftübungen Crunches (wie oben beschrieben, für die Bauchmuskeln), Kniebeugen (für Hüft-, Bein- und untere Rückenmuskulatur) und Liegestütz (für Schulter-, Arm- und Brustmuskeln) können Sie bereits,

sofern täglich ausgeführt, in kurzer Zeit enorm an alltagstauglicher Kraft hinzugewinnen. Über der Kräftigung Ihrer Muskulatur sollten Sie das Dehnen nicht
vergessen. Gerade die Kugelgelenke (Schulter- und Hüftgelenk) benötigen
regelmäßige moderate Dehnung. Das Schultergelenk kann man ganz einfach
dehnen, indem man ein Handtuch mit den beiden Enden in die Hände nimmt
und dann das Handtuch über den Kopf immer wieder hinter den Rücken
führt und wieder zurück. Ist die Schulter gedehnt, kann man das Handtuch
enger greifen. Für die Hüftdehnung reicht es, nach den Kniebeugen ein wenig die Beine zu spreizen und – bei voll aufgesetzten Füßen – so weit in die
Hocke zu gehen, bis man einen Zug im Rücken oder in den Rückseiten der
Oberschenkel verspürt. Man nennt diese Übung auch den „Pferdesitz". Die
Rückenbeweglichkeit wird verbessert, indem man die Kniebeugen mit voll
aufgesetzten Füßen mit einem Handtuch, das mit durchgedrückten Armen
über den Kopf gestreckt wird, durchführt. Sie werden staunen, wie schwierig
diese Übungen am Anfang auszuführen sind. Bei der letzten Übung, Kniebeugen mit nach oben durchgedrückten Armen (und ganz auf dem Boden
aufgesetzten Füßen), werden Sie zu Beginn wahrscheinlich noch nicht einmal
auf zehn Wiederholungen kommen. Daran können Sie sehen, dass man nicht
unbedingt ein Fitnessstudio zum regelmäßigen Training benötigt. Und dennoch: Wer die Monatsbeiträge für ein Studio oder einen Sportverein zahlt,
hat wesentlich mehr Motivation, auch sein Training zu absolvieren.

Weniger geeignete Sportarten

Es ist vielleicht immer besser, die für eine bestimmte Zielgruppe eher unge-
eigneten Sportarten aufzuführen als die geeigneten. Denn egal wie weit man
die Liste fasst: Es wird immer den einen oder anderen geben, der sich durch
keine der aufgeführten Sportarten angesprochen fühlt, was im Einzelfall zu
Ausflüchten führen kann.

Die überwiegende Mehrheit aller chronisch Darmkranken wird im Analbe-
reich Probleme haben, und zwar teilweise auch noch Jahre nach erfolgreicher
Heilung, allein durch OP-Narben, alte Fistelnarben etc. Wenn auch Sie hier
zu den Betroffenen zählen, sollten Sie vielleicht nicht gerade Radfahren als

„Ihre" Sportart wählen. Wenn Sie mit den Gelenken Probleme haben, sollten Sie hierauf achten. Mit schmerzenden Kniegelenken ist ein gutes Lauftraining nicht möglich, auch Aerobic oder allgemein Training, das mit Sprüngen verbunden ist und die Gelenke belastet, ist weniger geeignet. Das Gesagte gilt bei Problemen mit Ellenbogen- und Handgelenken für Sportarten wie Tennis, Tischtennis etc. Im Endeffekt muss jeder nicht nur die Sportart für sich herausfinden, die am besten zu ihm passt, sondern auch eine, die für sie/ihn ein geringes Schmerzrisiko birgt. Da sich unter der Therapie früher oder später **alle** Beschwerden bessern, also auch die Gelenkbeschwerden, fallen die Einschränkungen nicht so groß aus. Wichtig ist es jedoch, bei entsprechender Disposition nicht zu früh mit einer gelenksfordernden Sportart zu beginnen.

Geeignet sind hingegen alle „östlichen" Sportarten, insbesondere die Kampfkünste (wobei hier eher die klassischen Kampfkünste gemeint sind, weniger die sport- und wettkampforientierten Stile): Yoga, Kung Fu, Aikido, aktives und stilles Qi Gong sind hervorragende Möglichkeiten, ohne Extrembelastungen die allgemeine Fitness zu verbessern. Sollten Sie irgendwann ein bestimmtes Fitnessniveau erreicht haben, können Sie wechseln, wenn Ihre erste Wahl für Sie nicht das gehalten hat, was sie versprochen hat.

Mentale Fitness, geistige Fitness

Die allgemeine Fitness betrifft nicht nur den Körper. Wenn es um geistige oder mentale Fitness geht, mag manch einer an eine Quizshow und an das Lösen eines Kreuzworträtsels denken, doch es geht um Gesundheit, und der Geist, die innere Einstellung, ist die absolute Basis für Gesundheit. Sie können nicht gesund werden, wenn Sie nicht absolut motiviert sind, es zu werden. Die beste geistige Motivation für Gesundheit ist die Erkenntnis, dass Sie mit einer Lebensweise, wie sie in diesem Buch dargelegt wird, nicht nur Ihre allgemeine Verfassung höchstwahrscheinlich erheblich verbessern können, sondern auch in Zukunft weniger anfällig für allerlei Krankheiten, nicht nur des Darmes, werden.

Man sollte nicht vergessen, dass, auch wenn sich das Leben eines jungen chronisch kranken Menschen um **die eine** Krankheit dreht, an der er selbst leidet, es unabhängig von dieser speziellen Erkrankung noch viele weitere Krankheiten – auch Folgekrankheiten – gibt, die mit richtigem Handeln vermieden oder zumindest abgemildert werden können. Es geht auch nicht um die „geistige Dimension" Ihrer Krankheit, die im folgenden Kapitel besprochen werden soll. Es geht darum, **kontinuierlich Entscheidungen zu fällen,** die Sie Ihrem Wohlbefinden näher bringen werden, und es geht darum, sich auf die Gesundheit zu konzentrieren. Das ist schwieriger, als Sie sich vorstellen können, gerade bei einer langwierigen, chronischen Erkrankung, gerade wenn Sie jung sind, denn auch wenn Krankheit immer ein Stück weit zu innerer Reifung beiträgt – als junger Mensch ist man geistig nicht so gefestigt wie als älterer. Die Lebensplanung gerät mit einer chronischen Krankheit ins Wanken, man ist geneigt, diese sogar als „Todesurteil" hinzunehmen, wenn man ihre Tragweite erkennt beziehungsweise von „wohlmeinenden" Ärzten aufgeklärt wird, was einen höchstwahrscheinlich erwartet.

Ist man dann noch in einer Selbst-„Hilfe"-Gruppe, die gruppendynamisch in Selbstmitleid versinkt (s. folgendes Kapitel), ist es für einen selbst umso schwerer, sich aus dem „Sumpf" am eigenen Schopfe herauszuziehen. Hierzu benötigen Sie die Fähigkeit, sich zu konzentrieren, die Fähigkeit, gegen den Strom zu schwimmen, und die Fähigkeit, wichtige Entscheidungen alleine zu fällen.

Konzentration erwächst aus dem Wunsch, dem eigenen Elend und der Not zu entfliehen. Konzentration bedeutet „Einsgerichtetheit", wenn das Denken, Wollen und Tun auf ein bestimmtes Ziel gerichtet ist und sich durch nichts ablenken lässt. Wenn zwischen dem Sollzustand und dem Istzustand eine gerade Linie besteht, keine schlangenlinienförmige Bergstraße. Der Trick besteht darin, den besten Weg zu dem Ziel (ein angestrebter Sollzustand, Gesundheit beispielsweise) kritisch zu analysieren: Was hilft auf diesem Weg, was behindert? Sie werden bereits nach kurzer Zeit feststellen, dass das, was Ihrem Weg am meisten dienlich ist, nicht immer das Optimale für Ihre Umgebung ist, vielleicht Unmut bei Bekannten, Freunden und Verwandten hervorruft.

Ein Beispiel: Angenommen, Sie seien tatsächlich (noch) in einer Selbsthilfe-gruppe. Vielleicht haben Sie mit dieser Gruppe schon ein gutes Stück Ihres Weges zurückgelegt, in Ihren schlechten Zeiten Trost und Halt gefunden. So weit, so gut.

Doch wenn Sie – womöglich als Einziger Ihrer Gruppe – ein Gesundheits-programm verfolgen und sich bei Ihnen Verbesserungen einstellen, die Sie deutlich über das Niveau der Gruppe hinausheben, werden Sie feststellen, dass all das Gejammer, das Klagen, mit dem Sie sich vor Monaten noch sym-pathisieren konnten, Ihnen nun auf die Nerven geht. Wenn auch sonst wirklich liebe, herzensgute Menschen in dieser Selbsthilfegruppe versammelt sind, werden sie Ihnen mit Wehklagen über die letzten Beschwerden, den letzten „Ausrutscher" bei Tisch und dessen Folgen, sicherlich nicht weiterhelfen. Es besteht die Möglichkeit, dass Sie – ob Ihres sicht- und spürbaren Zugewinnes an Lebensqualität – zu einer „Leitfigur" für die Gruppe avancieren, doch an-dererseits natürlich auch die Gefahr, dass Sie von der schlechten Stimmung der Gruppe wieder „mitgerissen" werden. Diese Menschen, die Ihnen viel-leicht wegen ihres ähnlichen Schicksals viel bedeute(te)n, werden nun zur Belastung für Sie. Wären Sie bereit, für Ihr Vorwärtskommen destruktive Freundschaften aufzugeben?

Wenn ja, haben Sie die Fähigkeit erlangt, gegen den Strom zu schwimmen, wenn es sein muss, weil dies **Ihrem** Wohle dient – und haben damit eine der wichtigsten Voraussetzungen erlangt, wirklich an Leib und Seele zu gesunden. Schwere chronische Krankheit verlangt nicht nach Mitläufertum, sie verlangt nach Alleingängen – physisch wie geistig. Sie müssen sich „abnabeln" von al-lem, was Ihnen schaden kann. Mehr hierzu im folgenden Kapitel.

Diese Fähigkeit wiederum verleiht Ihnen die kraftvolle Entschlossenheit, Ihr Leben von einem auf den anderen Tag „umzukrempeln". Es geht nämlich nicht nur darum, sich von destruktiven Bekannten und „Freunden" zu trennen, sondern auch von destruktiven Gewohnheitsmustern. In dem Moment, in dem Sie unabhängig vom Denken anderer, von äußeren Umständen und von zweifelhaften „Freundschaften" werden, werden Sie auch unabhängig von Gewohnheiten. Es geht dann nicht mehr um die Frage, wie Sie etwas „am besten angehen", und Sie benötigen auch keine Analyse der Situation und Ihrer schädlichen Gewohnheiten/Süchte. Sie tun es einfach, Sie hören einfach damit auf! Ist es das Rauchen, das Süßigkeiten- oder Fleischessen? Wenn Sie sich die innere Notwendigkeit des Aufhörens klar und deutlich vor Augen führen, ist das Aufhören an sich nur noch halb so wild. Mit dieser Methode habe ich von einem Tag auf den anderen das Naschen und schließlich das Fleischessen – Letzteres allerdings nur für eine gewisse Zeitspanne – aufgegeben. In diesem Moment werden Sie auch frei, zu sagen: „Ich kann all diese Dinge alle paar Wochen oder Monate einmal genießen, wenn sich die Gelegenheit dazu ergibt, doch ich weiß, dass ich sie nicht brauche!" Das Schönste ist: Derart gefestigt sind sogar „Entzugserscheinungen", die man ja allgemein mit dem Aufgeben bestimmter Gewohnheiten und Süchte verbindet, weniger schlimm.

Sie sehen Ihr Ziel, Ihren Sollzustand. Und Sie sehen Ihren Istzustand. Wenn Sie sich zwischen beiden eine wirklich absolut gerade Linie vorstellen, den kürzestmöglichen Weg, dann **wissen** Sie, dass für diesen Weg für destruktive Gewohnheiten und Muster kein Platz besteht. Denken Sie daran – es ist **Ihr** Leben und es ist wahrlich zu kurz, um es in beständigem Schmerz und in Verzweiflung zu verleben. Sie können mit dem Schicksal hadern und sagen, dass Sie dazu verurteilt sind, Ihr Leben in Krankheit und Elend zu verbringen. Oder aber zu sagen: „Jetzt erst recht!" und Ihr Schicksal selbst in die Hand zu nehmen.

8. Psychosomatik oder „Krankheit als Sprache der Seele"

In unserer Gesellschaft „gehört" Krankheit in das letzte Lebensdrittel. Das macht es einem jungen Menschen, der an einer chronischen Krankheit leidet, nicht gerade leicht. Er sieht sich nicht nur mit seinen eigenen Leiden konfrontiert, sondern er hat auch noch mit dem Unverständnis seiner Umwelt, seiner Freunde, Bekannten und Verwandten zu kämpfen. Zusammen mit den zahlreichen körperlichen Symptomen und der Angst, wie das Leben denn nun weitergeht, entsteht hier ein Frust, der sich als Treiber eines wahren Teufelskreises erweisen kann. Denn der kranke Körper mit all seinen Folgeerscheinungen auf sozialer Ebene (Arbeitsverlust, Sinnkrisen, sozialer Abstieg, Vereinsamung) ist subjektiv nicht **Folge,** sondern **Ursache** psychosomatischer Probleme. Gerade wenn die Krankheit ein solch tabubehaftetes Thema wie die Ausscheidungsvorgänge des Organismus betrifft, kommen zu den inneren Konflikten noch äußere hinzu. Auch angedachte Hilfen können sich als zusätzliche Probleme erweisen.

In den letzten Jahren erfreuen sich Bücher wie „Krankheit als Weg", „Schicksal als Chance" oder „Lebenskrisen als Entwicklungschancen" von Autoren wie Dahlke, Dethleffsen, Tepperwein wachsender Beliebtheit. Was die bildhafte Volkssprache in teilweise derben Ausdrücken zu Worte brachte, erhielt nunmehr einen wissenschaftlichen oder zumindest intellektuell-philosophischen Anstrich. Allerdings: So reizvoll und nutzbringend es ist, Krankheit als Signal der Seele oder Psyche zu interpretieren, so missverständlich oder gefährlich ist es auch.

Sicher zu befürworten ist der Anspruch, die Eigenverantwortlichkeit jeder Person für ihr Wohlergehen zu betonen, doch andererseits haben wir hier nichts Griffiges, nichts unmittelbar Nutzbringendes für den Betroffenen selbst. Oder einfacher ausgedrückt, es ist wesentlich leichter, Gesundheitsvorsorge auf Körperebene zu betreiben, also beispielsweise die Ernährung umzustellen, zu entschlacken oder sich mehr zu bewegen, als eine heilbringende Bewusstseinsveränderung herbeizuführen. Des Weiteren liegt ein wesentlich tieferes Problem darin begründet, dass der nunmehr nach seiner Krankheit „Beurteilte" mit einem psychischen Makel gebrandmarkt ist, den er an sich selbst am allerwenigsten nachvollziehen kann. Bereits von der Schulmedizin erhielt er vermutlich eine diesbezügliche Abfuhr. Denn wenn man mit etwas nicht zurechtkommt, ist es nahe liegend, die Verantwortung vollständig von sich zu weisen. Ist man also – egal mit welcher Krankheit – im schulmedizinischen Sinne „austherapiert", wird man oft in die psychosomatische Ecke gestellt, was für den Betroffenen gleichbedeutend ist mit „Verrücktheit" oder „abnormalem Verhalten". Dies führt zu Schuldgefühlen seitens der betroffenen Person, und diese wahrlich äußerst destruktiven Emotionen sind sicherlich alles andere als heilungsfördernd. Wir sehen, dass wir hier keinen Schritt weiterkommen. Übrigens hat Dahlke selbst sich in seinen Arbeiten ausdrücklich wiederholt von einer „Bewertung" des Bewusstseinszustandes chronisch Kranker distanziert, doch da der Mensch zum Werten neigt, bleibt eben dies nicht aus – ob seitens Therapeuten, Verwandter oder „guter Freunde". Die Formel „krank = verrückt" ist sehr leicht auszusprechen, aber eben wahnsinnig schwer zu **verdauen.**

Wen wundert's: Bücher dieser Art oder auch die Propagandamaschinerie der „Positiv-Denker" à la Carnegie, Murphy und so weiter zählen bei jungen chronisch kranken Menschen, vor allem bei solchen mit chronisch-entzündlichen Darmerkrankungen (die es ja wirklich nicht leicht haben!), zu den unbeliebtesten Werken. Es ist wahrscheinlich angemessener, eine chronisch überlastete Hausfrau zu Weihnachten mit dem nicht gewünschten Bügeleisen zu „beglücken" als einen chronisch Kranken mit „Krankheit als Sprache der Seele".

Sollten Sie auch zu denen gehören, die das Gefühl haben, ob ihrer Erkrankung unfreiwillig kategorisiert zu werden, wird es sich für Sie vielleicht lohnen, die Sache mit der Seele einmal von einer anderen Seite aufzurollen, eine Betrachtungsweise, die auch dem Rationalisten unserer Tage, der solche Überlegungen eher als „esoterische Spinnereien" ansieht, die Chance gibt, den tieferen Sinn hinter den Theorien von Krankheit und Seele zu sehen.

Bewusstsein, das Leben, Gesundheit und Krankheit

Zu Beginn des 19. Jahrhunderts hat ein französischer Physiker namens Sadi Carnot einige aus heutiger Sicht recht einfache Versuche durchgeführt, aus denen sich aber fundamentale Gesetzmäßigkeiten für das Leben ergaben, wenn man über den tieferen Sinn nachgedacht hat. Er entdeckte, dass es Prozesse in der Natur gibt, die unumkehrbar sind. Man stelle sich einen Gasbehälter vor, der durch eine Membran getrennt ist, wobei ein Teil des Behälters Gas enthält, im anderen ein Vakuum besteht. Entfernt man die Membran, wird das Gas von der „vollen" Seite so lange zur „leeren" Seite strömen, bis der Druck überall ausgeglichen ist.

Carnot schloss aus der Tatsache, dass sich dieser Prozess ohne Einwirkung von außen nicht umkehren ließ, auf die Irreversibilität (Nichtumkehrbarkeit) gewisser, in der Natur ohne äußere Einwirkung stattfindende Prozesse. Die aus dieser Erkenntnis abgeleiteten Hauptsätze der Thermodynamik bildeten einen Meilenstein bei der Entwicklung der klassischen Physik.

Was an diesen Experimenten für das Leben beziehungsweise seine Qualität interessant ist, ist die Tatsache, dass offensichtlich ohne Einwirkung von außen oder allgemein ohne das Wirken einer Kraft – überall in der Natur – Grenzen abgebaut werden. Wird die undurchlässige Membran entfernt, so wird sofort ein Druckausgleich vollzogen. Der Unterschied zwischen „links" und „rechts" der ehemaligen Membran verschwindet. Das Gas wird von selbst nicht auf die Idee kommen, sich wieder auf der Seite der Membran zu versammeln, auf der es vor dessen Entfernung war. Was heute jeder Erstsemester-Physikstudent in einem praktischen Versuch erfahren darf, mausert sich bei genauer Betrachtung zu einem der fundamentalen Gesetze der Natur: **„Alles in der Natur strebt maximale Entropie (= Unordnung, Chaos) an".**

Dieses „Chaos" zeitigt sein Wirken in einem Abbau von Grenzen und Unterschieden – im Falle des Experimentes der Druckausgleich. Aber wieso ist Ausgleich oder, anders ausgedrückt, das Verschwinden von Grenzen mit „Chaos" gleichzusetzen? Wenn Carnot unsere Möglichkeiten gehabt hätte, wie z.B. Zeitlupenaufnahmen seines Experiments, hätte er bei der Entfernung der trennenden Membran zunächst eine „Verwirbelung" der Gase zwischen dem gefüllten und dem evakuierten Teil des Behälters festgestellt, bevor die Durchmischung für ein neues Gleichgewicht, eine Gleichverteilung der Gasmoleküle innerhalb des Behälters, gesorgt hätte. Die Verwirbelung mutet auf uns „chaotisch" an. Und das ohne eine Kraft-Einwirkung (im physikalischen Sinne) von außen. Die wunderbare Welt der Physik scheint dieses Experiment ständig zu bestätigen: Wenn altes Laub auf dem Boden vermodert, nimmt es nach und nach die Gestalt der Umgebung an, nämlich Erde. Ein Stein zerfällt zu Sand und Staub und wird in dieser Form buchstäblich in alle Winde verstreut. Wie es aussieht, hat Materie tatsächlich die Tendenz, zu zerfallen. Das Christentum fängt diese unumstößliche Tatsache mit dem Satz „Vom Staub bist du genommen, zum Staub sollst du zurückkehren" ein.

Es gibt in der Physik mittlerweile Modelle, die besagen, dass das ganze Universum durch Expansion immer mehr an Ordnung verliert, dass immer weniger Kräfte (der Gravitation und sonstiger Wechselwirkungen) der Körper und Systeme sich untereinander gegenseitig beeinflussen und sich daher jede feste Form irgendwann auflösen wird. Irgendwann sollte ein Zustand erreicht sein, in dem keine Himmelskörper, Sterne etc. mehr existieren, sondern nur noch Wolken von Elementarteilchen ohne Ziel durch die bis dahin wirklich nahezu unendlichen Weiten des Weltalls driften. Das wahre Chaos, so scheint es, ist nicht etwa ein Zustand hektischer, planloser „Action", sondern eher stiller, passiver, gleichsam „lautloser" Desintegration und Zersetzung, eben **ohne** einwirkende Kräfte!

Nach dem Tode zerfällt und zersetzt sich der menschliche Körper, wie die verschiedenen Funktionen, die sein Leben garantiert haben, aussetzen. Es bleibt von ihm nichts als der oben erwähnte Staub. Wenn aber alles im Universum ohne Krafteinwirkung im Chaos endet, sprich: zerfällt, muss es Kräfte geben, die alles „zusammenhalten", denn sonst wäre das Weltall, so wie wir es kennen, nicht denkbar. Auch beim Menschen oder bei jedem anderen Lebewesen müssen Kräfte am Werk sein, die aus dem scheinbaren „Fast-Nichts" mittels Materie in faszinierender Genauigkeit den Körper aufbauen und schließlich erhalten. Das Wunder des Lebens ist, dass sich aus zwei Zellen (Samen- und Eizelle) gegen das Gesetz der maximalen Entropie ein Organismus, ein Lebewesen aufbaut mit einer Vielzahl von komplexen Funktionen, die bis heute kein noch so leistungsfähiger Computer der Welt nachvollziehen kann.

Diese Kraft, die dies bewerkstelligt, muss von der Zeugung bis zum Tode eines Lebewesens an Ort und Stelle vorhanden sein und wirken. Diese Kraft bildet die Essenz des Lebens. Sie baut auf, koordiniert, steuert und reguliert alle Vorgänge im Körper, sie erschafft aus toter Materie Leben und sorgt für ein reibungsloses „Funktionieren" des Organismus in seiner Umwelt, macht ihn flexibel und anpassungsfähig. Diese Kraft, die all das bewerkstelligt, die höchste, perfekte Ordnung gegen das Gesetz maximaler Entropie entwickelt, nennen wir **Bewusstsein.**

Aus dieser Erkenntnis ergeben sich zwei Dinge: Erstens: Bewusstsein muss bereits mit dem Augenblick der Zeugung, von der ersten Zellteilung an, in dem werdenden Organismus vorhanden sein und „entwickelt" sich nicht etwa nach der Geburt oder noch später, was ja auch völlig unsinnig wäre, denn schließlich reagiert das kleine Lebewesen bereits im Mutterleib auf Stimmungen, Emotionen, Sprache etc. – und wie sollte es das ohne Bewusstsein bewerkstelligen? Die zweite Erkenntnis ist, nachdem Kräfte im Universum wohl verändert, niemals aber vernichtet werden können, dass der Körper, sein Aufbau und seine Erhaltung wie all seine Funktionen wohl vom Bewusstsein abhängen, niemals aber umgekehrt. Das heißt, Bewusstsein ist zwangsläufig **immer** vorhanden. Wir erkennen nur, dass es einen Körper „bewohnt", in dem Ordnung, Funktion, sprich: **Leben,** herrscht, und dass in einem Körper kein Bewusstsein mehr steckt, wenn dieser zerfällt (oder die Ordnung ins Chaos mündet), sprich: **tot ist.**

Aus diesen Gesetzmäßigkeiten folgen zwingend weitere: nämlich, dass das Bewusstsein weit mehr ausmacht als nur Gedanken, Emotionen oder eben der Verstand, das „Oberbewusstsein". Wie einfach dies nachzuvollziehen ist, mache man sich einmal klar: Müsste der Mensch mit seinem Verstand alle Körperfunktionen koordinieren, er wäre binnen Minuten tot. Man stelle sich vor: Herzschlag, Atmung, Hormonausschüttung, Verdauungsvorgänge, Nervenimpulse und so weiter; in einem Körper laufen in jeder Sekunde Milliarden, ja Billionen Vorgänge gleichzeitig ab, vom Verstand gesteuert! Ein fürwahr aussichtsloses Unterfangen. Damit wird klar, dass das, was wir „Verstand" nennen, nur einen winzigen Bruchteil unseres Bewusstseins ausmachen kann. Wie der sprichwörtliche Eisberg, dessen Spitze nur aus dem Wasser ragt, ist der Verstand auch nur die „oberste Spitze" des Bewusstseins, nur dass **diese** „Spitze" noch einmal einen wesentlich geringeren Anteil zur Bildung des Bewusstseins beiträgt als der berühmte Teil des Eisberges an der frischen Luft.

Interessant ist in diesem Zusammenhang eine andere Tatsache: Spirituell orientierten Menschen wie etwa Yogis ist es gelungen, mit Hilfe bestimmter Techniken den Eisberg gleichsam noch ein wenig weiter aus dem Wasser zu heben: Experimente mit fortgeschrittenen Yogis zeigen, dass diese z.B. in der Lage sind, ihre Herzfrequenz bewusst bis zu einem gewissen Grade zu steuern. Man sagt ja, das Bewusstsein solcher Menschen sei weiter entwickelt, doch das Bewusstsein an sich ist immer dasselbe: Solchen Menschen ist es nur gelungen, den „Eisberg etwas mehr aus dem Wasser zu heben". Umgekehrt ist der Ausdruck der „Bewusstlosigkeit" nur ein Behelf. So etwas wie eine Bewusstlosigkeit gibt es nicht. Der Ausdruck, dass wir uns „einer Sache nicht bewusst waren", zielt allein auf die Abwesenheit des Verstandes, auf das „Sinken des Eisberges unter die Wasseroberfläche". Dies ist beispielsweise bei einer Narkose der Fall. Wenn wir uns nicht an das Geschehen während einer Narkose erinnern können, besagt das nichts anderes, als dass der Verstand komplett ausgeschaltet war, und weiterhin, wie sehr wir vom Verstande dominiert werden. Dass der Verstand nicht das Bewusstsein **ist,** wird aus obigen Betrachtungen eindeutig klar.

Ordnung und Chaos, Bewusstsein, Leben und Tod, was mag das alles mit Krankheit und Gesundheit zu tun haben? Nun, Sie haben gesehen, dass die Kraft des Bewusstseins Leben, Ordnung und Funktion (des Organismus) aufbauen und erhalten. Wenn etwas im Körper „nicht funktioniert" – oder eben auch **chaotisch** zugeht –, ist es da nicht nahe liegend, von einem Bewusstseinsproblem auszugehen? Der Arzt und Psychologe Rüdiger Dahlke hat (neben anderen) dieses Problem ja erkannt und auf den Punkt gebracht: Erkrankt eine Körperregion, so hat sich das Bewusstsein aus eben dieser Region zurückgezogen. So einfach ist es, und doch so kompliziert, auch wenn es sich mit obigem Vorwissen sicherlich etwas entspannter an diese Sichtweise der Dinge herangehen lässt.

Da Körper, Geist und Seele, sprich: das Bewusstsein, während des Lebens als harmonische Einheit agieren, wird die Sache im Detail natürlich nahezu unendlich kompliziert. Das Bewusstsein „benutzt" quasi den Körper, um auszudrücken, welche Erfahrungen oder was ihm allgemein fehlt. Das Bewusstsein hat in seiner Gesamtheit göttliche Qualität und führt uns zielsicher und unfehlbar zu Dingen, Personen und in Situationen, die letztendlich unser Wohlergehen oder unser Unwohlsein (bis hin zu schwerer Krankheit) bestimmen. Das mag schwer zu schlucken sein, ist aber sehr leicht zu beweisen:

Krankheit, gerade in jungen Jahren, steigert das Bewusstsein enorm (im Alter wird sie eher als unausweichliche Begleiterscheinung des Lebens hingenommen, was so aber auch nicht stimmt!). Welcher gesunde Jungspund macht sich schon Gedanken darüber, ob der Liter Cola, den er sich gerade zu seinem Big Mac genehmigt hat, ihm schadet? Solange es nicht zwickt, wird es auch nicht schaden! Eine Krankheit, gerade eine schwere Krise ist es, die das Bewusstsein erweitert, die Sinne schärft, den Blick auf Neues lenkt, Türen öffnet, die vorher verschlossen waren. Können Sie sich noch erinnern, was für eine Person Sie **vor** Ihrer Erkrankung waren? Ihr Bewusstsein ist es, das Sie zu diesem Buch hat greifen lassen – oder zu vielen anderen Büchern davor! Hätten Sie gerade für **dieses** Buch auch ein „Bewusstsein" gehabt, wenn Sie nicht erkrankt wären? Sicher nicht!

„Fehlt" Ihnen etwas, dann ist es Ihr Unterbewusstsein, das Sie zielsicher Dinge tun lässt, die in eine Krankheit oder eine sonstige andere unangenehme Lebenssituation wie Unfall, wirtschaftliche Schwierigkeiten usw. münden. Viele scheinbare „Zufälle", die in unser Leben treten, lassen sich so erklären, ob wir sie nun als „gut" oder „schlecht" empfinden. Ein Zufall ist etwas, was einem zufällt, und so ist es auch aus dieser Sicht so, dass wir an unserem Befinden bereits eine ganze Weile „gearbeitet" haben, wenn nicht bewusst (was extrem selten der Fall ist), dann unbewusst. Das reicht von den banalen Dingen wie Verhalten oder bei Krankheit, Ernährung etc. bis zu den Vorgängen in unserem Bewusstsein, die so subtil sind, dass wir sie mit dem Verstand nicht wahrnehmen (können). Oder anders ausgedrückt, die Tür zwischen unserem Verstand und dem Unter-/Unbewussten steht in den seltensten Fällen offen. Was wiederum an so manchem Schicksal zweifeln lässt. **„Womit habe ich das** verdient?" – ruft so manch einer angesichts eines unangenehmen Schicksals aus seiner Sicht gar nicht so unrecht aus.

Die Sache mit dem „Gut" und „Böse"

„Grau ist alle Theorie", mag sich da so manch einer denken, der mit solchen Texten konfrontiert wird, „aber was nützt mir das?" Die bittere Wahrheit: zunächst einmal gar nichts. Erkenntnisse über vergangene Entscheidungen, Verhaltensweisen, womöglich Fehler, die zu der gegenwärtigen (angenehmen oder unangenehmen) Lebenssituation geführt haben, stellen sich nie über Nacht ein, da können auch noch so viele weise Bücher, Meditations-CDs oder Kassetten nicht nachhelfen. Was erst recht nicht hilfreich ist, sondern eher noch schädlich, wenn der/die liebe Verwandte oder Bekannte mit einem eben jener Bücher unter dem Arm einen „Krankenbesuch" abstattet und den Unglücklichen erst einmal über all seine/ihre Fehler aufklärt. Derart mit irgendwelchen „Seelentheorien" konfrontiert, wird der Betroffene erst einmal in Abwehrposition gehen und seinen Geist verschließen. **„Das Gegenteil von ‚gut' ist ‚gut gemeint'"** heißt es nicht umsonst.

Da helfen alle Bücher, Meditationen und Weisheiten des Fernen Ostens nicht weiter: Eine gerade durchlittene unangenehme Situation lässt alle Versuche positiven Denkens, „An-sich-Arbeitens" bestenfalls wie eine bittersüße Karikatur des Lebens aussehen. Sind Sie wütend oder traurig, krank zu sein oder vielleicht die schönste Zeit im Leben an Krankheit verloren zu haben? Sie sind es, auch wenn Sie es nicht sind! Das ist gerade das Trügerische an christlichen, religiösen oder esoterischen Philosophien, die einem suggerieren, man müsse „stark" sein, „über den Dingen stehen" oder „in allem nur das Beste sehen". Da stellt sich manch einem eher die Frage, was eigentlich das Beste für **ihn** ist. Kein Mensch steckt eine chronische Krankheit, eine Verletzung, einen schweren Unfall, den er vielleicht querschnittsgelähmt überlebt hat, ohne jede Verbitterung weg. Wer dies glaubt, macht sich etwas vor. Wer zählt die Tränen, die vergossen werden, wenn das gemeine, böse Schicksal so hinterrücks zuschlägt, zwar durch Zutun des Betroffenen, aber ohne dessen **bewusstes** Zutun – und daher zu Recht „ungerecht"?

204

Ich wage zu behaupten, dass, wer seinen Seelenschmerz nie wirklich gefühlt hat, ihn nie wirklich ausgelebt hat, nicht die geringste Chance auf Heilung hat, egal wie vernünftig und gesund er sonst lebt. Das Ausleben von Schmerz, Trauer oder Wut ist in unserer Gesellschaft etwas „Schlechtes". Hier gilt es für jeden Einzelnen, wieder zu einem gesunden, positiven, lebensbejahenden Egoismus zu finden. Diese Art von Egoismus ist nicht etwa „rücksichtslos". Denken Sie einmal darüber nach. Malen Sie sich aus, wie es wäre, egoistischer zu sein – sich einfach ein Hobby zu „nehmen", an dem man wirklich Freude hat, auch wenn evtl. Familienmitglieder oder Freunde nicht damit einverstanden sind. Sie werden mit der Zeit spüren, wie Sie aufblühen, wie Sie Ihr Hobby für einige Stunden in der Woche völlig fesselt und fasziniert. Ihre Gesundheit oder Leistungsfähigkeit erhält einen gewaltigen Schub – der wiederum Ihren Lieben zugute kommt!

Ein sehr kluger Mensch hat einmal gesagt, dass nichts so schlecht sein kann, dass es nicht irgendetwas Gutes in sich birgt. Dieses „Gute" kann sowohl ein Quell der Erneuerung als auch eine verführerische Gefahr sein. Wenn sich jemand jahrelang überarbeitet hat, um „seine Pflicht zu erfüllen", und wird chronisch krank, ist das in jedem Fall ein tiefer Einschnitt, der zu einem grundlegenden Wandel des Lebens führen kann. Um sicherzustellen: Die anfängliche Phase der Verbitterung und des Grolls durchlebt jeder. Es ist die Frage: Wird es dabei bleiben? Nun kann jene Person nicht mehr seiner Arbeit nachkommen und hat daher viel freie Zeit. Es ist nicht abzuschätzen, **was** für den Einzelnen nun tatsächlich das Beste ist. Doch freie Zeit lässt sich nutzen, und viele Dinge, die unser Patient vor seiner Erkrankung nicht tun konnte, darf er nun tun. Das kann zum Beispiel etwas Kreatives sein wie Schreiben oder Malen. Es kann auch sein, dass der Kranke sich einmal richtig „gehen lässt", Faulheit kultiviert und sich einmal von seinen Lieben so richtig bedauern lässt. Diese Möglichkeit ist für eben jene Verwandte zwar unglaublich nervenaufreibend, kann aber auch – wenn man das auch nicht vermuten mag – sehr heilsam sein. Wer sich lange Zeit „aufgeopfert" hat, wechselt nun in die Rolle dessen, für den man sich aufopfert. Das Einzige, was wichtig ist, ist, nicht in dieser Phase stecken zu bleiben. Wenn Krankheit oder Verletzung schlussendlich auch Phasen der Besinnung sein sollten, so sind sie auch immer ein Aufruf, weiterzumachen, nicht stehen zu bleiben, sondern sich zu entwickeln, das Bewusstsein zu erweitern. Dies tun wir zwar alle und jederzeit, doch ist eine Kurskorrektur von Zeit zu Zeit eminent wichtig, denn schließlich war der „alte" Kurs ja offensichtlich nicht zuträglich. Verantwortung für sich selbst zu übernehmen ist das Ziel jeder Krankheit oder jeden „Schicksalsschlages". Auf dem Weg dorthin kann sich allerdings auch das als besonders heilsam erweisen, was von der Umwelt oder den Mitmenschen als besonders „schlecht" angesehen wird.

Gut und böse, positiv und negativ sind nicht in erster Linie an die Werte und Moralvorstellungen einer Gesellschaft gebunden, sondern werden im persönlichen, subjektiven Selbst erfahren. Haben Sie schon einmal so einen richtigen Wutausbruch gehabt? Ein solcher ist sicherlich nicht gerade heilsam für die Umwelt, doch wenn Sie einmal erlebt haben, wie wohl und im wahrsten Wortsinne „erleichtert" Sie sich fühlen, werden Sie gelebte Wut mit anderen Augen sehen. Sich hinterher bei seinen Lieben für den „Ausrutscher" zu entschuldigen ist da bedeutend leichter, als immer weiter „Unverdauliches" in sich hineinzufressen.

Dabei (ge-)fällt eine schöne Geschichte aus dem Zen-Buddhismus, des Hauses, in dem man in den Keller geht, um Sachen zu zertrümmern, sozusagen eine Art „persönliche Gummizelle", in der man ungestraft Dinge tun kann, die in der Gesellschaft, in der Öffentlichkeit, undenkbar wären. Wenn dieser Gedanke fremd oder gar pervers für Sie sein sollte, fragen Sie sich doch einmal, was perverser ist: ein gepflegter „Ausraster" zu willkommenem Anlass (aber möglichst doch so, dass keine Personen dabei zu Schaden kommen!) oder ein Geschwür, das Ihre Darmschleimhaut und -wand zerfrisst? Nicht zu unterschätzen ist die Wut, derer man sich bewusst ist bei einem so heiklen Thema wie Auto**aggressions**krankheiten und ihr Beitrag zur Heilung, obwohl sie immer noch nicht den „Königsweg" darstellt, doch mehr dazu unten.

„Kopfhirn" und „Bauchhirn"

Vergleicht man den Dünndarm und das Gehirn eines Menschen miteinander, wird man eine erstaunliche optische Übereinstimmung feststellen. Man kann beide mit der verschlungenen Erscheinung einer Walnuss vergleichen. Auch eine funktionelle Analogie ist gegeben: Beide dienen der Verarbeitung („Verdauung") von Eindrücken – materieller Art in den Darmwindungen, nichtmaterieller Art in den Windungen des Gehirns. Wenn Sie sich von Zeit zu Zeit sagen, dass Sie etwas „einfach nicht verdauen können", dann sind damit sicherlich seltenst die Walnüsse vom Vortag gemeint! Das Leben baut uns immerzu wunderbare „Eselsbrücken", wir müssen nur die Augen öffnen und es erkennen!

Wenn wir etwas im rein physisch-mechanischen Sinne nicht verdauen können, wenn zum Beispiel der Mais vom Vortag so in der berühmten Schüssel liegt, wie er gegessen wurde, so ist es nahe liegend, zu vermuten, dass zu seiner Verdauung etwas **fehlte**, etwa ein Enzym oder vielleicht auch die **Zeit**, den Mais zu verwerten, vielleicht aufgrund einer zu schnellen Darmpassage. Warum sollte dieser Sachverhalt im übertragenen Sinne anders sein? Können wir eine bestimmte Situation nicht verarbeiten oder **verdauen,** so fehlt uns dafür vielleicht die rechte Vorgehensweise, das Bewusstsein. **Und wo das Bewusstsein eben fehlt, herrscht, wie wir oben festgestellt haben, Chaos.** Ein **ordnung**sgemäßes „Handling" der Situation ist nicht mehr gegeben.

Ob wir nun tagelang an einem Beinahe-Unfall laborieren und sprichwörtlich „zu kauen" haben oder uns ein Problem nicht mehr loslässt: Es ist da noch etwas anderes, das wir zu „erarbeiten" haben. Und das bekommen wir nicht geschenkt. Wie bereits oben angedeutet, ist das Problem mit dem „Verdauen" auf geistiger Ebene wesentlich schwerer zu lösen als auf Körperebene. Wenn es Ihnen bereits schwer fällt, Speisen und Getränke aus Ihrem Leben zu verbannen, die Sie nicht verdauen können, denken Sie über Folgendes nach: Ist Ihr Darm aufgrund eines vielleicht fehlenden Enzyms nicht in der Lage, bestimmte Nahrungsmittel zu verdauen, können Sie wahlweise diese weglassen oder das fehlende Enzym substituieren. Wenn Sie aber in Ihrem Leben ständig mit Situationen konfrontiert werden, die Sie nicht „verdauen" können, können Sie diese ja schwerlich „weglassen", da helfen Ihnen weder Autosuggestionen noch positives Denken weiter. Sie können jahre-, ja jahrzehntelang, sogar Ihr ganzes Leben immer wieder mit Situationen konfrontiert werden, in denen sie weder ein noch aus wissen. Mit „Weglassen" ist es also hier nichts. Was hier gefordert ist – man muss einmal mehr die bildhafte Ebene bemühen –, ist das richtige „Enzym".

Wie unsere Darmwindungen auch ohne Zutun des Verstandes im Regelfall das „richtige" Enzym parat haben, so kommt die Lösung, das „geistige Enzym", in den seltensten Fällen durch logisches Denken zustande. Wir kennen die Redewendung des „Noch-einmal-darüber-schlafen-Müssens", wenn jemanden ein Problem quält. Im Schlaf ist aber das Oberbewusstsein, der Verstand ausgeschaltet. In manchen Fällen ergibt sich die Lösung mit dem Aufwachen. Es sind also die Probleme, die unser Leben so beharrlich begleiten, nicht Sache des Verstandes – oder in den seltensten Fällen. Natürlich sagt der Verstand permanent, wenn wir häufig mit Beinahe-Unfällen konfrontiert werden, doch den Fuß vom Gas zu nehmen und langsamer zu fahren, doch das Gefühl des Zeit-sparen-Könnens beginnt sehr bald wieder die Oberhand zu gewinnen.

Bei den großen Problemen des Lebens kommt die Lösung nicht über Nacht, sie bereitet uns immer wieder einmal **Bauchschmerzen,** und nicht selten fragt man sich dann und wann, ob man etwas Ähnliches oder gar das Gleiche nicht schon einmal (oder öfter?) erlebt hat. Im Bauch sitzt das Gefühl, sagt man, doch der Bauch tut noch viel mehr: Er übernimmt alles an Arbeit für uns, womit das Oberbewusstsein überfordert ist. Auf körperlicher Ebene steht und fällt das Wohlergehen des gesamten Organismus mit dem Zustand des Darms. Vergiftungen, egal welcher Art, machen sich fast immer auch im Verdauungssystem bemerkbar, und es gibt kaum ein Homöopathikum, das in seiner Urtinktur nicht auch irgendwelche Magen-Darm-Symptome auszulösen vermag: **Die „Gifte" (Probleme) des Lebens schlagen uns auf den Darm bzw. Magen.** Eine Kränkung oder seelische Verletzung äußert sich mit Vorliebe in einem unangenehmen Druck im Bereich des Sonnengeflechts, des Zentrums des autonomen Nervensystems. Der Druck im Solarplexus ist die Nachricht unverarbeiteter, negativer Emotionen.

„Splendid Isolation" im Krankenhaus?

Alles, was uns im Leben begegnet, hat einen symbolträchtigen Wert. Doch diese Symbole erschließen sich nur, wenn sie Themen betreffen, mit denen sich das Bewusstsein intensiv beschäftigt. In der Phase einer Krankheit – die sich natürlich nicht nur im Gewande körperlicher Missstimmung, sondern auch in wirtschaftlicher, sozialer und familiärer Hinsicht zeigen kann – **beginnt** das Bewusstsein bereits damit, anstehende Probleme aufzuarbeiten. Ob es dies aktiv oder passiv tut, ist zunächst einmal irrelevant, da nicht von unmittelbarem Nutzen für den Betroffenen. Aus dieser Sichtweise ist sogar ein Krankenhausaufenthalt „heilsam", und sie begründet vor allem die subjektiv empfundene enorme Besserung nach einem abgeschlossenen Klinikaufenthalt mehr noch als alle Medikamente, Operationen und Therapien. Was passiert schlussendlich im Krankenhaus? Als Patient (lateinisch: „der Leidende" oder auch „der Zulassende") gibt man zunächst einmal seine Mündigkeit ab. Andere entscheiden über einen, Entscheidungen über einen selbst werden einem abgenommen. Man kümmert sich rund um die Uhr um den Patienten – so sollte es jedenfalls sein. Er hat das Mitleid und Verständnis sowohl des Personals als auch der Bekannten und Verwandten, die ihn besuchen. Was allerdings am wichtigsten ist: Das Krankenhaus gewährt so etwas wie einen „Gnadenaufschub". Von Problemen, die einen „dort draußen" quälen, bleibt man zunächst einmal unbehelligt.

Die „Heilung", die hier geschieht, ist sicherlich nicht von Dauer. Allerdings nimmt sie häufig der Krankheit ihre Spitze, gewährt eine Zeit der Erholung, des Ausspannens. Was einen hier ärgert, sind Lappalien, aber nicht Situationen, welche die Lebensqualität erheblich beeinträchtigen. Dies geschieht alleine auf körperlicher Ebene (z.B. durch Untersuchungen und Operationen), nicht jedoch auf seelischer Ebene. Es kann für eine Zeit lang sogar sehr nützlich sein, Eigenverantwortung abzugeben, auch wenn sie schlussendlich das Wichtigste für die Erlangung der Gesundheit ist. Eine Sackgasse führt nicht weiter, egal wie sehr wir uns anstrengen. Hier bleibt uns nichts anderes übrig, als **den Rückwärtsgang einzulegen** bzw. **sich zurückzunehmen.** Wird eine Situation unerträglich oder **ausweglos,** können wir für den Moment nicht trotzdem einen Ausweg finden – das Auto wird kaum über die Wand hinüberklettern, die das Fortkommen blockiert. So gesehen hat auch das Krankenhaus seine ureigene Symbols- und Heilskraft.

Ins wirkliche Leben übertragen, bedeutet es nichts anderes, als dass es keinen Zweck hat, den Helden spielen zu wollen, und ebenso wenig, sich etwas vorzumachen, wenn man mit der Situation nicht mehr klarkommt – ob dies nun die physische Ebene (die Krankheit) oder die geistig-seelische (ein Problem) betrifft. Es ist schwerer, als man denkt, Selbstehrlichkeit im Umgang mit der Krankheit walten zu lassen und eben den Zeitpunkt, die Verantwortung für sich (vorübergehend) abzugeben, zu „treffen", gerade bei naturheilkundlich orientierten Personen. Im Krankenhaus geschieht „Heilung" im übertragenen Sinne, indem Probleme (die einen dort nicht mehr erreichen) in elementaren körperlichen Schmerz und Ohnmacht „umgewandelt" werden.

Je mehr die Verantwortlichkeit gegenüber sich wächst – und dies ist ein überwiegend unbewusster Prozess –, desto überflüssiger und seltener werden schlussendlich Krankenhausaufenthalte. Es gibt auch auf geistiger und seelischer Ebene Strategien, immer gesünder und vitaler zu werden, ebenso wie auf körperlicher. „Natürliche Gesundheit" bedeutet, Kraft und Lebensfreude zu gewinnen, von Medikamenten zunehmend unabhängig zu werden (beileibe nicht nur von chemischen Pharmazeutika!), und hierzu gehört **Ganzheitlichkeit.** Wer glaubt, nur durch Körnerfuttern und Rohkost und Tees für immer von all seinen Leiden befreit zu werden, hat das Wort Ganzheitlichkeit nicht begriffen, auch wenn eine vernünftige Ernährung und maßvolle Lebensführung **ebenso** zur Gesundheit dazugehören wie geistige Entwicklung. Je mehr wir uns der Natur annähern, umso gesünder und leistungsfähiger werden wir, und je **natürlicher** unser Verhalten wird, umso freier und angenehmer wird das Leben werden. Hierzu gehört es auch, natürliche Bedürfnisse zu entwickeln und zu kultivieren. Das heißt, auf körperlicher Ebene hin zu natürlicher Nahrung, zu Bewegung, zu richtiger Atmung und so weiter. Das heißt, auf geistiger Ebene seiner **Natur** Raum zu geben. Diese **Natur** des Menschen hat selten irgendetwas mit den Moral- und Wertevorstellungen der heutigen Zeit zu tun. Aber andererseits muss man sich fragen, wie wertvoll eine Zeit eigentlich ist, wenn sie den Menschen in seinem Innersten doch so unglücklich macht?

Was unsere Eingeweide angeht, heißt es, dem Bauch endlich wieder Raum zu geben und den Verstand einmal zurückzustellen, denn das meiste, was in unserem Verstande sitzt, ist von außen eingegeben und entspricht sicherlich nicht unserem wahren Selbst. Was in unserem Bauch sitzt, ist ein besonderes Gefühl, und zwar eines, das es uns auf der einen Seite überhaupt erst ermöglicht, zu (über)leben, und auf der anderen Seite, in der entwickelten Form, **auf**zuleben, über sich hinauszuwachsen.

Aggression und Kreativität

Es gibt wohl nichts, was in unserer Gesellschaft unerwünschter ist als Aggression. So sind wir auch allerorten mit den Schattenseiten und Folgen von Aggression konfrontiert. Um dies nachzuprüfen, genügt ein Blick in die Nachrichten oder in die Zeitung. Aggression ist gleichbedeutend mit Krieg, Tod, Zerstörung. Leben wird auf mannigfaltige Weise zerstört, beschädigt oder beeinträchtigt. Abseits der Kriegsschauplätze dieser Welt scheint sie das Leben unangenehm und schwierig zu gestalten. Doch hier liegt ein Missverständnis vor. Über all den negativen Auswirkungen von Aggression vergessen wir oft, dass sie es ist, die das Leben überhaupt erst **ermöglicht.** Denken Sie mal hierüber nach: Was könnte einen zarten Keimling dazu bewegen, die harte Erdkruste zu durchstoßen und ihre Blätter an das Tageslicht zu treiben, falls wir auf dieser (zweifellos vorhandenen) Ebene von Bewusstsein reden wollen?

Was könnte einen Spitzensportler dazu bewegen, jeden Tag, immer um dieselbe Uhrzeit, sein hartes Training aufzunehmen? Was bewegt **Sie** dazu, sich jeden Morgen aus dem Bett zu erheben und dem Tagewerk nachzukommen? Wenn es im Falle der Pflanze der pure Lebenswille ist, im Falle des Sportlers der Wille zu siegen und in Ihrem Falle immerhin noch der **Kampf gegen** den inneren Schweinehund. Der Wille, etwas zu tun, notfalls auch **gegen jeden Widerstand** voranzutreiben, der Lebenswille überhaupt, erwächst aus natürlicher, gesunder Aggression. Die Aggression ist es, die dafür sorgt, dass sich die Welt – im übertragenen Sinne – jeden Tag weiterdreht. Aggression baut Grenzen auf. Natürliche Aggression baut natürliche Grenzen auf. Die Grenze der Haut und der Schleimhäute, die den menschlichen Organismus gegen alle Umwelteinflüsse schützt, ist nichts anderes als eine natürliche Barriere. (Physisches) Leben, Bewusstsein, das können wir aus dem Obigen schließen, **muss** mit einem gewissen Aggressionspotential verbunden sein, ansonsten wäre es nicht möglich.
Wenn es Ihnen schwer fällt, dies zu glauben, werfen Sie einen Blick in die Welt: Gruppierungen, die eigentlich durch ihre Friedfertigkeit für Furore sorgen

wollen, fallen gerade durch besondere Aggressivität auf: militante Friedens-aktivisten, militante Veganer, militante Atomgegner und so weiter. Wenn sich jemand auf die Fahnen schreibt, dass Tiere nicht für seine Existenz leiden müssen (Veganer), dieser Jemand aber ohne weiteres bereit ist, Hochsitze anzusägen, um seiner Forderung nach Jagdfreiheit Ausdruck zu verleihen, be-deutet das, dass er Probleme mit dem Thema Aggression hat. Wer meint, er könne durch Verzicht auf Tierprodukte jegliches Leid von Tieren vermeiden, sollte sich darüber klar werden, dass er mit jedem seiner Schritte, mit jedem seiner Atemzüge vermutlich die Existenz von Millionen von Kleinstlebewesen beendet. Durch eine physische Existenz werden zwangsläufig andere physi-sche Existenzen in Mitleidenschaft gezogen. Ein Veganertum macht Sinn, wenn man sich – frei von Ideologien, Dogmen und Moralvorstellungen – überlegt: „Wo macht das Weglassen von Lebensmitteln tierischer Herkunft Sinn, vor allen Dingen Sinn für **mich, meine Gesundheit, mein Wohlbefinden?**" Sätze wie diese mögen Ideologen unangenehm aufstoßen, doch es ist die Wahr-heit – und die ist selten angenehm.

Wir müssen uns darüber im Klaren werden, dass alles, was wir für unsere Gesundheit tun, zunächst einmal reiner Selbstzweck ist und nicht auf Idealis-mus oder Altruismus basiert. Es ist nichts dagegen einzuwenden, etwas für andere zu tun oder an der Verbesserung der Welt zu arbeiten, wenn man eine geeignete Ausgangsposition dafür erreicht hat: Gesundheit, Wohlbefin-den und Wohlstand (nicht nur im finanziellen Sinne!). Bevor dieser Zustand jedoch erreicht ist, ist das Leben in erster Linie **Selbst**verteidigung. Wie der Organismus beständig gezwungen ist, sich mit verschiedenen Angriffen auf sein Immunsystem **auseinander zu setzen,** sind wir als bewusste Lebewesen gezwungen, uns ständig mit verschiedenen Situationen auseinander zu setzen. Auseinandersetzung ist Konflikt, die natürliche Folge der Aggression. Der Organismus muss zu einem gewissen Grade aggressive Waffen einsetzen („Killerzellen", „Fresszellen"), um sich der Angriffe auf sein Immunsystem zu erwehren, und analog müssen wir uns dann und wann zur Wehr setzen bzw. **durchsetzen,** wollen wir nicht auf der Strecke bleiben. In diesem Sinne ist ein ausgetragener Konflikt meist heilsamer als einer, dem wir „um des lieben Friedens willen" aus dem Weg gehen. Selbstbehauptung ist ein wichtiger Begleiter auf dem Weg zu Gesundheit und Wohlbefinden.

In der Homöopathie ist es so, dass die Urtinktur – die konzentrierte Substanz – meist ein „Gift" darstellt und ihre Potenzierungen hingegen Vergiftungen, die sie in konzentrierter Form auslösen könnte, heilt. Analog gibt es ein bestimmtes heilsames Maß an Aggression und ein schädliches Übermaß. Das heilsame Maß an Aggression, das Menschen antreibt, über sich hinauszuwachsen, etwas zu schaffen, schöpferische Kraft zu entwickeln und neue Horizonte zu ergründen. Können Sie sich an die Arndt-Schulzsche Regel erinnern (in Kapitel 5): „Schwache Reize fachen an, mittelstarke beschleunigen, starke hemmen und stärkste Reize heben auf"? Der homöopathische Umkehreffekt der Aggression ist die **Kreativität,** der Wille, etwas zu erschaffen. Oder umgekehrt: Auch Kreativität ist Aggression, sozusagen mit umgekehrtem Vorzeichen. Diese wunderbare Fähigkeit bringt Erfindungen, Literatur, Musik hervor und Wissenschaften voran. Diese Tatsache können Sie mit dem folgenden Test jederzeit nachprüfen:

Wenn Sie sich in einer Situation befinden, in der Sie – etwa aufgrund einer Enttäuschung – traurig, wütend oder gekränkt sind, setzen Sie sich einmal an Computer oder Schreibmaschine und tippen Sie einen Text, eine Geschichte, ein Gedicht oder was sonst in Ihrem Kopf vorgeht. Sollten Sie vorher den berühmten Druck im Sonnengeflecht verspürt haben, ist er danach mit einiger Sicherheit verschwunden. Oder begeben Sie sich nach einem ärgerlichen Tag in ein schweißtreibendes Training. Egal wie der Tag verlaufen ist, nach dem Training werden Sie mit ziemlicher Sicherheit entspannt sein.

„Moment! Stopp!", werden Sie sich jetzt sicherlich sagen, „was ist denn an hartem Körpertraining kreativ?" Nun, Sie formen Ihren Körper, **erschaffen** ihn gleichsam neu, machen aus einem „Couch potato" einen durchtrainierten Sportler – wenn das mal nicht kreativ ist! Zugleich bauen Sie mit der „Neuerschaffung Ihres Körpers" Aggressionen ab!

Zwei Seiten der Medaille: kreativ und aggressiv oder anders formuliert: kreativ und destruktiv. Die Natur ist an Kreativität nicht zu überbieten, hat sich doch zahllose, auf ihre Umweltanforderungen perfekt angepasste Lebensformen geschaffen, und gleichzeitig hat in der Natur die Aggression überhaupt nichts Negatives an sich. Ist der Löwe „böse", weil er eine Gazelle reißt? Es ist allein am Menschen, seine Einstellung zum Thema Aggression zu überdenken. Die „Macher" in unserer Gesellschaft bedienen sich ihrer und deswegen fallen gerade sie positiv oder negativ „aus dem Rahmen", sie polarisieren die Massen. Der Rahmen, aus dem diese Persönlichkeiten fallen, ist gleichzeitig der Rahmen, durch den „Otto Normalbürger" eingeschränkt ist. Der Rahmen trägt den Namen „Anpassung". Ein Mensch, der jeden Tag brav und treu seine Pflicht tut, sich anpasst, seine Aggression unterdrückt und seine Kreativität nicht auslebt, kann wohl ein leidlich angenehmes Leben führen, glücklich wird er aber kaum. Außerdem macht sich alsbald eine andere Eigenschaft der Aggression bemerkbar, und diese ist eigentlich die unangenehmste …

Wie jede andere Energieform auch, so ist auch die Aggression nicht einfach zu „vernichten", man kann sie nur umwandeln, ihre Ausdrucksform verändern. Und hier kommt ein Aspekt ins Spiel, der vor allem für chronisch Kranke interessant ist: die Auto**aggression.** „Aggression, die sich gegen sich selbst richtet", ist ein zunächst einmal fragwürdiges Bild, das den armen Kranken wieder in die „psychosomatische Ecke" drängt, wird doch zwangsläufig davon ausgegangen, jemand, der an einer Autoaggressionskrankheit leide, trage mehr aggressives Potential in sich als die meisten anderen Menschen. Das ist falsch, denn **jeder** Mensch ist zu einem gewissen Grade aggressiv – ob er dies nun wahrhaben will oder nicht. Wenn Sie in sich gehen und dann das Gefühl haben, Ihre Aggression nicht ausleben zu können oder sich nicht zu trauen, einfach weil es die Zeit/der Ort/die Umstände verbieten, haben Sie bereits einen Schritt erreicht. Dies ist kein Makel. Ihr Verhalten wird durch Ihr Selbstbild geprägt, und hierbei ist es wichtig, zu wissen, dass alle Nachteile, die Sie durch forsches, egoistisches oder aggressives Verhalten (die Rede ist hier nur von angemessener Aggression!) ernten können, **relativer** Natur sind.

Wenn Sie einen Arbeitsplatz haben, an dem Sie nur ausgenutzt werden, in dem Sie vielleicht der Fußabtreter sind, wird es Zeit, sich für Ihre Rechte stark zu machen, insbesondere dann, wenn Ihre Rolle Sie in die Krankheit drängt. Natürlich lässt Sie Ihre Angst davor, den Arbeitsplatz zu verlieren, zurückstecken. Doch dann müssen Sie sich fragen: Wie viel ist ein Arbeitsplatz, der Sie krank macht, wirklich wert? Es ist dann an Ihnen, abzuwägen. Im Angesicht des großen Spieles der Zeit, des Kosmos, schrumpfen viele unserer ach –so gewaltigen Probleme zu nichts zusammen. Wenn Sie sich einmal Zeit nehmen, in einer klaren Nacht auf eine Anhöhe möglichst ohne viel Industrie in Ihrer Umgebung zu steigen und die Sterne zu betrachten, wird Ihnen vielleicht klar, wie nichtig alltägliche Sorgen sein können. Sie werden erkennen, dass Sorgen und Angst Sie klein, schwach und krank halten, und wenn Sie das Gefühl haben, dass Sie durch bestimmte Lebensumstände an Ihrer persönlichen Entfaltung gehindert werden, sollten Sie den Wert dieser Umstände überdenken und eine Änderung **riskieren.** Das ist Mut, und Mut hat ebenfalls mit gesunder Aggression zu tun.

Aggression, Auto-Aggression, Grenzen und deren Abbau

Ordnung und Chaos, das Aufrechterhalten und das Abbauen von Grenzen, haben selbstverständlich etwas mit Aggression zu tun, wie auch die Hochschulmedizin mittlerweile erkannt hat. Man hört oft genug den Ausdruck „Selbstzerfleischung", und genau das ist es, was bei einer chronisch-entzündlichen Darmerkrankung passiert. Sich selbst lieben heißt für sich selbst einzustehen, sich selbst abzugrenzen. Zieht man die Grenzen nicht in seinem Bewusstsein, so werden auch Grenzen im Körper abgebaut. Die Natur zeigt uns auch hier wieder wunderbarerweise die Analogien zwischen der Sprache des Körpers und der Sprache des Bewusstseins: In Kapitel 6 war u.a. vom „Leaky-Gut-Syndrome" die Rede, also eine Lockerung der Schleimhautbarriere des Darms („Mukosablock"). Hier zeigt die Natur wieder, was gemeint ist: Eine offene Einladung für Feinde (Erreger, Antigene) aufgrund der Durchlässigkeit der Schleimhaut entspricht einer Durchlässigkeit für Anforderungen, die andere an uns stellen aufgrund unserer Nachgiebigkeit. Die „Versöhnlichkeit" wird hier auf eine krankhafte Ebene verlagert, wie z.B. Rüdiger Dahlke es ausdrücken würde, nämlich auf die des Körpers. Die offene Einladung an den Feind, die „Festung zu stürmen", hat fatale Folgen für die Gesundheit.

Wie man sieht, sind es Grenzen und Barrieren, die unser Leben aufrechterhalten, sowohl auf Körperebene wie auch im übertragenen Sinne. Wenn wir uns nicht abgrenzen, werden wir komplett fremdbestimmt, gelingt es unserem Immunsystem nicht, uns als Organismus gegenüber der Umwelt abzugrenzen, sterben wir (physisch). Wenn Sie jetzt innerlich protestieren sollten, da Sie der Meinung sind, das habe nichts mit Ihnen zu tun, da Ihnen das Leben, das Sie führen, ja gefällt, dann haben Sie Recht. Denn es geht um **Bewusstseins-Probleme**. Wir kranken an Situationen, die wir mit dem Verstand hinnehmen, gegen die aber das Unterbewusstsein rebelliert – das individuelle Bewusstsein des Einzelnen kann sich aus diesem Spiel nicht „ausklinken". Denn zu jedem „Einverstanden!" gibt es ein „Nicht einverstanden!". Insofern ist es sogar gut, wenn Sie innerlich gegen dieses Kapitel rebellieren. Sollte dies der Fall sein, können Sie gleich Ihre hier gewonnenen Erkenntnisse anwenden: Schreiben Sie ein Kapitel, wie es **besser** ist, was der Autor Ihrer Meinung hier falsch gemacht hat und was davon überhaupt nicht auf Ihre Lebenssituation passt. Egal wie das Ergebnis Ihrer Analyse aussehen sollte – Sie haben einen Schritt getan, Ihre Krankheit zu bearbeiten! Setzen Sie bewusst Ihre persönliche Grenze. Wenn dieses Buch dazu beitragen sollte, Ihrer Gesundheit förderlich zu sein, indem Sie es in die Ecke feuern, hat es bereits seinen Zweck erreicht!

Es ist wichtig im Leben, sich nicht total vereinnahmen zu lassen. Wer fremdbestimmt durch das Leben geht, der vegetiert nur noch vor sich hin. Selbst wenn Sie etwas sehr gerne tun, benötigen Sie „Auszeiten", denn ansonsten wird die geliebte Aufgabe schnell zur Routine. Sich abzugrenzen heißt, sich des Wertes seines Eigen-Lebens bewusst zu sein. Interessanterweise geschieht dies durch Krankheit sogar auf unbewusster Ebene. Wer sich „aufopfert" und sich aufgrund dessen bald als chronisch Kranker im Hospital sieht, lernt die Gegenseite ebenso zuverlässig kennen. Er lernt, dass sich nun alles um **ihn** dreht und dass er in der Lage ist, vom Krankenbett aus Macht auszuüben – nervtötend für die lieben Bekannten und Verwandten, aber sehr heilsam für den Kranken, wie oben bereits dargestellt wurde.

Die Konsequenzen dieses neuen Weltbildes

Wenn Sie wirklich gesund werden wollen, ist es an der Zeit, dass Sie neben allem, was Sie für Ihren Körper tun, ob nun Training, gesunde Ernährung oder Meditation, sich die Dinge bewusst zu machen, die Sie unbewusst bereits **tun**. Vielleicht realisieren Sie, dass eine chronische Krankheit neben all ihren unangenehmen Begleiterscheinungen auch eine wunderbare Möglichkeit ist, auf sich aufmerksam zu machen, Hilfe zu rufen. Es ist Ihr Recht und sogar Ihre Pflicht, die Ihnen angebotenen Hilfen **bewusst** in Anspruch zu nehmen, egal welcher Art sie sind. Doch vergessen Sie bitte eines nicht: Sie werden irgendwann einen Punkt erreichen, an dem Sie bereit sein werden, komplette Eigenverantwortung zu übernehmen. Eigenverantwortliche Menschen sind wunderbare Zeitgenossen (vor allen Dingen sind sie selten!) – aber sie sind auch ein wenig suspekt, gerade **weil** sie aus der Masse hervorstechen.

Zu erforschen, was Ihnen gut tut, ob dies nun Naturheilmittel, bestimmte Diäten, Sport oder Kunst ist, ist Ihre vornehmste Pflicht gegenüber sich selbst. Vergessen Sie nicht – das Leben ist ein Geschenk. Ein mancher mag sich damit trösten, dass es ihm nach dem Tod besser geht, doch das sollte niemanden hindern, sein Leben zu leben und es auszukosten. Das muss nicht die nie enden wollende Suche nach Zerstreuung und „Action" sein, es reicht, äußerliches Wohlbefinden und innere Zufriedenheit zu erreichen. Das geflügelte Wort „Viele Wege führen nach Rom" entspringt dem Gedanken, dass jeder Glück, Zufriedenheit und Wohlbefinden anders definiert – der eine möchte gerne ein tolles Haus haben und einen Sportwagen fahren, der andere möchte ein ruhiges Leben auf einem alten Gehöft führen und nebenbei malen oder schreiben. Ohne Gesundheit kann man beides nicht recht genießen.

Befreien Sie sich von dem Gedanken, Sie seien irgendwem etwas schuldig. Sie sind in allererster Linie gegenüber sich selbst verpflichtet, gerade als chronisch Kranker. Natürlich tragen wir alle Verantwortung für unsere Vergangenheit. Wenn Ihre Familie Sie „krank" macht, ist es immer noch Ihre Familie (oder Arbeit oder Beziehung etc.). Wie dem auch sei, Sie haben zwei Möglichkeiten: Ihre gegebene Situation zu verbessern oder aber einen positiven Ausgleich zu schaffen. Dies kann auch dazu führen, sich von einer unbefriedigenden, unerfüllten Beziehung oder Arbeit zu trennen, aber es **muss** nicht. Die Verpflichtung in erster Linie sich selbst gegenüber ist vielleicht unbequem, da man nicht mehr so leicht die Schuld auf jemand anders schieben kann. Aber sie hat den Vorteil, dass man **Macht** gewinnt. Der Gewinn von Macht ist zugleich ein enormer Gewinn an Lebensqualität, denn mit quälender Ohnmacht ist man insbesondere in den akuten Phasen der Krankheit konfrontiert.

Die Geschichte von den Krebsen

Haben Sie schon einmal eine Weile einen Topf mit lebenden Krebsen beobachtet? Es könnte eine interessante Erfahrung sein. Sie werden feststellen, dass sich dann und wann ein besonders abenteuerlustiger Krebs auf den Weg macht, den großen Topf zu verlassen und seine Freiheit wiederzuerlangen. Mit ziemlicher Sicherheit wird Folgendes geschehen: Wenn unser freiheitsliebender Krebs sich aufmacht, den Rand des Topfes zu erklimmen, werden ihn die anderen Krebse daran hindern. Auch hier werden wir mit einem elementaren Naturgesetz konfrontiert: Versucht jemand, aus der Masse der Elenden (der Kranken) auszubrechen, werden die Elenden (die Kranken) alles versuchen, diesen Ausreißer „herunterzuziehen". Natürlich nicht alle, wie ja auch niemals alle Krebse gleichzeitig den kleinen Abenteurer daran hindern werden, den großen Topf zu verlassen. Die Grundtendenz wird jedoch sein, den Ausreißer klein zu halten.

Sie brauchen nur einmal eine Selbsthilfegruppe zu beobachten. Sicherlich wird es den einen oder anderen Stern darunter geben, in dem alle oder fast alle Mitglieder Eigenverantwortung übernommen haben und die ihrerseits wieder versuchen, die wenigen „elenden" Mitglieder ihrer Gruppe aus dem Sumpf zu ziehen. Doch dies ist eher die Ausnahme. Kommt jemand mit Ideen für ein besseres Leben in eine Gruppe von „Elenden", so wird er verlacht und ausgebuht oder – besser noch – „niedergemacht" werden.

Sollten Sie sich (noch) in einer Selbsthilfegruppe befinden, die diesen Namen wahrlich nicht verdient – und davon gibt es einige! –, so ist es an der Zeit, diese Gruppe zu verlassen. Eine solche Gruppe, deren Diskussionen sich im letzten Krankenhausaufenthalt mit ausführlichster Beschreibung aller Terrorqualen (mit einer Runde Mitleid im Anschluss) oder in Themen wie „Wie kann ich ungestraft täglich eine Tafel Schokolade essen?" erschöpfen, ist Ihrer Gesundheit ganz sicher nicht dienlich. Wenn Sie meinen, Leute um sich zu benötigen, die Ihr Ziel teilen, nämlich die Erlangung bestmöglicher Gesundheit, dann sollten Sie selbst eine solche Gruppe gründen. Denken Sie immer daran: Sie haben nur eine begrenzte Zeit auf Erden, das Leben ist trotz aller Sorgen, Nöte und Anstrengungen schön, und chronisch-entzündliche Darmerkrankungen sind langwierig und schwierig zu therapieren. Sie sollten sich nicht durch Miesepeter und Jammerlappen herunterziehen lassen, dies ist nur Zeitverschwendung.

Destruktive Lebenssituationen

Wenn Sie nicht gerade Ihre Zeit an „Selbstzerfleischungsgruppen" verschwenden (s.o.!), wird es sicherlich etliche andere Situationen in Ihrem Leben geben, die Ihnen im wahrsten Sinne des Wortes **Bauchschmerzen** bereiten können. So sind z.B. Beziehungen etwas Wunderschönes – wenn keine Abhängigkeit auf irgendeiner Seite bestehen sollte. Ist ein Partner krank, ist dies leider nur sehr häufig der Fall, und nicht nur dann. Abhängigkeit kann in wirtschaftlicher, sozialer und sexueller Hinsicht bestehen. Natürlich bauen Partnerschaften neben den Gefühlen in erster Linie auf einem Geben und Nehmen auf. Doch sollte dieses immer auf der Basis der Freiheit beruhen und nicht auf Notwendigkeit oder gar Zwang. Unter solchen Vorzeichen kann die traute Zweisamkeit rasch zu einem gemeinsamen Horrortrip verkommen.

Bleiben wir beim Beispiel Krankheit. Ist jemand krank **und** dazu noch einsam, das heißt in keiner Beziehung lebend, kann er sein Singledasein gerade als besonders belastend empfinden. Es mag einem die Regel „Geteiltes Leid ist halbes Leid" durch den Kopf fahren. Subjektiv mag dies sogar stimmen, doch im Endeffekt leiden beide Partner unter einer Situation, in welcher der eine krank und elend, der andere in ständiger Sorge um ihn ist. In einer solchen Situation mischen sich bei dem kranken Partner noch Schuldgefühle und Verbitterung, bei seinem gesunden Gegenpart Frustration in die sowieso bereits vorhandene Spannung. Was als logische Folge den Geduldsfaden vor allem in jungen Partnerschaften sehr bald reißen lässt. Es erfordert einen enormen Reifegrad gerade bei den meist betroffenen jungen Menschen, die in der Darmkrankheit in einer Partnerschaft leben, auf beiden Seiten, mit einer solchen Situation umzugehen, ungeachtet der christlichen Sichtweise „In guten wie in schlechten Tagen".

Der Kranke hat in all seiner Abhängigkeit solange einen Bezugspunkt, solange die Bezugsperson zu ihm steht, was den objektiven wie subjektiven Gesundheitszustand meist einigermaßen erträglich gestaltet. Tut sie dies nicht mehr, und das kann man ihr nicht als Charakterfehler anlasten, bricht für den Erkrankten eine Welt zusammen. Abhängigkeit ohne Bezugspunkt mündet in einem totalen Zusammenbruch, gerade bei jungen Menschen. Rüdiger Dahlke z.B. hat sehr richtig erkannt, dass sich akute Schübe der chronisch-entzündlichen Darmerkrankungen oftmals nach dem Verlust des Partners einstellen, auch nach dem innerlichen Verlust, denn eine Partnerschaft kann schon zu Ende sein, wenn sie noch gar nicht beendet ist.

So bitter dieser Rat für Sie sein mag: Sind Sie Single und (noch) krank, verzichten Sie auf eine Partnerschaft, bis Sie Ihr eigenes Leben in Ordnung gebracht haben, auch wenn die Einsamkeit schmerzt. Die Erfahrung des Lebens lehrt, dass man zuerst innerlich bereit sein muss, bevor der geeignete Mensch überhaupt erst in das eigene Leben tritt. Wenn Sie nicht einigermaßen gesund sind, werden Sie den Partner mit Ihrer Krankheit belasten, körperlich wie emotional, was keine Basis für eine ausgewogene Beziehung ist. Es gibt und es wird immer Menschen geben, welche die charakterliche Reife für eine solche Beziehung mitbringen, wenn Ihre Sorge um den kranken Partner auf echter Liebe und nicht auf Affenliebe oder, um diesen Begriff aus der Psychotherapie zu gebrauchen, auf Co-Abhängigkeit (Abhängigkeit von einem abhängigen Partner) basiert.

Etwas anders, aber nicht weniger belastend kann eine Erfahrung sein, wenn die Krankheit in einer bereits bestehenden Beziehung einbricht. Nur selten wird sie, wenn die bisherige Partnerschaft von Routine und Alltag bestimmt war, die Partner stärker zusammenschweißen, eher wird sie sie entzweien. Krankheit in der Partnerschaft ist immer eine Belastung für **beide** Parteien: Die Schuldgefühle des kranken Partners gegenüber dem anderen verzögern die Heilung, dessen Frustration gegenüber der allgemeinen Situation verstärken diese höchst destruktiven Emotionen noch mehr – ein sich selbst in Gang haltender Teufelskreis. Erwartungen, vergebliche Hoffnung projizieren einen Sollzustand in die Zukunft, der den Istzustand noch weniger erträglich erscheinen lässt.

Der (leider seltene) Idealfall wäre, wenn beide Partner an der schlimmen Erfahrung reifen: der Kranke zu einem Grad hin, der Gesundheit ermöglicht, der Gesunde zu einer inneren geistigen Festigkeit, einem besseren (nicht kontrollierteren!) Umgang mit den eigenen Emotionen und Gefühlen, einer Selbstliebe, die aus Liebe zum Partner und zu anderen erwächst. Nur allzu oft ist allerdings die Erwartungshaltung, dass dieser Zustand erreicht werde, viel zu hoch. Man sollte von niemandem geistige Reife an der Grenze zur Erleuchtung erwarten. Gerade **weil** viele chronisch Darmkranke das vierzigste Lebensjahr noch nicht erreicht haben, bleibt der angestrebte Idealzustand meist Utopie.

Natürlich betreffen belastende Situationen nicht nur Partnerschaften oder Beziehungen zu anderen Menschen. Abhängigkeit tritt immer dann ein, wenn sich negative Gefühle einschleichen, wenn man voll Groll an die Unterredung mit dem Chef denkt, als Student Angst hat vor der nächsten Klausur und so weiter. Bei der einmal angekratzten Gesundheit scheint sich eine Art von „Standleitung" von der destruktiven Emotion zum Bauch gebildet zu haben – und der Schmerz, der Durchfall etc. folgt solchen unangenehmen Erlebnissen fast immer auf dem Fuße.

Hier kann eine Technik helfen, mit der bereits manch einer Ängste und Phobien besiegt hat: Stellen Sie sich vor, diese unangenehme Situation würde jemand **anderem** drohen und Sie selbst wären stiller Beobachter. Malen Sie sich bis zur letzten Konsequenz aus, was die Situation – vor allem ein Scheitern – einer anderen Person bringen würde, und versuchen Sie, dies **objektiv** zu bewerten. Während dieser gesamten Vorstellung achten Sie zudem auf richtige, tiefe, entspannte Atmung (s. vorangegangenes Kapitel). Die Vorstellung, eine bestimmte Situation würde jemand anders betreffen, nimmt bereits einiges an Spannung heraus, wenn sie, für sich selbst betrachtet, auch keine Wunder zu wirken vermag. Eine Situation an sich ist, wenn man sich völlig von ihr loslöst, das Geschehen nicht als das einen selbst betreffende betrachtet, nicht kategorisch bewertbar, jedenfalls nicht mit emotionaler Teilnahme. Umgekehrt funktioniert es niemals, negative Emotionen gegenüber unangenehmen Beziehungen, Situationen, Ereignissen „abbauen" zu wollen. Es funktioniert nicht, nicht mit noch so viel positivem Denken, mit Beschwichtigung, Affirmationen, Beruhigen. Etwas derbe ausgedrückt: **Der Schuss wird nach hinten losgehen.** Versuchen Sie es: Gute Vorsätze wie „Ich will nicht weinen, wütend oder traurig sein" werden entweder nicht funktionieren oder eine entsprechende psychosomatische Reaktion auslösen.

„Aber wie, wie nur", werden Sie sich jetzt fragen, „kann man denn seine Emotionen in den Griff bekommen?" Die Antwort ist ebenso einfach wie frustrierend: gar nicht. Nicht umsonst ist der Emotion in der Psychologie das Element „Wasser" zugeordnet. Man sagt ja auch von einer sehr emotionalen Person, sie habe „nah am Wasser gebaut". Emotionen in den Griff zu bekommen hieße, einen Staudamm zu bauen und das Wasser zurückzustauen, und aus einem harmlosen kleinen Flüsschen wird mit der Zeit eine tickende Bombe, die in jedem Moment „hochgehen" kann. Die Emotionen zu stauen, ohne ein geeignetes Ventil einzuplanen, führt nach einiger Zeit mit absoluter Sicherheit in die Katastrophe, sowohl auf dieser als auch auf körperlicher Ebene.

Es wird Zeit für Sie, sich dieses Naturgesetz einmal einzugestehen: Es ist unmöglich, Emotionen zu kontrollieren oder in den Griff zu bekommen. Eine Zeit lang mag das gut gehen. Eine Zeit lang spüren Sie vielleicht nichts und glauben, alles unter Kontrolle zu haben. Doch früher oder später werden Sie mit dem totalen Zusammenbruch konfrontiert, der nur allzu oft auf Körperebene stattfindet: Fr kann sich in schwerster Krankheit manifestieren. Doch es gibt in der Natur kein Problem ohne Lösung ...

Alles eine Frage der Einstellung ...?

Man kann seine Emotionen nicht kontrollieren. Es gibt allerdings einen Weg, der von destruktiven Gefühlen befreien kann, und das – eigentlich – in einem Augenblick. In der Praxis ist es natürlich bei weitem nicht so leicht, da der Kopf, der Verstand, hier nur allzu gerne „blockierend" eingreift. Daher muss man, wenn man gerade diese Dinge in seinem Leben ändern will, einiges an Zeit einplanen. Die Fähigkeit hierzu baut auf Übungen wie der obigen auf, nur dass Sie diesmal nicht versuchen, die Situation „von außen" objektiv zu bewerten, sondern sich in die Person, Ihr „Gegenüber", hineinversetzen, die Person, welche die unangenehme Situation für Sie verursacht. Sie werden dabei mit einer neuen Ansicht von „richtig" und „falsch" konfrontiert, die der

Ihren diametral gegenübersteht. In der berühmten Mitte finden Sie schließlich die Objektivität, um eine Situation losgelöst von Emotionen bewerten zu können. Eine simple, häufig vorkommende Alltagssituation, die nicht unbedingt gerade einen Schub einer chronisch-entzündlichen Darmerkrankung auszulösen vermag, soll dies verdeutlichen:

Wenn Sie Autofahrer sind, werden Sie sich sicherlich nicht nur einmal über andere Fahrer geärgert haben, die vor Ihnen im besten „Schneckentempo" auf eine grüne Ampel zuschleichen, um dann, wenn diese auf „Gelb" umschaltet, eben gerade noch durchzuhuschen und Sie wiederum ins strahlende Rot blicken zu lassen. Eine Alltagssituation, die einen fürwahr auf die sprichwörtliche Palme bringen kann. Was könnte nun den anderen Autofahrer zu einem solch verkehrsbehindernden Verhalten bewegen? Vielleicht hat er einige Tage zuvor einen Beinahe-Unfall erlebt und diesen noch nicht verarbeitet, vielleicht ist er mit überhöhter Geschwindigkeit geblitzt worden oder aber auch gar nicht mit den Gedanken bei der Sache – nämlich hinter dem Steuer –, was zwar objektiv schlecht, da verkehrsgefährdend ist, aber nun mal menschlich. Schließlich hat der verantwortungsbewusste Fahrlehrer zur Zeit des Führerscheinerwerbs immer wieder gepredigt, die Fehler und Unachtsamkeiten der anderen Verkehrsteilnehmer mit einzukalkulieren. Ich führe dieses Beispiel nicht ohne Hintergedanken an, gehöre ich doch selbst eher zu denjenigen, die im Straßenverkehr am liebsten flott vorankommen, und bin daher oft genug selbst mit dieser Situation konfrontiert, was mich auch – Sie werden es nicht für möglich halten – des Öfteren „auf die Palme bringt". Sie sehen, wir sind alle nur Menschen, und die Tatsache, dass ich ein Buch über diese Dinge verfasst habe, macht mich nicht automatisch zu einem Halbgott, der in jeder Beziehung „über den Dingen" steht.

Wenn Sie vor Prüfungen, großen Aufgaben etc. stehen, ist die beste Beruhigung und „ein sanftes Ruhekissen für das eigne Gewissen" die optimale Vorbereitung. Sie können in der Tat nicht mehr tun, als zu lesen, zu lernen, sich vorzubereiten. Selbst nach der verstandesmäßigen „Vollzugsmeldung" plagt den Prüfling immer noch das schlechte Gewissen. Schuldgefühle sind Emotionen, die am allerwenigsten zur Heilung beitragen. Auch hier heißt es, die Einstellung zu ändern!

Die sprichwörtliche „gesunde" Einstellung zu seinen Aufgaben und Pflichten zu gewinnen heißt, an sich zu arbeiten und sich zu verbessern, aber nicht, sich einzureden, „niemals gut genug zu sein", eine Falle, in die man nur allzu gerne tappt. Viele spirituelle Meister haben nicht umsonst gesagt, dass der Weg das eigentliche Ziel sei. Jemand, der z.B. ernsthaft eine Kampfkunst erlernen will, wird sehr bald feststellen, dass er niemals „fertig" werden wird, egal wie lange und wie hart er trainiert. Nun kann er ob dieser Tatsache frustriert, verbittert und mit sich selbst permanent unzufrieden sein oder sich aber die Einstellung zu Eigen machen, um des Trainings willen zu trainieren. „Der Weg ist das Ziel" heißt es nicht umsonst.

Diese Einstellung sollte auch **Ihre** Einstellung sein, natürlich nicht nur beim Sport, sondern bei allen Aktivitäten, Beziehungen, Situationen usf. Die simple Änderung der Einstellung kann ein bedrücktes in ein befreites Lebensgefühl verwandeln. Wer abends ausgeht, um „die Frau/den Mann seiner Träume kennen zu lernen", wird die Nacht mit ziemlicher Sicherheit frustriert beenden. Wer einfach ausgeht, um Spaß zu haben, Leute zu beobachten, sich zu amüsieren, kann am Ende des Abends nicht so enttäuscht sein wie der, der sich auf die Suche begeben hat.

Buddha hat einmal gesagt, dass eine fixierte Meinung, eine feste, statische Persönlichkeit eines der Haupthindernisse für ein gutes Leben sei. Aber auch hier gilt: Diese „Lockerung" Ihrer Einstellung braucht Zeit. Manchmal kostet sie Jahrzehnte. Sie werden feststellen, dass „Probleme" in immer neuen Gewändern auf Sie zukommen werden, etwas, was Sie gerne hätten, aber im Moment nicht haben können. Hier hilft es, im übertragenen Sinne die „Krawatte zu lockern" und sich zu entspannen. Es gibt zahllose Bücher zum Thema Entspannen und Stress abbauen, und ein Vertiefen der Materie an dieser Stelle würde zu weit führen.

Mit der Zeit werden Sie feststellen, dass Sie die Übung, sich in den anderen hineinzuversetzen oder die Situation „von außen" zu betrachten, nicht mehr benötigen, weil sich Entspannung von alleine einstellt. Eine entspannte Einstellung ist übrigens auch wichtig, echte Kreativität zu entwickeln, denn auch die lässt sich nicht erzwingen.

Kreativ sein – wie geht das?

Zunächst einmal, wer einen „assoziativen Malkurs" aufsucht mit der Absicht, seine fein säuberlich im Unterbewussten abgelegten Probleme zurück ins Bewusstsein zu holen, und so hofft, seine körperlichen Symptome zum Verschwinden zu bringen, wird feststellen, dass dies nicht funktioniert. **„Kreativität ist alles Schöpferische, was man ohne Zweck, Absicht oder Ziel tut."** Auf der anderen Seite allerdings müssen Sie auch nicht zunächst feststellen, ob Ihnen Schreiben, Malen, Basteln oder Singen überhaupt liegt. Meist tritt die Kreativität auf leisen Sohlen, nahezu unhörbar und in jedem Falle harmlos in das Leben ein.

Im Falle einer (chronischen) Krankheit wie Morbus Crohn oder Colitis ulcerosa geht es darum, emotionale Spannungen abzubauen, um in ein inneres Gleichgewicht zu gelangen. Dinge wie diese kann man kaum anstreben, sie „geschehen" irgendwann einfach. Deswegen ist ein Buch wie dieses vielleicht auch eher ungeeignet, Kreativität zu **wecken**. Doch eine Sache ist sehr wohl geeignet, das Tor zu nahezu unbegrenzter schöpferischer Kraft zu öffnen. **Jeder** kann es tun, wie unangenehm und schlecht es ihm auch (er)gehen mag. Diese Art der Vorgehensweise öffnet den Zugang zu einem Quell der Kraft und Freude. Wenn Sie diese Technik einmal ausprobiert haben, werden Sie sich selbst mit einem Grinsen im Gesicht ertappen, das buchstäblich von Ohr zu Ohr reicht. Sie werden feststellen, dass Sie sich mehr und mehr in solche Vorstellungen vertiefen, ja förmlich süchtig danach werden. Diese Sucht ist eine sehr positive Sucht, denn sie macht Sie glücklich ohne jede Nebenwirkung. Sie können straffrei Gemeinheiten in Ihrer Vorstellung begehen, Boshaftigkeiten aushecken oder einfach nur einen Zustand unbegrenzten Glücks erreichen.

Allerdings … die Anfangsphase ist nicht leicht. Es geht um das Tagträumen. Jeder tut es, doch Sie sollten diese Eigenschaft pflegen und kultivieren, Ihre bildliche Vorstellungskraft so trainieren, dass die positiven Ereignisse und Situationen vor Ihrem Auge lebendig werden. Gerade, wenn Sie mit einem akuten Schub im Krankenhaus liegen, haben Sie Zeit dazu. Einmal kultiviert und jeden Tag ausgiebig gepflegt, werden Sie Ihre Heilung deutlich beschleunigen. Allerdings wird der Anfang nicht sehr leicht werden.

Und so beginnen Sie: Nehmen Sie sich eine besonders unangenehme Situation aus Ihrem Leben, z.B. ein Verlassenwerden, eine enttäuschte Liebe, Frustration im Beruf oder Ähnliches. Rufen Sie sich diese Situation noch einmal bildlich in Erinnerung. Vielleicht wollen Sie nicht mit unangenehmen Details aus der Vergangenheit konfrontiert werden, doch es ist eminent wichtig, durch diese Phase durchzugehen. Doch dann, wenn Sie am Tiefpunkt Ihrer Vorstellungen (und Stimmungen) angekommen sind, lassen Sie Ihre Fantasie ins Spiel kommen. Stellen Sie sich vor, Sie kämen genau dann, wenn Ihre Stimmung am Tiefpunkt ist, auf irgendeine Weise in den Besitz außergewöhnlicher Macht, Fähigkeiten oder Kräfte. Ob irgendeine Person oder irgendein Umstand sie Ihnen zuspielt, ist in diesem Falle unerheblich. Und dann lassen Sie Ihrer Fantasie freien Lauf und setzen diese Fähigkeiten nach Ihrem Gutdünken ein. Treiben Sie ein Spiel oder genießen Sie einfach in Ihrer Vorstellung die Freiheiten, die Ihnen Ihre neuen Kräfte bringen. Lassen Sie Ethik und Moralvorstellungen völlig beiseite. Ziehen Sie absolut maximalen Genuss aus der Situation. Ob Sie „Rache" gegenüber anderen genießen oder Ihr eigenes Glück, ist unerheblich. Es muss nur so ablaufen, dass der Zustand, den Sie erreichen, weit über Wut, Trauer, vor allen Dingen aber Ohnmacht hinwegsetzt. Genießen Sie es, indem Sie sich alles bis in das kleinste Detail ausmalen, und mit jeder neuen „Sitzung" fügen Sie weitere Details hinzu. Mit der Zeit wird sich Ihr Tagtraum zu einem Fantasyroman in Ihrem Kopf entwickeln. Wichtig ist dabei immer wieder, dass Sie sich selbst absolut keine Einschränkungen auferlegen. Wenn Ihnen danach ist zu fliegen, dann fliegen Sie. Ist Ihnen danach, die Welt aus den Angeln zu heben, dann **tun** Sie es. Können Sie sich die Heilwirkung der Mengen an Endorphinen vorstellen, die nach einem solchen Tagtraum in Ihrem Blut zirkulieren? In der Fantasie dürfen Sie **alles!**

Wenn Sie irgendwann einen Schritt weitergehen möchten, dann versuchen Sie, eine solche Fantasygeschichte niederzuschreiben. Sie werden feststellen, dass Sie sich am Anfang schreibenderweise kaum durch das tiefe Tal der Tränen begeben können, während Ihnen die „Wohlfühlpassage" unglaublich leicht fällt, falls Sie gerne schreiben. Sollte dieser Roman unvollständig bleiben, lassen Sie ihn liegen. Kultivieren Sie Ihre Tagträume weiter. Vielleicht können Sie eines Tages auch den unangenehmen Teil leicht und flüssig niederschreiben. Ich für meinen Teil habe dieses in schlechteren Zeiten getan und so viele wunderbare Stunden verbracht.

Sich ein „egoistisches" Hobby zulegen

Es sollte etwas in Ihrem Leben geben, das nur Ihnen und sonst keiner anderen Person auf der Welt gehört, egal was für Verpflichtungen sonst für Sie in der Welt bestehen. Dies kann das Schreiben sein, muss es aber nicht. Es genügt tatsächlich, wenn es Ihnen Freude und Kraft schenkt und Sie nach ein paar Stunden gestärkt und frisch in den Alltag zurückkehren können. Wenn es die Modelleisenbahn ist, an der man stundenlang traumverloren bastelt, wenn man mit Begeisterung Chemieversuche mit dem Baukasten durchführt, wenn man ein kleines Cabrio oder einen Roadster sein Eigen nennt und damit einige vergnügliche Stunden auf der Landstraße zubringt, wenn man einen Sport treibt, der einen fasziniert, in einem Wildpark Tiere füttert, den Partykeller dekoriert, sind dies alles Dinge, die einen nicht nur ein paar Stunden „ausfüllen", sondern Sie u.U. vielleicht auch Ihre Krankheit für eine Weile vergessen lassen, je nachdem, wie sehr Sie mit Ihrem Hobby beschäftigt sind. Menschen können mit einem grippalen Infekt eine total verstopfte Nase haben, sie sehen einen Film, der sie fesselt, und vergessen darüber komplett ihre Unpässlichkeit, bis die Spätnachrichten sie wieder in die Gegenwart zurückholen.

Diese „Fesselung" ist von ungeheurer Wichtigkeit, sie besagt, dass ein solches Hobby keinesfalls „oberflächlich" betrieben werden darf, sondern für die ausübende Person einen derartigen Tiefgang erreichen muss, dass er buchstäblich die Welt um sich vergisst. Sie muss ein Gegengewicht schaffen zu frustrierenden Situationen des Alltags, sie muss in einer gewissen Weise „kreativ" sein. Es sollte zudem **Ihre** Sache sein, an der Sie sich stundenlang zu beschäftigen wissen, schreiben, basteln, ändern oder genießen. Eine Abkoppelung vom Alltag führt Sie direkt zur Frage, für wen Sie Ihre Gesundheit wiedererringen möchten.

Für wen möchten Sie gesund werden?

Stellen Sie sich diese Frage und vertiefen und verinnerlichen Sie diese. Anforderungen werden das ganze Leben an Sie gestellt. Vom Arbeitgeber, von der Familie, vom Studium, von Ihren Freunden oder Ihrer Beziehung. Sicherlich, Sie möchten gesund sein, um arbeiten und Ihre Familie versorgen zu können, die sie lieben oder für die Sie sich zumindest verantwortlich fühlen. Oder einfach gesund sein, um Ihren Job nicht zu verlieren und Ihren Lebensstandard halten zu können. Das ist alles verständlich und gut. Doch es ist nicht die letzte Antwort. Diese Antwort lautet: **Sie möchten gesund werden, um das Leben wieder genießen zu können! Sie möchten in allererster Linie für sich selbst gesund werden, um sich all das schenken zu können, was Sie in der Zeit der Krankheit versäumt haben!** Denken Sie daran: Jeder Tag ohne ein Lachen ist ein verlorener Tag. Haben Sie wieder Mut zum Träumen! Das Leben ist nicht vorbei, bloß weil ein Arzt bei Ihnen Morbus Crohn oder Colitis ulcerosa diagnostiziert hat. Dem Autor selbst haben die Ärzte kurz nach der Diagnosestellung nur noch wenige Monate eingeräumt, was nunmehr beinahe 18 Jahre her ist. Der heute eine gute Lebensqualität erreicht hat mit Sport, interessanten Hobbys und einer Beziehung wie einem Beruf, die ihn ausfüllen.

Das Leben ist sicher nicht perfekt und wird es niemals sein, und wer dies meint, der macht sich etwas vor. Kleinere und größere Probleme werden immer Ihren Weg kreuzen. Das werden Sie feststellen, auch wenn Sie gesund sind. Über weite Strecken ist dieses Buch sicherlich anstrengend zu lesen. Dennoch ist es noch einmal wesentlich anstrengender und frustrierender, schon in jungen Jahren dahinzuvegetieren, zwischen Hospital und Toilette hin- und herzupendeln und das echte Leben gar nicht zu erfahren. Wenn Sie krank sind, ist Gesundheit für Sie das Höchste. Wenn Sie wieder gesund werden, werden neue Wünsche hinzutreten, von denen Sie sich einige werden erfüllen können, andere wiederum nicht. Doch wenn Sie Ihrem Leben einen Sinn geben wollen, dann doch den, im Rahmen Ihrer Möglichkeiten wieder in gute körperliche (und natürlich seelische) Verfassung zu kommen.

Sehr wichtig: eine „Gesundheitsbelohnung" als Ansporn!

Sie bemühen sich Tag für Tag, halten eine Diät ein, die nicht immer den Gaumen erfreut, den Darm und den Stoffwechsel dafür umso mehr mit Giftfreiheit und guter Verdaubarkeit, betreiben Fitnesstraining oder Sport und arbeiten auch im Bereich von Geist und Seele an sich. Sie haben eine

naturheilkundliche Therapie, vielleicht eine Fasten-, Stoffwechsel- oder Entgif-
tungskur hinter sich gebracht. Die Erfolge werden nicht ausbleiben. Doch sie
werden sich allmählich einstellen, sodass sie gar nicht recht ins Bewusstsein
treten, was eine Gefahr für ihren Fortschritt darstellt. Mit Sicherheit wird
auch zu Ihnen eine Phase kommen, die mit der fast vollständigen Wiederherstellung Ihrer Gesundheit korrespondiert. Sie werden sich irgendwann die
Frage stellen: „Jetzt habe ich mich monate-/jahrelang gequält – und wofür?
Eigentlich nur für das, was bei anderen Menschen meines Alters den Nor-
malzustand darstellt!"

Sie werden viele junge Menschen mit einer chronisch-entzündlichen Darmerkrankung – oder einer anderen chronischen Krankheit – finden, die so oder
ähnlich schon einmal gedacht haben. Das ist nur zu verständlich: Wenn neben
und mit Ihnen Menschen sind, die sich tagtäglich die ungesündesten Lecke-
reien hineinstopfen, in den Tag hineinleben, Alkohol trinken, rauchen und
Partys feiern, und Sie wissen, dass Sie dies lange Zeit unterlassen haben, nur
um sich in dem Zustand ihnen **anzugleichen,** werden Sie verbittert und frustriert sein. Daher müssen Sie mit sich selbst für die Zeit der Gesundheit eine
Art „Belohnung" vereinbaren, die Sie über die ganze Masse Ihrer Generation
hinweghebt, etwas, das gleichsam nur Ihnen gehört. Es sollte etwas Außer-
gewöhnliches sein, z.B. eine Reise, die Sie sich sehnlichst herbeigewünscht
haben, ein neues Auto oder auch irgendetwas von ideellem Wert. Es sollte
eine große, am besten „magische" Bedeutung für Sie haben, damit Sie sich
gleichsam daran festhalten können wie der berühmte Hirte am Stab.

9. Gesund werden, gesund bleiben: Darauf kommt's an

Sie leiden an einer schweren chronischen Erkrankung. Und Sie wollen gesund werden. Das ist sehr gut. Und es **ist** tatsächlich so, denn sonst hätten Sie dieses Buch nicht erworben. Der erste Schritt ist, Bilanz zu ziehen, den „Ist-zustand" zu analysieren. Ist all dies, was Sie gerade gelesen haben, Neuland für Sie? Oder ist es Ihnen in groben Zügen bereits bekannt. Wenn ja, haben Sie sich nach diesen Erkenntnissen bereits gerichtet? Können Sie diese Frage wiederum mit einem „JA" beantworten, folgt zwangsläufig die Frage nach dem Erfolg Ihrer Bemühungen.

Sind diese Ihre Erfolge oder definitiven Schritte Richtung Gesundheit nicht von befriedigendem Erfolg gekrönt, muss dies nicht zwangsläufig an Ihnen liegen. Meist ist es ein winziger „Faktor", der einfach noch nicht „stimmt", der den Kreis abrundet. Es sind zehn Dinge, die Sie beachten müssen, um mittel- bis langfristig eine Heilung von **Morbus Crohn** oder **Colitis ulcerosa** oder einer anderen Darm- oder Autoimmunkrankheit zu erreichen oder zumindest einen gut erträglichen Zustand anzustreben, wenn die bereits vorhandenen Schäden weit fortgeschritten sind.

- Ihre Diät ist Ihrem Stoffwechseltyp angepasst, tierisch fettarm, arm an oder – bei entsprechenden Beschwerden – frei von Milch(produkten), Gluten, Zucker aller Art, unverträglichen Nahrungsmitteln, sauren Früchten, blähenden Nahrungsmitteln und absolut frei von künstlichen Zusätzen, Farbstoffen und -aromen, Konserven und nicht in der Mikro-welle zubereitet oder mehrfach aufgewärmt?
- Sie kauen gründlich, meiden schweres Abendessen, fasten zwei- bis dreimal wöchentlich abends, legen immer mal wieder (in geringem Um-fange zwei- bis dreimal jährlich) kurze Fastenphasen ein und entgiften sich selbst unspezifisch (Kräutertees, Heilerde, reines Wasser, Einläufe oder Colonhydrotherapie, soweit möglich)?
- Sie führen zweimal jährlich eine Darmsanierung durch (Beseitigung pathogener Mikroorganismen, Schutz und Stabilisierung der Darm-schleimhaut, Zufuhr physiologischer Mikroorganismen) – oder lassen Sie durchführen?

- Sie stärken Ihre Verdauungsorgane und regen die Enzymaktivität an, falls nötig?
- Sie haben eine Herdsanierung vorgenommen? Narben entstören lassen? Den Zahnraum sanieren lassen? Viele naturheilkundliche oder homöopathische Behandlungen scheitern schlussendlich an Herden oder kritischem Dentalmaterial.
- Sie betreiben Körperschulung durch Bewegung? Achten auf einen optimalen Zustand Ihrer Wirbelsäule und Ihrer Gelenke? Fehlstellungen der Wirbelsäule können „funktionelle" Beschwerden im Verdauungstrakt auslösen (Beschwerden ohne organischen Befund), die wiederum Organstörungen nach sich ziehen.
- Sie sind in der Lage zu entspannen? Sie gewinnen zunehmend eine Einstellung zu Ihrem Leben, die es Ihnen möglich macht, auch in schwierigen Situationen ruhig und abgeklärt zu bleiben? Sie gewinnen Ruhe und Gelassenheit durch Entspannungsübungen oder Meditation?
- Sie entwickeln Kreativität und trauen sich es zu, zu träumen? Sie belohnen sich selbst dafür, wenn Sie Ihre Bemühungen um Gesundheit – z.B. eine Diät – konsequent durchgehalten haben? Sie pflegen ein Hobby, das Ihnen wirklich Freude bereitet?
- Sie gehen keinerlei Abhängigkeitsbeziehungen – gleich welcher Art – ein?
- Sie halten Ihren Geist frei von jeglicher Form von Fanatismus, Dogmatismus und versteifen sich nicht auf irgendwelche Ideologien, auch keine ideologischen Gesundheitssysteme? Diese entstehen nämlich häufig aus der (unbewussten) panischen Angst vor Krankheit heraus! Nur den Geist freizuhalten bedeutet auch zu leben!

Und wenn Sie bereits gesund sind, dann sollten Sie dafür sorgen, auch gesund zu bleiben! Gesund bleiben können Sie, Sie sollten dazu …

Grundsätzlich:	Gelegentlich:
Mäßig essen (nach den oben erwähnten Richtlinien, vielleicht gegenüber der Zeit Ihrer Krankheit etwas gelockert)	Schlemmen, genießen (aber wirklich genießen und nicht etwa „hinunterschlingen"!)
Sich bewegen, aktiv sein	Faul sein
Sinnvolles tun!	Auch einmal etwas völlig „Sinnloses" tun!
Lachen, „gut drauf sein"	Auch einmal die Wut, die Trauer etc. herauslassen
Mäßigung üben in allen Lebensbereichen	Auch einmal völlig „maßlos" sein
Lesen, lernen, weiterbilden, Wertvolles betrachten, sich Kunst und Muse widmen, kreativ sein und den Horizont erweitern	Den Kopf entspannen, etwas Albernes tun oder anschauen
„Auf dem Boden der Tatsachen bleiben"	Auch einmal „abheben"!

Wie Sie sehen, ist es wichtig, das rechte Maß nicht zu verlieren. Wer sich an feste Regeln hält, der wird wahrscheinlich ein einigermaßen sicheres Leben führen, doch er wird innerlich erstarren. Bei aller Wichtigkeit, Freude und Kraft aus den einfachen Dingen des Lebens zu schöpfen, sollten Sie nie vergessen, sich ein klein wenig Verrücktheit zu bewahren, egal was Sie sonst tun. Disziplin ist wichtig, aber wie bei allen Dingen ist auch an dieser Stelle ein Satz angebracht, der sich, wie Sie sicherlich feststellen konnten, wie ein roter Faden durch große Teile des Buches zieht, nämlich:

„Die Dosis macht das Gift!"

Disziplin ist gut, doch zu viel davon lässt sie starr und steif werden. Wenn Sie an Gott (oder allgemein an etwas „Höheres") glauben, sollten Sie wissen, dass ER uns Spielraum für die Verrücktheiten des Lebens gewährt hat und dass wir nur dadurch, dass wir sie nicht zulassen, aggressiv, feindselig, missionarisch, starr, dogmatisch oder eben auch krank werden! Die Krankheit ist schlimm genug, gerade wenn Sie jung sind und das Leben genießen wollen. **Schaffen Sie sich Ausgleich für die Genüsse, die Sie sich versagen müssen!**

Es ist mit der Ernährung so oder mit dem Gesundheitsverhalten, es ist mit dem allgemeinen Verhalten genauso. Dieses Buch zeigt Ihnen Alternativen auf zu denen, die ich selbst entwickelt habe nach vielen Jahren des Testens und Ausprobierens an mir selbst, aber natürlich auch – mit überwiegend sehr gutem Erfolg – an meinen Patienten. Die fundamentalen Prinzipien sind wichtig, der individuelle Weg zum Ziel ist verschieden!

Herzlichst
Ihr Autor

Anhang 1: Was Ihnen sonst noch helfen könnte

Drei einfache Therapien, die Ihrer Gesundheit auf die Sprünge helfen …

Die Breuß-Dorn-Methode (Wirbelsäulentherapie)

Können Sie sich vorstellen, dass der Zustand Ihrer Wirbelsäule etwas mit Ihrem Darm oder überhaupt Ihren Organen zu tun haben könnte? Wenn nicht, dann sollten Sie umlernen. Diese Sichtweise steht sicher nicht im Vordergrund einer Therapie so komplexer Erkrankungen wie Morbus Crohn oder Colitis ulcerosa. Dennoch: Vor einigen Jahren machte der Autor selbst bei einem Patienten, der unter chronischen Durchfällen litt, die Erfahrung, dass diese bei einem simplen Einrichten fehlgestellter Wirbel verschwanden.

Tatsächlich hat die Wirbelsäule einen sehr großen Einfluss auf unser allgemeines Wohlbefinden, und das Korrigieren von Fehlstellungen der Wirbel oder zumindest die Überprüfung, ob solche Fehlstellungen vorhanden sind, sollte bei der Therapie jeder Erkrankung erfolgen. Es kann in keinem Falle schaden, aber es wird in vielen Fällen außerordentlich nützlich sein. Wie kommt es nun, dass die Wirbelsäule, besser gesagt, ihr Zustand, so einen großen Einfluss auf die allgemeine Gesundheit, nicht nur auf die des Rückens hat? Nun: Das Rückenmark, das direkt hinter der Wirbelsäule entlangläuft, ist der Ausgangspunkt der so genannten Spinalnervenpaare, die hinter den Querfortsätzen der Wirbel vom Rückenmark verschiedene Körperregionen versorgen, und damit auch bestimmte Organbereiche. Nervenimpulse laufen vom Rückenmark in die peripheren Körperregionen (efferente oder motorische Fasern) und umgekehrt zum Rückenmark hin (sensible oder afferente Fasern). Die Spinal- oder Rückenmarksnerven versorgen so genannte Körpersegmente, sehr vereinfacht gesagt: „scheibenartig" angeordnete Körperregionen, mit ihren Impulsen. Und diese Versorgung ist wiederum davon abhängig, inwieweit die Rückenmarksnerven mechanisch (und natürlich auch chemisch) unbeeinträchtigt bleiben.

Mechanisch können sie gereizt oder gestört werden, eben indem ein verschobener Wirbel oder eine verrutschte, degenerierte Bandscheibe Druck auf das Ende eines Spinalnerves ausübt. Nervenimpulse werden beeinträchtigt, intensiviert (Schmerz, Gliederzucken) oder aber geschwächt (Taubheitsgefühl, Lähmung). Wenn Ihnen das zu abstrakt sein sollte, denken Sie einfach an das Ischiassyndrom. Vielleicht haben Sie bereits einmal mit diesem sehr speziellen, unangenehmen Schmerz Bekanntschaft gemacht oder kennen Fälle aus Ihrer Verwandtschaft. Es handelt sich um einen ziehenden Schmerz, der die Außenseite des Beines „entlangstrahlt", wie man es ausdrückt. Der Schmerz zieht sich das gesamte Bein hinab, die Ursache für den Schmerz ist jedoch auf einer winzigen Stelle zu finden: in der unteren Lendenwirbelsäule, genauer gesagt: zwischen dem 4. und 5. Lendenwirbel.

Wichtig zu wissen ist, dass mechanisch gereizte Rückenmarksnerven keineswegs nur Schmerzen – oder andere Missempfindungen bis hin zu Lähmungserscheinungen – im Bewegungsapparat verursachen, sondern auch Organfunktionen beeinträchtigen können – eine Hauptursache für so genannte „funktionelle Störungen" liegt ganz einfach in Verschiebungen von Wirbelsäule und Bandscheiben begründet. Eingeschränkte Leber-, Gallen- und Pankreasfunktionen können hier genauso herrühren wie Magensaftmangel, verminderte Darmperistaltik, Herzrasen, Atemnot, Sehstörungen, um nur einige zu nennen. Es ist deshalb so wichtig, auf diese Zusammenhänge hinzuweisen, da sie zum einen den „Missing link" zum Therapiedurchbruch darstellen können, zum anderen auch die wahre Ursache für die Gesundheitsstörungen, die mit keinerlei organischen Veränderungen einhergehen, oft unerkannt bleiben.

Viele für den Arzt unerklärliche Gesundheitsstörungen, die ich selbst therapierte, rührten direkt oder indirekt von der Wirbelsäule her.

Mit der Breuß-Dorn-Methode kann man Fehlstellungen der Wirbelsäule sanft und effektiv – und ohne das in der Chiropraktik oder Manualtherapie übliche „Einrenken" – korrigieren. Die Methode findet langsam eine immer weitere Verbreitung, und es wird immer leichter, einen Therapeuten in Ihrer Nähe zu finden, der diese manuelle Therapieform des sanften Wirbeleinrichtens anbietet. Optimal wäre es, wenn ein Heilpraktiker, der mit den in diesem Buch vorgestellten Therapieformen vertraut ist, auch noch die Breuß- und Dorn-Methoden beherrschen würde. Denn wie gesagt: Ihre Anwendung kann in keinem Falle schaden, wird aber höchstwahrscheinlich sehr viel Nutzen bringen. Vorsicht ist nur geboten bei akuten Nervenentzündungen längs der Wirbelsäule, bei Schwangerschaft, bei starker Osteoporose und beim so genannten „Gleitwirbelsyndrom", bei dem ein (oder mehrere) Wirbel in Richtung Bauchraum gleitet bzw. gleiten.

Reflexologie

In bestimmten Diagnose- und Therapieformen geht man davon aus, dass sich der Körper in verschiedenen Körperregionen „im Kleinen" abbildet. So zum Beispiel im **Fuß, in den Augen und in den Ohren.** Es geht um **Irisdiagnose** als eigenständige Diagnoseform, die jeden, der schon mal bei einem Heilpraktiker war, verblüfft hat, die **Fußreflexzonenmassage,** die es erlaubt, über die Füße auf den gesamten Organismus (in erster Linie durchblutungsfördernd und damit auch entgiftend) einzuwirken, sowie die **Ohrakupunktur,** für die das Gleiche gilt wie für die Fußreflexzonenmassage.

Die **Irisdiagnose** ist für sich alleine betrachtet bereits von hohem Wert, und wer sie professionell, mit einem Irismikroskop, betreibt, der kann zahlreiche Detailinformationen über seinen Patienten gewinnen. Doch auch mit einer einfachen Lupe betrieben, ist sie hilfreich, liefert nach einem Anamnesegespräch weitere wertvolle Informationen über die Gesundheit und die Schwachpunkte im Organismus. Ein Überblick über die **Konstitution** ergänzt sich mit einem Gespräch und eventuell einer Antlitzdiagnose zu einem abgeschlossenen Bild, das alle notwendigen Hinweise für eine ganzheitliche Therapie liefern kann. Dem Patienten liefert sie Sicherheit und Vertrauen, was für den Heilungsverlauf von entscheidender Bedeutung ist.

Die **Fußreflexzonenmassage** ist eine an sich empirische Therapie (empirisch = auf Erfahrung beruhend), die an sich schon genauso alt sein dürfte wie Akupunktur und Akupressur, also mehrere tausend Jahre alt. Aus der empirischen Therapie wurde mit der Zeit ein eigenständiges Heilsystem, das es möglich macht, Störungen der Durchblutung oder sonstige organische Störungen über die Massage der Füße zu ertasten und zu behandeln. Selbst wenn man subjektiv noch keine Symptome verspürt, kann der erfahrene Therapeut über die Ertastung der Reflexzonen bereits Anlagen oder bis dato „versteckte" Erkrankungen erkennen. Durch die Massage selbst, die unter Umständen etwas schmerzhaft sein kann, wird die Durchblutung in den entsprechenden Organbereichen angeregt, wodurch eine lokale, zielgerichtete Entgiftung eingeleitet und evtl. intensiviert wird.

Die Fußreflexzonenmassage ergänzt in hervorragender Weise alle in diesem Buch dargestellten Therapieformen. Sie sollte **regelmäßig** über einen **längeren Zeitraum hinweg,** im Normalfall im Abstand von einer Woche, zur Anwendung kommen. Sie kann auch im Akutfall zur Anwendung kommen, etwas Vorsicht ist nur geboten bei akut-entzündlichen, hochfieberhaften Erkrankungen. Es kann – wie bei der Homöopathie oder bei sonstigen Ausleitungstherapien – eine Art „Erstverschlimmerung" eintreten, die wie bei den vorgenannten nur ein Hinweis darauf ist, dass die Entgiftung des Organismus auf Hochtouren läuft.

Die **Ohrakupunktur** ist im Gegensatz zur Körperakupunktur eine Therapie, die ihre Wurzeln in der **westlichen Hemisphäre** hat, genauer gesagt, wurde sie in Frankreich entwickelt. Das Ohr stellt ebenfalls ein reflexologisches Organ dar und fungiert – genau wie der Fuß – als eine Art „Landkarte" der verschiedenen Körperregionen. Man muss sich bei Betrachtung des Ohrs einen auf dem Kopf stehenden Embryo mit angezogenen Beinen vorstellen. Allein diese Vorstellung verhilft schon dazu, dass man Körperregionen recht gut lokalisieren kann. Angeregt wird durch das gezielte Nadeln bestimmter Reflexzonen des Ohres der Energiefluss der entsprechenden Körperregion.

Schmerzzustände, die anderen Therapien nicht zugänglich sind, können auf diese Weise günstig beeinflusst werden. Es erfolgt eine energetische Harmonisierung im Sinne einer Beeinflussung der Körpermeridiane, wie dies auch bei der Körperakupunktur, der Akupressur oder der Akupunktmassage nach Penzel der Fall ist.

Magnetfeldtherapie

Die Magnetfeldtherapie hat ihren Ursprung in der Weltraumforschung. Bei den ersten Kosmonauten stellte man nach längerem Aufenthalt im Weltraum fest, dass sie an unerklärlichen Krankheitserscheinungen litten: Osteoporose, Muskelschwund, aber auch Depressionen und Schlaf- sowie Verdauungsstörungen. Man führte diese Erscheinungen zu Beginn ganz auf das Fehlen der Schwerkraft im All zurück, was aber nur zum Teil richtig ist. Das **fehlende Erdmagnetfeld** war zu einem guten Teil Mitverursacher dieser Krankheitszustände, und die Simulation des Magnetfeldes in den Raumkapseln ließ die oben genannten Symptome enorm zurückgehen.

Mit dem Einfluss von Magnetfeldern auf den Knochenbau und die Heilung von Verletzungen trat die Magnetfeldtherapie in den 60er und 70er Jahren ihren Weg in die Sportmedizin an, von wo sie ganz allmählich in die Rehabilitationsmedizin und die Arztpraxen durchsickerte. Die meisten heute angebotenen Systeme arbeiten mit Impulsen, die auf ganz bestimmte Weise den Zellstoffwechsel anregen, die Zellmembran stärken und den Zellosmosevorgang, d.h. den Stoffaustausch, optimieren. Durch diesen **optimierten Zellstoffwechsel** werden beschleunigte Heilung, besseres Wirken von Medikamenten und schnellere Rehabilitation erklärt. Man nennt die Therapie mit diesen pulsierenden Magnetfeldern deswegen auch **Zellresonanztherapie.** Die verschiedenen Systeme, die mittlerweile auf dem Markt sind, ähneln sich in ihrer Wirkungsweise sehr. Heilerfolge oder zumindest Verbesserung der Situation werden von nahezu allen möglichen Krankheiten berichtet.

Die Zellresonanz- oder Magnetfeldtherapie entfaltet ihre optimale Wirkung allerdings nur bei **ausreichendem Trinken reinen Wassers** (s. Kapitel: „Entgiftung), da der Zellstoffwechsel nur dann optimal funktioniert, wenn die Zelle gründlich „durchspült", d.h. durch die Aufnahme reinen Wassers entschlackt wird. Auch kann die Magnetfeldtherapie allgemein gesundes Verhalten wie Bewegung, optimale Ernährung und Verzicht auf Genussmittel nicht ersetzen.

Für manche kann sich die Anschaffung eines eigenen Gerätes lohnen, wenn eine dauerhafte Therapie sinnvoll erscheint. Wer also eine Verbesserung nach vier- bis fünfmaliger Anwendung verspürt und diese Art der Therapie fortsetzen möchte (die Therapie kann bis zu dreimal täglich erfolgen!), sollte über den Erwerb eines solchen Gerätes nachdenken, das sich in aller Regel binnen weniger Monate amortisiert, ebenso wie ein Umkehrosmosefilter zur Aufbereitung des Trinkwassers.

Selbsthilfemaßnahmen, Tipps und Tricks für den Alltag

Dieses Kapitel kann und wird niemals vollständig ausfallen, denn die Auflistung aller naturheilkundlichen und auf Erfahrung basierenden Selbsthilfemaßnahmen würde bereits alleine ein ganzes Buch füllen. Daher sei an dieser Stelle eine Beschränkung auf die wichtigsten vorgenommen, die auf irgendeine Weise mit der Darmerkrankung – und deren Begleiterscheinungen – zu tun haben. Bitte haben Sie Verständnis, dass keine homöopathischen Ratschläge eingeflossen sind, da Homöopathie etwas Individuelles ist und zwei Personen, die die gleichen Symptome haben, eventuell unterschiedliche Substanzen benötigen.

Abszesse, kleinere:

Heilerde- oder Lehmpflaster, Heublumensäckchen, vegane oder Rohkostdiät, kein Gluten, kein Zucker (d.h. auch keine zuckerhaltigen Fruchtsäfte)! Ilon-Abszess-Salbe zum „Herausziehen" oder Öffnen, 3–5x tgl. 1 Bierhefetablette, Baden des Abszesses in warmer Schmierseifenlauge (Kernseife).

Anämie (Blutarmut):

Ursache abklären, meist aufgrund gestörter Verwertung von Eisen und B-Vitaminen (Malabsorption). Salate: Feldsalat, Rucola, Kresse, Erdbeeren und Rote Beete, Aufenthalte in höheren Gebirgsregionen mit regelmäßiger körperlicher Aktivität, Andorntee stark, Vitamin-B12-Substitutionspräparate, Multi-Mineralstoffpräparate, die auch Kobalt in kleinen Mengen enthalten.

Analfisteln:

Klistiere mit starkem Eichenrindensud (Eichenrinde ist über die Apotheke fertig beziehbar oder Wobenzym Bleibeklistiere), Kältestab (in der Apotheke erhältlich), Fastenkuren, Rohkost, Heilerde innerlich, Sitzbäder in Kamillen-, Eichenrindenextrakt oder in Kernseife, Entgiften, evtl. Wobenzym innerlich, an Schwermetallausleitung und Bindegewebsstärkung (z.B. mit Schüßlersalzen) denken!

Appetitlosigkeit:

Anregend: Amara (Bitterstoffe): Tausendgüldenkraut als Tee, Basilikumblätter kauen, Artischocke eingelegt oder als Salat, Fencheltee, Anis, viel Bewegung an der frischen Luft, vorübergehende Nahrungskarenz für 36 Stunden bis max. vier Tage, zwei Stunden vor der Mahlzeit nichts trinken!

Blähungen:

Als Tees: Fenchel, Kümmel und Anis, Schwarzkümmelöl, Heilerde (wenig!), Leber-Galle-Pankreas-Sekretion anregen (z.B. mit Metaharonga von Meta Fackler), langsames und sehr gründliches Kauen, Karminativa. Beine im Liegen anziehen, 10x pro Seite, dabei kräftig ausatmen. Kräftige Bewegungen vor dem WC-Besuch, „Bauchschnellen" (auf dem WC, auch bei Verstopfung!): Beim Ausatmen blitzschnell den Bauch so weit, wie es geht, herausstrecken, einige Male wiederholen.

Durchfälle:

Karottensuppe nach Ernst Moro (s.u.), geschälter Reis mit einigen Tropfen Olivenöl, die nach dem Kochen hinzugefügt werden (s.u.), Tormentillwurzel-extrakt (Potentilla Tormentilla = Tormentillwurzel), Heilerde (wenig!), Colina (Smektit, Silikatmineral) bei starken Durchfällen, Saccharomyces boulardii

(Darmsymbiont, enthalten in: Yomogi/Ardeypharm), viel trinken! Flohsamen (Plantago ovata), geriebener Apfel, gegarter Apfel und Birne, Heublumenwickel auf den Bauch.

Erbrechen:

Tee aus Tausendgüldenkraut, Salbei, Anis und/oder Fenchel, lauwarm getrunken als Tee, 24 bis 72 Stunden Nahrungskarenz, Teefasten mit den erwähnten Tees. **Vorsicht, es könnte auch ein Darmverschluss die Ursache für das Erbrechen sein!**

Fieber:

Plötzlich auftretendes unklares, vor allen Dingen sehr hohes Fieber ist ein Verdachtshinweis auf eine Fistel oder einen Abszess! Abklären lassen! Wadenwickel kalt, mit basischem Salz, Quark oder Essig, viel trinken, einige Zeit der Nahrungskarenz.

Gallenblasenentzündung:

Rettichsaft trinken (in kleinen Mengen), Beifuß, Bitterklee oder Brennnessel als Tee, fettreiche Speisen vermeiden, Diät unter Kapitel 7, fünf kleine Mahlzeiten am Tag, gut kauen, Kohlblattauflagen auf die Gallengegend (s.u.), Auflagen gekochter, noch heißer Kartoffeln (Vorsicht! Kartoffel speichert Hitze sehr gut – > Verbrennungen!), Letzteres auch bei Gallensteinen.

Gelenkbeschwerden, Gelenkrheumatismus, Gelenksentzündungen:

Farnkraut- oder Kohlblattauflagen auf die betroffenen Gelenke, Gänseblümchen-, Brennnessel- oder Löwenzahntee, Brunnenkresse essen, allgemeine Entsäuerung, Apfelfasten (7–10 Tage täglich bis zu fünf Pfund Äpfel essen, ansonsten nichts essen; Vorsicht bei der Wiederaufnahme normaler Ernährung – einschleichen!), vegetarische Ernährung mit viel Rohkost.

Hämorrhoiden:

Sitzbäder mit Eichenrinde, Rosskastanien, auch als Tee, allgemeine Entgiftung, Quarkauflagen, Stuhlgangregulierung anstreben (**sowohl** Durchfall **als auch** Verstopfung können zu Hämorrhoiden führen!), Entsäuerung, möglichst wenig sitzen, möglichst viel bewegen, Durchblutung anregen.

Hypotonie:

Einreibungen mit Kampfer, Weißdorn und Brennnessel als Tee, Wechselduschen und Wechselfußbäder, Morgengymnastik an der frischen Luft bringen den Kreislauf allemal besser auf Trab als die Tasse Kaffee, und zumal mit der Zeit nachhaltig.

Koliken:

Mehrmals tgl. einige Tropfen Lavendel- oder Rosmarinöl auf Zucker, Kamillen-, Anis-, Fenchel- oder Kümmeltee, Auflagen mit Spitzwegerichblättern, Auflage mit heißer Kartoffel (s.o.).

Magenbeschwerden:

Lakritze lutschen, Johanniskrauttinktur oder Tbl. (müssen über einige Wochen hinweg eingenommen werden, Vorsicht: UV-Empfindlichkeit wird gesteigert!), Kamillen- und Melissentee, Schafgarbentee, Pfefferminztee, nicht zu heiß getrunken, Wärmflasche mit feuchtem, mit verdünntem Essig getränktem Tuch umwickeln und auf den Bauch legen (im Liegen). **Ursachenklärung!**

Magen-, Darm- und sonstige Blutungen:

Eichenrindentee innerlich, konzentriert. Wenn heftig und nach einigen Stunden noch nicht verschwunden – **Arzt aufsuchen!**

Schilddrüsenüberfunktion (verursacht ebenfalls u.U. Durchfälle):

Jodiertes Speisesalz meiden, auf Jodzusätze in den Lebensmitteln achten! Als Tees Eichenrinde und Labkraut, Zwiebeln als Speise, mit Eichenrindentinktur einreiben.

Sodbrennen:

Pfefferminz-, Wermut- und Tausendgüldenkrauttee, Zurückhaltung bei süßen, fetten und blähenden Speisen sowie Kaffee, Basilikumblätter kauen, Heilerde innerlich, Lehmauflage auf die Magengegend.

Übelkeit:

Tee von Basilikum oder Dill, einige Tage (36 Stunden bis vier Tage) fasten, nur mit Tees, etwas Heilerde und eventuell etwas Reis, Darmreinigung mit Einlauf oder Hydrocolontherapie, einen TL voll Kümmelsamen kauen.

Verstopfung:

Fleischkarenz, geriebener Apfel mit geriebener Karotte als Rohkostsalat, getrocknete Feigen, reichlich trinken, Darmreinigung durch Einlauf, Ernährungsumstellung hin zu mehr Rohkost und vegetarischer Ernährung. Dörrpflaumen über Nacht in Wasser einweichen und am nächsten Morgen den Saft trinken.

Dreimal Selbsthilfe …

Kohlblattauflagen

Bei den chronisch-entzündlichen Darmerkrankungen stellen sich auch oft Gelenkentzündungen ein. Ein altes Hausmittel bei Gelenkschmerzen aller Art sind Auflagen mit Kohlblättern. Wie sie genau wirken, ist bis zum heutigen Tage ungeklärt. Man kann nur vermuten, dass der Großteil ihrer Wirkung über lokale Entsäuerung läuft.

Am Abend, bevor man sich ins Bett begibt, wälzt man die Kohlblätter (mit Nudelholz oder Flasche) weich, bringt sie auf das betroffene Gelenk auf und fixiert das Ganze mit einem Tuch (Dreieckstuch). Man belässt die Kohlblattauflage über Nacht auf dem betroffenen Gelenk. Am darauf folgenden Morgen nimmt man sie ab und massiert die betroffene Stelle für zwei bis drei Minuten mit nativem Olivenöl. Diesen Vorgang kann man einige Wochen regelmäßig wiederholen. In 80 bis 90 % der Fälle helfen die Kohlblattauflagen bereits nach einigen Tagen.

Das Ölsaugen – eine Heilmethode aus dem Kaukasus (n. Dr. Karrach)

Wer in einer Entschlackungskur den Entgiftungsprozess noch ein wenig beschleunigen will, sollte regelmäßig das Ölsaugen praktizieren. Hierzu nehme man einen Esslöffel Sonnenblumen- oder Weizenkeimöl in den Mund und ziehe dieses etwa zehn Minuten lang (maximal 20 Minuten lang) im Munde hin und her.

Das Öl zieht Gifte, Schadstoffe und Bakterien aus der Mundschleimhaut nach draußen. Deswegen muss nach dem Ölsaugen das Öl ausgespien werden und der Mund muss gründlich gereinigt werden: Mund ausspülen, Gurgeln, danach Zähne putzen und wiederum gurgeln. Man kann den Prozess beschleunigen, indem man das Ölsaugen 2–3x täglich, jeweils vor dem Essen, durchführt. Nach einigen Tagen werden sich höchstwahrscheinlich leichte Erstverschlimmerungssymptome einstellen, die dann nach und nach abklingen. Das Ölsaugen muss einige Wochen lang durchgeführt werden. Es bietet sich an zur Fastenbegleitung, um die Entgiftung beim Fasten noch zu beschleunigen.

Sicherlich ist es nicht jedermanns Sache, Öl für etliche Minuten im Munde hin- und herrinnen zu lassen, doch die Entgiftungserfolge sind unbestreitbar, wenn man es eine ganze Weile regelmäßig praktiziert.

Zwei Rezepte gegen akuten Durchfall

Die Morosche Karottensuppe: Vor noch ungefähr einem Jahrhundert starben in den Kinderkliniken 95 % der Kinder an akuten Darminfektionen, die über den Durchfall zu Austrocknung, Elektrolytverlust und schließlich Tod führten. Mit der Einführung der Karottensuppe nach **Ernst Moro** hingegen überlebten fast alle Kinder den Durchfall unbeschadet. Mittlerweile weiß man warum. Krankheitserreger setzen sich an Rezeptoren in der Darmschleimhaut fest, und erst wenn sie sich dort eingenistet haben, können sie ihre krank machenden Stoffwechselprodukte schadenbringend absondern. In Karotten, aber auch in Äpfeln, Heidelbeeren, Preiselbeeren befinden sich Wirkstoffe, die dieses „Anhaften" der Krankheitserreger blockieren können. Allem Anschein nach werden diese beim Kochen freigesetzt.

Es handelt sich bei diesen Stoffen um so genannte Oligogalakturonsäuren. Dies sind Kohlenhydrate, welche die Rezeptoren in der Darmschleimhaut besetzen bzw. blockieren, sodass die Bakterien nicht an ihr haften bleiben. Damit kann z.B. die Karottensuppe ein Antibiotikum ersetzen.

Rezept für die Morosche Karottensuppe: 500 g geschälte Karotten in einem Liter Wasser 1 bis 1,5 Stunden kochen, durchsieben oder im Mixer pürieren. Die Gesamtmenge auf einen Liter mit Wasser auffüllen. Drei Gramm Kochsalz (ein knapp gestrichener Teelöffel) hinzufügen. Fertig.

„Riso all'Olio" (aus Italien): Als Verdauungsregulator, bei Magen-Darm-Verstimmungen, vor allem aber bei Durchfall gerne eingesetzt: Geschälter Reis wird in leicht gesalzenem Wasser gegart und schließlich auf dem Teller mit einem halben EL rohen Olivenöls vermengt. Nach ein bis zwei Tagen sind die Verdauungsbeschwerden ziemlich sicher überstanden.

Eine Fastenkur

Nach meiner Erfahrung bewirken kurze Fastenphasen von etwa 36 Stunden bis zu vier Tagen bei beschleunigtem Stoffwechsel und Grundumsatz, sofern **nicht hormonell bedingt** (Schilddrüse!), eine Sedierung, erst bei **längeren Fastenphasen beginnt die eigentliche Entgiftung,** was in erster Linie dann gilt, wenn zu Beginn des Fastens der Darm gereinigt wurde (Einläufe oder Colon-Hydro-Therapie).

In der Woche vor dem eigentlichen Fastenbeginn streicht man sämtliche Tierprodukte aus seiner Ernährung und ernährt sich ausschließlich vegan. In den letzten drei Tagen vor dem Fasten streicht man zudem Fette und scharfe Gewürze und reduziert die Salzmenge auf ein Minimum. Am letzten Tag, dem Fastenbeginn, legt man einen Obsttag ein. Das hat den wahrscheinlichen Vorteil, dass Sie sich an diesem Tag mittels eines vermehrten Stuhlganges einer „Darmüberfüllung" (ein weit verbreitetes „Zivilisationsproblem") entledigen. Nehmen Sie in dieser Woche jeden Tag abends einen gestrichenen TL Heilerde (LUVOS ultra) ein, ab dem 3. Tag vor Beginn des Fastens morgens und abends einen gestrichenen TL.

Am Tag nach dem Obsttag nehmen Sie zwei bis drei Einläufe vor, die Ihren Darm reinigen **(Vorsicht bei Entzündungen oder auch Vernarbungen des Rektums!).** Von nun an steigern Sie Ihre Trinkmenge auf drei bis vier Liter reinen Wassers pro Tag und nehmen nur noch Heilerde ein, und zwar zwei bis drei leicht gehäufte Teelöffel pro Tag. Wiederholen Sie die Einläufe noch einmal am vierten Fastentag. Sie sollten mindestens vier Tage fasten, aber allerhöchstens – bei gutem Allgemeinbefinden – 14 Tage. Wenn Sie unter normalen Umständen an eher trägem Stuhlgang leiden, beginnen Sie das Fastenbrechen mit etwas Obst (geriebener Apfel), wenn Sie eher an Durchfall leiden mit einer kleinen Portion geschälten Reises, auf die Sie wie folgt aufbauen:

Träger Darm – Stuhlverstopfung	Erhöhte Peristaltik – Durchfälle
1. Tag abends: geriebener Apfel	1. Tag abends: kleine Portion gesch. Reis
2. Tag morgens: geriebener Apfel, einige ungesalzene Reiscracker	2. Tag morgens: einige ungesalzene Reiscracker, eine Banane
2. Tag mittags: Karotte-Apfel gerieben, mit etwas Zitrone, kleine Portion Vollwertreis mit Karotten (leicht gedünstet, noch fest)	2. Tag mittags: Apfel gerieben, eine Portion geschälter Reis mit Karotten (länger gedünstet, gar)
2. Tag abends: Rucolasalat, danach: einige Reiscracker ungesalzen, mit pflanzlichem Brotaufstrich (KEIN Zucker!!!), vegan	2. Tag abends: wie 2. Tag morgens, evtl. eine Birne
3. Tag: Aufnahme der „Darmdiät Stufe 3" (vegan)	3. Tag: Aufnahme der Darmdiät Stufe 2, in Kombination mit Stufe 3 (vegan)
Nach etwa weiteren sieben Tagen: Übergang zur „Darmdiät Stufe 1"	14. Tag: nur noch „Darmdiät Stufe 2", Bananen und Birnen, soweit verträglich, erlaubt
	Bei Beschwerdefreiheit nach sechs Wochen auf „Darmdiät Stufe 1" übergehen

Ich nehme das Fastenbrechen im Allgemeinen deswegen abends vor, weil ich selbst bei einem morgendlichen Fastenbrechen mit leichten Kreislaufsymptomen reagiere, was abends kein Problem darstellt, da man sein Tagwerk bereits hinter sich gebracht hat. Sollte Ihnen morgendliches Fastenbrechen besser bekommen, dann richten Sie sich danach.

Hinweis in eigener Sache: Bitte führen Sie auf eigenes Risiko keine Fastenkuren oder Einläufe aus! Befragen Sie vorher bitte einen Arzt, Heilpraktiker, Ernährungsberater und evtl. einen Colon-Hydro-Therapeuten.

Colon-Hydro-Therapie

Eine sanfte Form der Darmreinigung stellt die Colon-Hydro-Therapie dar. Sie unterscheidet sich durch Einläufe vor allem in der Hinsicht, dass Einleitung des Wassers in den Darm und Ausführung der Schlacken (des stagnierenden Kotes) „in einem Arbeitsgang" vor sich gehen. Die Therapie ist wie Einläufe beileibe nicht nur bei Erkrankungen des Darmes, sondern bei vielerlei Autoimmunerkrankungen, Hauterkrankungen und Allergien zur Verbesserung der gesundheitlichen Situation angezeigt. Auch hier gilt: Bei unklaren, mittleren und schwereren Entzündungen des Darms sollte auf eine Anwendung verzichtet werden. Von praktizierenden Therapeuten habe ich widersprüchliche Angaben über die Anzahl der Anwendungen gehört. Während einige sagten, dass mindestens zehn Spülungen notwendig seien, warnen andere, mehr als sechs vorzunehmen, da sie über – so unglaublich das klingt! – starke seelische Entgiftungserscheinungen berichten, die der Patient nicht gut verkraftet.

Boswellia Serrata (Weihrauch)

Der Wirkstoff des Weihrauchbaumes (genauer gesagt, dessen Harzes) hat als „Kortikoid-Ersatz" in Kreisen chronisch Darmkranker und Rheumatiker Furore gemacht, weil es in etwa der Wirkung von Kortison gleichkommt, aber dessen Nebenwirkungen nicht aufweist. Der Irrtum liegt – wie so oft – in der Annahme begründet, dass er die chronische Darmkrankheit **heilen** könnte, doch dazu ist er nicht in der Lage. **Es wirkt schmerzstillend und entzündungshemmend durch die Hemmung von Enzymaktivitäten.**

Wechselwirkungen mit anderen Arzneimitteln sind nicht bekannt. Die heilsbringenden Qualitäten des Weihrauchs werden erheblich überschätzt. Weihrauch stellt m.E. **keine ursächliche Therapie** zur Behandlung chronisch-entzündlicher Darmerkrankungen dar und sollte auch nur so lange genommen werden, bis sich durch die hier dargestellte Therapie das Allgemeinbefinden so weit bessert, dass auf seine Anwendung verzichtet werden kann. Im Übrigen habe ich es in meiner Behandlung noch nie angewandt, weder bei mir selbst noch bei einem meiner Patienten, was nicht ausschließt, dass die Anwendung für viele Betroffene der Darmentzündung (und deren Begleiterscheinungen) nützlich sind. Überlegenswert ist der Einsatz von Boswellia bei Gelenkentzündungen als Begleiterscheinungen von Morbus Crohn und Colitis ulcerosa. **Wenn man in der Therapie Weihrauch anstelle von Kortikoidpräparaten einsetzen kann, dann sollte man dies auch tun.**

Anhang 2:   der Crohn's Disease Activity Index nach BEST

Der Crohn's Disease Activity Index nach Best ist die gängigste Methode, den Aktivitätsgrad von Morbus Crohn zu bestimmen. Bei einem Wert von über 150 spricht man von einem aktiven, behandlungsbedürftigen Morbus Crohn. Bei einem Wert von über 300 ist ein stationärer Aufenthalt in einer Klinik dringend erforderlich.

Der CDAI nach Best setzt sich wie folgt zusammen:

Symptom:	Beachten:	Faktor	Ergebnis
Stuhlfrequenz (Anzahl der Stühle/Woche):		2	
Grad der Bauchschmerzen (0 = keine, 1 = leichte, 2 = mittlere, 3 = schwere) Summe über eine Woche	Je Tag –addieren!	5	
Andere Symptome: Erythema nodosum, Pyoderma Gangraenosum, Iritis, Uveitis, Stomatitis, Gelenkschmerz/Arthritis, Analfissuren, Abszesse, Fisteln, T > 37,5° C, Tage/Woche	Je Symptom	20	
Symptomatische Durchfallbehandlung		30	
Resistenz im Abdomen (0 = nein, 2 = fraglich, 5 = sicher)		10	
Hämatokrit: Subtraktion: Frauen von 42, Männer von 47		6	
1 (Gewicht/Standardgewicht) × 100		1	
GESAMTERGEBNIS PUNKTE			

Im Internet, insbesondere auf medizinischen Fachseiten und auf den Seiten der Selbsthilfegruppen, sind weitere Indizes für die Bestimmung der Aktivität chronisch-entzündlicher Darmerkrankungen aufgeführt. Bitte informieren Sie sich dort!

Literaturverzeichnis/weiterlesen:

Zum Thema chronisch-entzündliche Darmerkrankungen, Verdauung und Gesundheit allgemein:

- Wirksame Hilfe bei Morbus Crohn und Colitis ulcerosa *von Harro Jenss, Franz Hartmann, TRIAS 2001*
- Morbus Crohn, Colitis ulcerosa – damit komm' ich klar *von Viorel Constantinescu, Hoffmann, TRIAS 2004*
- Therapiekonzepte Morbus Crohn, Colitis ulcerosa *von Wolfgang Fischbach, Thieme 1996*
- Gut leben mit Morbus Crohn und Colitis ulcerosa *von Georg Tecker, TRIAS 2001*
- Gastroenterologische Aspekte in der Naturheilkunde *von Michael Martin (Hrsg.) Ralf Reglin 2000*
- Spontanheilung *von Andrew Weil, C. Bertelsmann Verlag 1995*
- Grundlagen der Homotoxikologie *von Gabriele Herzberger, Aurelia Verlag Baden-Baden 2003*
- Wasser und Salz, Urquell des Lebens *von Peter Ferreira und Barbara Händel, Ina 2001*
- Wasser, die gesunde Lösung *von Faridum Batmangelidj, VAK Verlags GmbH 2002*
- So hilft Ihnen die Magnetfeld-Therapie *von Christian Thuile, Karl F. Haug Fachbuchverlag 2002*
- Die Säulen der Gesundheit *von Rüdiger Dahlke et al., Goldmann 2001*

Zum Thema Ernährung (SCD, Lutz-Diät, glutenfreie Diät, milcheiweißfreie Diät, Vegetarismus, Rohkost, Metabolic typing) – eine kurze Auswahl:

- Abwechslungsreiche Diät bei Morbus Crohn und Colitis ulcerosa *von Elaine Gottschall, TRIAS 2001*
- Kranker Magen, kranker Darm: Was wirklich hilft *von Wolfgang Lutz, Informed 1995*

- Die glutenfreie Küche *von Hubert Forberger, Heyne 1997*
- Ohne Milch gesund ernährt – Hilfe für den Milchallergiker *von Dinesh Lathia, Verena Lichte 1987 (Broschüre)*
- Vital und gesund ohne Fleisch *von Marianne J. Voelk, Falken 2001*
- Vegane Ernährung *von Gill Langley, Echo Verlag 1999*
- Willst Du gesund sein – vergiss den Kochtopf *von Helmut Wandmaker, Goldmann 1992*
- Der große Gesundheits-Konz *von Franz Konz, Universitas 2003*
- Ernähren sich Rohköstler gesünder? – die Gießener Rohkoststudie (Book on Demand) *von Carola Straßner, Verlag Medizin & Gesundheit 1999*
- Praktizierte Ernährungstherapie bei Allergien. Asthma, Rheuma, Neurodermitis, Colitis. Mit leckerschmeckigen Rezepten „vegane Frischkost" *1996, ohne Verlagsangabe*
- Gesunde Ernährung bei Morbus Bechterew *von Peter Mayr, Olaf Adam TRIAS/HAUG 1999*
- Essen, was mein Körper braucht. Metabolic typing – die passende Ernährung für jeden Stoffwechseltyp *von Wolcott/Fahey, VAK Verlags GmbH 2002*

Zum Thema Fasten, Colon-Hydro-Therapie:

- Fasten Sie sich gesund *von Rüdiger Dahlke, Hugendubel 2004*
- Colon-Hydro-Therapie – chronische Krankheiten durch Darmsanierung heilen *von Manfred A. Ullrich, W. Jopp Verlag 2000*

Zum Thema Nahrungsergänzung, Säure-Base-Haushalt, Nahrungsmittelzusätze:

- Gesundheit durch Entschlackung *von Peter Jentschura und Josef Lohkämpfer, Verlag P. Jentschura 2004*
- Schlank und gesund mit der Säure-Base-Diät *von Norbert Treutwein, Südwest-Verlag 1998*

- Vitaminschock *von Hans-Ulrich Grimm, Jörg Zittlau, Droemer-Knaur 2002*
- E-Nummern *von Heinz Knieriemen, AT-Verlag 1999*
- Lebensmittelzusatzstoffe *von Giese Rauch-Petz, Südwest-Verlag 2000*

Zum Thema Psyche und Seele:

- Morbus Crohn. Psychologie einer Krankheit *von Volker Friebel, Verlag für angewandte Psychologie, Hogrefe 1995*
- Psychosomatik chronisch-entzündlicher Darmerkrankungen *von Peter Kosarz und Harald Traue, Hans Huber Verlag, Bern 1997*
- Verdauungsprobleme *von Rüdiger Dahlke und Robert Hößl, Droemer-Knaur 2001*
- Aggression als Chance *von Rüdiger Dahlke, Bertelsmann 2003*
- Die Kunst, ein Egoist zu sein *von Josef Kirschner, Droemer-Knaur 1978 (Erstausgabe)*
- Begegne Dir selbst! *Von Bengt Stern, Co'med Edition 2000*

Linkliste:

Selbsthilfegruppen (eine Auswahl)

http://www.dccv.de (in Deutschland)
http://www.smccv.ch (in der Schweiz)
http://www.oemccv.or.at (in Österreich)
http://www.sylvi.at
http://www.colitis-crohn-portal.de
http://www.croehnchen-club.de

(Kleine Anmerkung meinerseits: Man muss mit dem Stil von Selbsthilfegruppen zurechtkommen. In vielen wird wenig Hoffnungsvolles verbreitet, und wenn, dann handelt es sich oft um „Wundertherapien", die man mit gesundem Misstrauen überprüfen sollte. Sollten sich allerdings Personen finden, die auf natürlichem Wege gesund oder beschwerde- und medikamentenfrei geworden sind, so empfehle ich, die vermittelten Informationen zunächst neutral und unvoreingenommen auf sich wirken zu lassen (d. Autor).

Entgiftung/Homotoxikologie:

http://www.heel.de
http://www.cosmochema.de
http://www.staufen-pharma.de

Homöopathieforum:

http://www.simillimum.net

Lebensmittel und Körperpflege (als Beispiele):

http://www.allos.de
http://www.alnatura.de
http://www.demeter.de
http://www.p-jentschura.de
http://www.weleda.de

Gute Adresse für Nahrungsergänzungsmittel, Würzen und Schwermetallentgiftung:

http://www.ink.ag

Sonstiges:

http://www.dahlke.at (Wissenswertes zum Thema Psychosomatik)
http://www.breuss-dorn-fleig-therapie.de (zur Wirbelsäulentherapie n. Dorn)

http://www.helmut-schida.com (Herr Schida hat nach eigenen Angaben seine Colitis ulcerosa mit einer von ihm selbst entwickelten Diät überwunden, die nicht unerwähnt bleiben soll!)

Diese Liste stellt nur eine kurze Auswahl dar und kann nicht vollständig sein. Für den Inhalt der hier aufgeführten Literatur kann keine Verantwortung übernommen werden!

Disclaimer/Haftungsausschluss:

Der Autor dieses Buches hat alle hier vorgestellten Ratschläge, Tipps, Diäten und Therapien basieren auf jahrelanger Erprobung und Erfahrung, auf dem eigenen Wissen und dem vieler Kollegen und einer umfangreichen Literatur. Sie sind nach bestem Wissen und Gewissen überprüft und für gut befunden. **Aus rechtlichen Gründen kann eine Verantwortung gegenüber Selbstversuchen jedoch nicht übernommen werden.** Bitte sprechen Sie mit einem Arzt oder Heilpraktiker über die hier vorgestellten Diäten und Therapien. Nehmen Sie selbst an sich – gerade bei bestehender Entzündung – keine exzessiven Fastenkuren, „radikalen" Diäten oder auch Einläufe, Colon-Hydro-Therapien etc. vor und behandeln Sie sich nicht selbst homöopathisch oder auch naturheilkundlich, ohne vorher medizinischen Rat bei einem Experten eingeholt zu haben!

Jeder ist letzten Endes für sein Tun selbst verantwortlich!

Der Autor